"十四五"职业教育国家规划教材

U0746523

中等职业教育药学类专业第三轮教材

供药学类专业使用

药用化学基础（二）
——有机化学（第3版）

主　编　张雪昀　高　娟
副主编　李招群
编　者　（以姓氏笔画为序）
　　　　李招群（江西省医药学校）
　　　　吴江涛（天津市药科中等专业学校）
　　　　何秀辉（湖南食品药品职业学院）
　　　　张雪昀（湖南食品药品职业学院）
　　　　高　娟（山东药品食品职业学院）
　　　　谈　丽（江苏省常州技师学院）
　　　　曾　诺（广东省食品药品职业技术学校）

中国健康传媒集团
中国医药科技出版社

内容提要

本教材为"中等职业教育药学类专业第三轮教材"之一。本教材结合中等职业教育药学类专业的特点和医药行业对从业人员的要求，考虑现阶段中等职业教育学生的认知水平和理解能力，吸收近年来药学类中等职业教育化学教学改革的新成果编写而成。本教材包括 7 章理论知识和 11 个实验两大部分，教材内容紧密联系医药行业实际，穿插了一些内容精致并与药学或日常生活联系紧密的"你知道吗"栏目，旨在拓展学生的视野，增强趣味性和实用性。本教材为书网融合教材，即纸质教材有机融合电子教材、教学配套资源（PPT、微课、视频等）、题库系统、数字化教学服务（在线教学、在线作业、在线考试），使教学资源更加多样化、立体化。

本教材主要供全国中等职业教育和五年制高等职业教育药学类各专业使用，也可供医药卫生行业从业人员继续教育和培训使用。

图书在版编目（CIP）数据

药用化学基础. 二，有机化学/张雪昀，高娟主编. —3 版. —北京：中国医药科技出版社，2020.12（2024.11重印）

中等职业教育药学类专业第三轮教材

ISBN 978 – 7 – 5214 – 2169 – 9

Ⅰ.①药… Ⅱ.①张… ②高… Ⅲ.①药物化学 – 有机化学 – 中等专业学校 – 教材 Ⅳ.①R914

中国版本图书馆 CIP 数据核字（2020）第 236047 号

美术编辑　陈君杞
版式设计　友全图文

出版　**中国健康传媒集团** | 中国医药科技出版社
地址　北京市海淀区文慧园北路甲 22 号
邮编　100082
电话　发行：010 – 62227427　邮购：010 – 62236938
网址　www.cmstp.com
规格　787mm × 1092mm $\frac{1}{16}$
印张　14 $\frac{1}{2}$
字数　291 千字
初版　2011 年 5 月第 1 版
版次　2020 年 12 月第 3 版
印次　2024 年 11 月第 7 次印刷
印刷　大厂回族自治县彩虹印刷有限公司
经销　全国各地新华书店
书号　ISBN 978 – 7 – 5214 – 2169 – 9
定价　**46.00 元**

获取新书信息、投稿、为图书纠错，请扫码联系我们。

2011 年，中国医药科技出版社根据教育部《中等职业教育改革创新行动计划（2010—2012 年）》精神，组织编写出版了"全国医药中等职业教育药学类专业规划教材"；2016 年，根据教育部 2014 年颁发的《中等职业学校专业教学标准（试行）》等文件精神，修订出版了第二轮规划教材"全国医药中等职业教育药学类'十三五'规划教材"，受到广大医药卫生类中等职业院校师生的欢迎。为了进一步提升教材质量，紧跟职教改革形势，根据教育部颁发的《国家职业教育改革实施方案》（国发〔2019〕4 号）、《中等职业学校专业教学标准（试行）》（教职成厅函〔2014〕48 号）精神，中国医药科技出版社有限公司经过广泛征求各有关院校及专家的意见，于 2020 年 3 月正式启动了第三轮教材的编写工作。

党的二十大报告指出，要办好人民满意的教育，全面贯彻党的教育方针，落实立德树人根本任务，培养德智体美劳全面发展的社会主义建设者和接班人。教材是教学的载体，高质量教材在传播知识和技能的同时，对于践行社会主义核心价值观，深化爱国主义、集体主义、社会主义教育，着力培养担当民族复兴大任的时代新人发挥巨大作用。在教育部、国家药品监督管理局的领导和指导下，在本套教材建设指导委员会专家的指导和顶层设计下，中国医药科技出版社有限公司组织全国 60 余所院校 300 余名教学经验丰富的专家、教师精心编撰了"全国医药中等职业教育药学类'十四五'规划教材（第三轮）"，该套教材付梓出版。

本套教材共计 42 种，全部配套"医药大学堂"在线学习平台。主要供全国医药卫生中等职业院校药学类专业教学使用，也可供医药卫生行业从业人员继续教育和培训使用。

本套教材定位清晰，特点鲜明，主要体现如下几个方面。

1. 立足教改，适应发展

为了适应职业教育教学改革需要，教材注重以真实生产项目、典型工作任务为载体组织教学单元。遵循职业教育规律和技术技能型人才成长规律，体现中职药学人才培养的特点，着力提高药学类专业学生的实践操作能力。以学生的全面素质培养和产业对人才的要求为教学目标，按职业教育"需求驱动"型课程建构的过程，进行任务分析。坚持理论知识"必需、够用"为度。强调教材的针对性、实用性、条理性和先进性，既注重对学生基本技能的培养，又适当拓展知识面，实现职业教育与终身学习的对接，为学生后续发展奠定必要的基础。

2. 强化技能，对接岗位

教材要体现中等职业教育的属性，使学生掌握一定的技能以适应岗位的需要，具有一定的理论知识基础和可持续发展的能力。理论知识把握有度，既要给学生学习和掌握技能奠定必要的、足够的理论基础，也不要过分强调理论知识的系统性和完整性；注重技能结合理论知识，建设理论－实践一体化教材。

3. 优化模块，易教易学

设计生动、活泼的教学模块，在保持教材主体框架的基础上，通过模块设计增加教材的信息量和可读性、趣味性。例如通过引入实际案例以及岗位情景模拟，使教材内容更贴近岗位，让学生了解实际岗位的知识与技能要求，做到学以致用；"请你想一想"模块，便于师生教学的互动；"你知道吗"模块适当介绍新技术、新设备以及科技发展新趋势、行业职业资格考试与现代职业发展相关知识，为学生后续发展奠定必要的基础。

4. 产教融合，优化团队

现代职业教育倡导职业性、实践性和开放性，职业教育必须校企合作、工学结合、学作融合。专业技能课教材，鼓励吸纳 1～2 位具有丰富实践经验的企业人员参与编写，确保工作岗位上的先进技术和实际应用融入教材内容，更加体现职业教育的职业性、实践性和开放性。

5. 多媒融合，数字增值

为适应现代化教学模式需要，本套教材搭载"医药大学堂"在线学习平台，配套以纸质教材为基础的多样化数字教学资源（如课程 PPT、习题库、微课等），使教材内容更加生动化、形象化、立体化。此外，平台尚有数据分析、教学诊断等功能，可为教学研究与管理提供技术和数据支撑。

编写出版本套高质量教材，得到了全国各相关院校领导与编者的大力支持，在此一并表示衷心感谢。出版发行本套教材，希望得到广大师生的欢迎，并在教学中积极使用和提出宝贵意见，以便修订完善，共同打造精品教材，为促进我国中等职业教育医药类专业教学改革和人才培养作出积极贡献。

数字化教材编委会

主　编　张雪昀　高　娟

副主编　李招群

编　者　（以姓氏笔画为序）

申扬帆（湖南食品药品职业学院）

李招群（江西省医药学校）

吴江涛（天津市药科中等专业学校）

何秀辉（湖南食品药品职业学院）

张雪昀（湖南食品药品职业学院）

高　娟（山东药品食品职业学院）

谈　丽（江苏省常州技师学院）

曾　诺（广东省食品药品职业技术学校）

　　本教材按照中等职业教育药学类专业第三轮教材建设方案的要求，结合中等职业教育药学类专业的特点和医药行业对从业人员的知识、技能结构需要，考虑现阶段中等职业教育学生的认知水平和理解能力，吸收近年来药学类中等职业教育化学教学改革的新成果编写而成。教材内容重点讲述基本理论、基本知识和基本技能。在内容的选取和编排上努力提高教材的"思想性、科学性、启发性、先进性和适用性"。

　　本版教材注重与初中化学衔接，内容紧密联系医药行业实际需要，在上一版教材的基础上，除旧纳新，完善模块设置，增强趣味性和实用性，旨在拓展学生的视野，诱发和提高学生的学习兴趣，并为课程思政提供部分素材。在教学内容设计方面，每节都以"学习目标"为开始，由"实例分析"导入，中间穿插"请你想一想"，适当配以"你知道吗"栏目，以"目标检测"为结尾，本版教材还加强了数字化教学资源的建设，配套有"医药大学堂"在线学习平台（包括电子教材、视频、课件、题库等），从而使教材内容立体化、生动化，易教易学。

　　编写中努力体现以下特点。

　　1. 以认知规律为主线，将相关内容进行了模块整合。

　　2. 充分体现"药用"二字，药学类专业特色鲜明。各章中都尽量选用与医药行业有关的实例、例题、知识拓展。

　　3. 充分体现"基础"二字，中等职业教育和服务药学类专业的特色鲜明。以必需、够用为宗旨适当减少了纯理论性的内容，增加了实践操作技能和理论应用性方面的知识，突出职业技能特点，以满足学生后续专业知识学习和技能训练的需要。

　　本教材由张雪昀、高娟担任主编，并负责全书的审稿定稿工作，李招群担任副主编。全书共七章，具体分工如下（按章节顺序排列）：何秀辉负责编写第一章，曾诺负责编写第二章，高娟负责编写第三章，张雪昀负责编写第四章和实验部分，李招群负责编写第五章，谈丽负责编写第六章，吴江涛负责编写第七章。

　　本教材在编写过程中，参考了大量的文献资料，在此，对本书第一、二版的编者和其他所引用文献资料原编者表示衷心的感谢。

　　由于受编者学识水平所限，教材内容难免存在疏漏与不足之处，恳请广大师生批评指正。

编　者

2020 年 10 月

目录

第一章 开启有机化合物之窗   1

  第一节 有机化合物概述   1
    一、有机化合物概述   1
    二、有机化合物的特性   2
    三、有机化合物的结构   3
    四、有机化合物的分类   5
    五、有机化学与药学的关系   7

  第二节 烷烃   9
    一、烷烃的同系列和组成通式   9
    二、烷烃的结构   10
    三、烷烃的同分异构   11
    四、烷烃的命名   12
    五、烷烃的物理性质   14
    六、烷烃的化学性质   14
    七、烷烃的来源及用途   16

  第三节 烯烃   19
    一、乙烯的分子结构   19
    二、烯烃的同分异构   20
    三、烯烃的命名   20
    四、烯烃的物理性质   21
    五、烯烃的化学性质   21
    六、乙烯   25

  第四节 炔烃   28
    一、乙炔   28
    二、炔烃的同分异构和命名   29
    三、炔烃的物理性质   29
    四、炔烃的化学性质   29

1. 掌握有机化合物的概念和特性。
2. 熟悉有机化合物的结构特点和分类。

1. 掌握烷烃的定义、通式、同系列、同分异构、碳原子的类型、命名法、主要化学性质。
2. 熟悉烷烃的物理性质。

1. 掌握烯烃的命名法；烯烃的同分异构现象；烯烃的化学性质及马氏规则。
2. 熟悉乙烯的结构。

1. 掌握炔烃的命名法；炔烃的化学性质。
2. 熟悉炔烃的同分异构现象；乙炔的结构。

第五节　脂环烃　　34
一、脂环烃的分类和命名　　34
二、环烷烃的结构和稳定性　　36

第六节　芳香烃　　37
一、苯的结构　　38
二、苯的同系物的命名　　39
三、苯及其同系物的性质　　41
四、稠环芳香烃　　43

第二章　感知种类繁多的含氧有机物　　48

第一节　醇　　48
一、醇的分类和命名　　48
二、醇的物理性质　　51
三、醇的化学性质　　51
四、邻二醇的特性　　53
五、重要的醇　　53

第二节　酚　　57
一、酚的结构、分类和命名　　57
二、酚的物理性质　　58
三、酚的化学性质　　59
四、重要的酚　　60

第三节　醚　　63
一、醚的结构、分类和命名　　64
二、醚的物理性质　　65
三、醚的化学性质　　65
四、重要的醚　　66

第四节　醛、酮、醌　　68
一、醛、酮的分类和命名　　69
二、醛、酮的物理性质　　70
三、醛、酮的化学性质　　70
四、重要的醛、酮　　72
五、醌　　73

第五节　羧酸及酸酐　　76
一、羧酸的定义、分类和命名　　76
二、羧酸的物理性质　　78

1. 掌握脂环烃的命名。
2. 熟悉脂环烃的分类；环烷烃的结构和稳定性。

1. 掌握苯的结构；苯及其同系物的命名和性质。
2. 熟悉芳香烃的结构特点及芳香性。

1. 掌握醇的结构、命名、化学性质。
2. 熟悉醇的分类、物理性质、重要的醇。

1. 掌握酚的命名和主要性质。
2. 熟悉酚的结构和分类。

1. 掌握醚的命名和主要性质。
2. 熟悉醚的结构和分类。

1. 掌握醛、酮的官能团、结构特点、命名和主要化学性质。
2. 熟悉重要的醛、酮；醌的基本结构。

1. 掌握羧酸、酸酐的命名和主要化学性质。
2. 熟悉羧酸的结构和物理性质。

三、羧酸的化学性质 78

四、重要的羧酸 79

五、酸酐 81

第六节 取代羧酸 83

一、卤代酸 83

二、羟基酸 84

三、羰基酸 88

第三章 知晓与医药联系紧密的含氮有机物 91

第一节 硝基化合物 91

一、硝基化合物的结构、分类和命名 91

二、硝基化合物的物理性质 92

三、硝基化合物的化学性质 93

四、重要的硝基化合物 94

第二节 酰胺 96

一、酰胺的结构和命名 97

二、酰胺的性质 97

三、重要的酰胺及其衍生物 98

第三节 胺和季铵化合物 102

一、胺的结构、分类和命名 102

二、胺的性质 103

三、重要的胺及其衍生物 107

四、季铵盐和季铵碱 107

第四章 探索有机物的立体结构 111

第一节 顺反异构 111

一、碳碳双键化合物的顺反异构 111

二、顺反异构体的命名 113

三、脂环烃的顺反异构 114

第二节 对映异构 116

一、对映异构现象 117

二、对映异构体的旋光性 118

三、对映异构体的构型表示法 121

第五章 解密维系生命的有机物 126

第一节 酯和脂类 126

一、酯 127

二、油脂 128

三、类脂 130

- 1. 掌握取代羧酸的定义、命名。
- 2. 熟悉取代羧酸的主要性质。

- 1. 掌握硝基化合物的结构、命名、化学性质。
- 2. 熟悉硝基化合物的分类、物理性质。

- 1. 掌握酰胺的结构、命名、化学性质。
- 2. 熟悉重要的酰胺及其衍生物。

- 1. 掌握胺的结构、命名、化学性质。
- 2. 熟悉胺的分类、物理性质。

- 1. 掌握顺反异构的定义、产生条件及构型表示法。
- 2. 熟悉次序规则。

- 1. 掌握手性碳原子;含一个手性碳原子化合物的对映异构及其构型表示法。
- 2. 熟悉旋光度和比旋光度。

1. 掌握酯的结构和主要性质。
2. 熟悉油脂的结构、主要性质及在生活中的应用。

第二节　糖类　133

一、单糖　134

二、双糖　139

三、多糖　140

第三节　氨基酸　143

一、氨基酸的结构、分类和命名　143

二、氨基酸的性质　145

第六章　认识一些天然有生理活性的有机物　149

第一节　杂环化合物　149

一、杂环化合物的分类、结构和命名　150

二、重要的杂环化合物　151

第二节　生物碱　157

一、生物碱的一般通性　157

二、药物中常见的生物碱　158

第三节　萜类化合物　161

一、萜类的概念和分类　162

二、重要的萜类化合物　162

第四节　甾体化合物　165

一、甾体化合物的基本结构和分类　165

二、重要的甾体化合物　166

第七章　浏览功能多样的高分子化合物　169

第一节　高分子化合物概述　169

一、高分子化合物　170

二、高分子化合物的特性　172

三、三大合成材料概述　173

第二节　合成高分子药物　176

一、具有药理活性的高分子药物　176

二、高分子载体药物　177

三、高分子配合物药物　178

四、高分子微胶囊药物　179

实验部分　181

实验室规则　181

实验一　熔点的测定　183

实验二　蒸馏及沸点测定　185

1. 掌握葡萄糖、果糖的结构。

2. 熟悉单糖的化学性质。

1. 掌握氨基酸的结构特点。

2. 熟悉氨基酸的分类、命名和主要性质。

熟悉重要杂环化合物的性质。

1. 熟悉生物碱的概念。

2. 了解生物碱的一般通性及重要的生物碱。

了解重要的萜类化合物。

1. 掌握甾体化合物的基本结构和分类。

2. 了解重要的甾体化合物。

1. 熟悉高分子化合物的概念、结构及特性。

2. 了解高分子化合物的命名原则；三大合成材料的分类、应用。

1. 熟悉高分子药物的类型。

2. 了解几种高分子药物的特点、应用。

实验三　重结晶　　　　　　　　　　　　188

实验四　萃取　　　　　　　　　　　　　190

实验五　醇和酚的性质　　　　　　　　　192

实验六　醛和酮的性质　　　　　　　　　193

实验七　羧酸的性质　　　　　　　　　　195

实验八　胺和酰胺的性质　　　　　　　　196

实验九　糖的性质及旋光度的测定　　　　198

实验十　油脂的性质及乙酸乙酯的合成　　201

实验十一　实验技能测试　　　　　　　　203

参考答案　　　　　　　　　　　　　　　205

参考文献　　　　　　　　　　　　　　　217

第一章 开启有机化合物之窗

有机化合物与人类生命活动息息相关。为了人类的生存和发展，化学家们不断地对有机化合物进行研究，逐步揭开了包括生命之谜在内的许多科学奥秘，也使我们的物质世界变得更加丰富多彩。当前，有机化学已经发展得比较成熟，但它仍然是一门充满机遇和挑战、富有活力的学科。

第一节 有机化合物概述

PPT

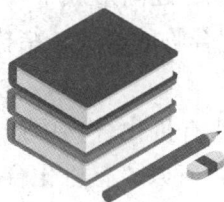

学习目标

知识要求

1. **掌握** 有机化合物的概念和特性。
2. **熟悉** 有机化合物的结构特点和分类。
3. **了解** 有机化合物在医药中的应用。

能力要求

1. 会判断有机物和无机物。
2. 会书写简单有机物的结构式及结构简式。
3. 能指出有机物中含有的常见官能团的名称及所属有机物的类别。

实例分析

实例 2008 年 9 月，人们发现三鹿牌奶粉被不法分子人为添加了三聚氰胺以提高蛋白质检测数值，造成全国数千名儿童患有肾结石的"毒奶粉事件"。其后，各种食品添加剂的安全性也引起人们的关注，接着媒体又报道了"苏丹红事件"和氢化植物油中的"反式脂肪酸"等一系列食品安全问题。这些事件的曝光，加重了人们对食品安全的担忧。

问题 1. 查阅资料，了解上述物质属于哪类有机物？吃了含有这些物质的食品对人体有哪些危害？

2. 你所熟悉的有机物有哪些？

一、有机化合物概述

18 世纪末期，人们将自然界中的物质分为无机化合物和有机化合物两大类。通常把来源于地壳的矿物质（如金属和非金属单质、氧化物、酸、碱、盐等）称为无机化合物，简称无机物；而把来源于有机体内（即动物和植物体内）的物质（如糖、脂肪、蛋白质、酶、核酸、维生素、激素等）称为有机化合物，简称有机物。

你知道吗

有机物与"生命力"

瑞典化学大师贝采里乌斯在 1827 年出版的教科书中提出了："生命力"学说，并把有机物定义为"从有生命的动植物体内得到的化合物"，认为有机物只能借助于一种"生命力"才能合成和变化，而"生命力"是神秘不可知的东西。

1828 年，德国 28 岁青年化学家维勒加热无机化合物氰酸铵水溶液，在实验室得到了有机物尿素，而在此之前，人们一直认为尿素只能靠人或动物的肾才能得到。维勒的发现得到了贝采里乌斯及其他化学家的肯定。人们开始怀疑"生命力"学说。后来，更多的有机物相继从实验室中合成，从而彻底否定了"生命力"学说。

人们对有机化合物的认识是一个由表及里、由浅入深的过程。从最初的制糖、酿酒、染色到对有机化合物概念的理性思考，再到有机化合物的合成，逐渐形成了一门研究有机化合物的重要学科——有机化学。有机化学是研究有机化合物的组成、结构、性质、变化规律及合成的一门学科。

有机化合物中往往只有几种元素，如碳、氢、氧、氮等，有些有机化合物中还含有卤素、磷和某些金属元素。含"碳"是有机化合物的组成特点，所以，有机化合物是含碳的化合物。绝大多数的有机化合物中除了含碳之外，还含有氢元素，称碳氢化合物，其他有机化合物可以看成是由碳氢化合物中的氢原子被其他原子或原子团所取代而衍变过来的。所以，把碳氢化合物及其衍生物称为有机化合物，简称有机物。

二、有机化合物的特性

有机物的组成、结构与无机物有较大差异，因此，大多数的有机物具有一些不同于无机物的特性。但两者之间又无绝对界限。其性质对比如表 1-1 所示。

表 1-1　无机物和有机物的性质对比

特性	无机物	有机物	备注
可燃性	一般不能燃烧	大多数可以燃烧	如汽油、煤油、乙醇、衣物、纸张、木材都可以燃烧
熔点	多数熔点高	多数熔点较低，一般不超过400℃	如液化气、燃料油、苯、丙酮、乙醇等熔点都较低
溶解性	多数易溶于水，难溶于有机溶剂	大多数易溶于弱极性或非极性的有机溶剂，难溶于水	中草药中的有效成分一般为有机物，通常用乙醇、丙酮、乙酸乙酯、乙醚、三氯甲烷等有机溶剂来提取
稳定性	一般比较稳定，受热不易分解	多数稳定性差，受热易分解，有些在常温下也不稳定	许多药物及食品属于有机物，不够稳定，容易变质，需注明其有效期

续表

特性	无机物	有机物	备注
反应速度	绝大多数反应速率快	大多数反应速度缓慢	酿酒、制醋、木材腐烂等反应都需要较长时间
反应生成物	一般无副反应	多数反应生成物复杂，时常伴随着副反应，副产物	在书写有机反应方程时，往往只要求写出主要产物，用"→"代替"＝"，也不严格要求配平

三、有机化合物的结构

有机物以碳原子为核心，碳原子最外层有 4 个电子，既不容易得电子也不容易失电子。因此，碳原子与碳原子或碳原子与其他原子之间主要是通过共价键相结合的。

（一）有机物中的共价键

1. 共价键的价数 碳原子的最外层有 4 个电子，可以与其他碳原子或其他原子共用 4 对电子形成 4 个共价键。因此，在有机物中，碳原子总是四价。H、O、N 等原子的最外层的电子数分别为 1、6、5 个，分别可以与其他原子形成 1 个、2 个、3 个共价键。因此，在有机物中，氢、氧、氮原子分别为一价、二价、三价。

2. 共价键的类型

（1）单键、双键和叁键 在有机物中，碳原子与碳原子之间，碳原子与其他原子之间可以共用一对电子形成单键，也可以共用两对电子形成双键，还可以共用三对电子形成叁键。

（2）σ 键和 π 键 共价键的形成既可以用共用电子对来说明，也可以用电子云的重叠来说明。根据电子云的重叠情况及键的稳定性，可将共价键分为 σ 键和 π 键。σ 键和 π 键的比较如表 1-2 所示。

表 1-2 σ 键和 π 键的比较

	σ 键	π 键
重叠	电子云重叠较多	电子云重叠较少
性质	键能大，较稳定 不易极化 成键原子可沿键轴自由旋转	键能小，不够稳定 易被极化 不能自由旋转
存在	单键、双键或叁键中都有	仅存在于双键或叁键中

在有机物分子中，单键都是 σ 键，双键和叁键中只有一个是 σ 键，其余均为 π 键。如碳碳双键（C＝C）中含有一个 σ 键和一个 π 键，碳碳叁键（C≡C）中含有一个 σ 键和两个 π 键。

3. 碳原子的连接方式　有机物中，碳原子与碳原子除以碳碳单键、碳碳双键、碳碳叁键连接外，还可以在此基础上与不同数目的碳原子连接成链状结构或环状结构。如：

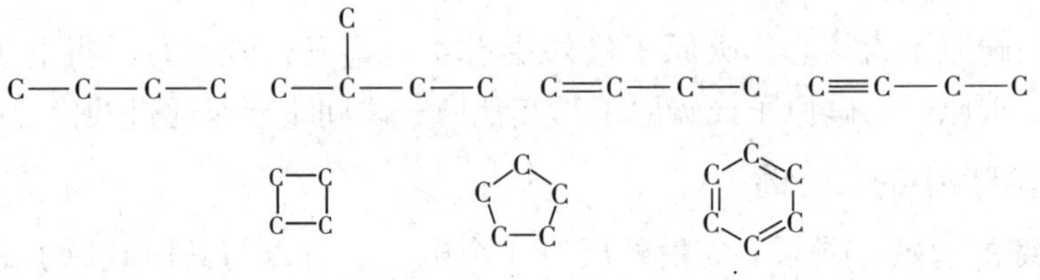

$$C-C-C-C \qquad C \!\! \overset{\displaystyle C}{\underset{|}{-}} \!\! C-C-C \qquad C=C-C-C \qquad C≡C-C-C$$

碳原子有多种成键方式和复杂的连接方式，是有机化合物种类繁多的一个重要原因。

（二）有机物的结构式

1. 碳骨架　碳原子是有机物中最基本的元素，碳原子与碳原子之间相互连接，形成开放的链状或闭合的环状，构成了有机化合物的基本骨架。如：

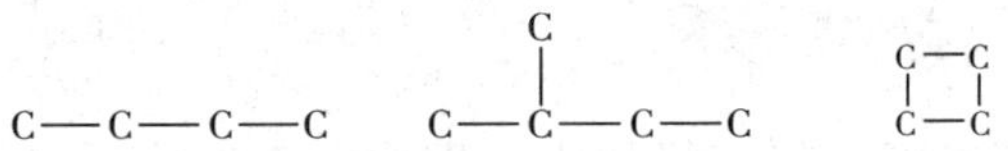

$$C-C-C-C \qquad C \!\! \overset{\displaystyle C}{\underset{|}{-}} \!\! C-C-C$$

碳骨架是有机物分子的基本结构，又称碳骼、碳架或碳干。

2. 有机物的结构表示式　用短线表示共价键，将有机物中各原子按一定次序和一定方式连接起来所形成的表示有机物结构的式子称为结构式或构造式。例如：

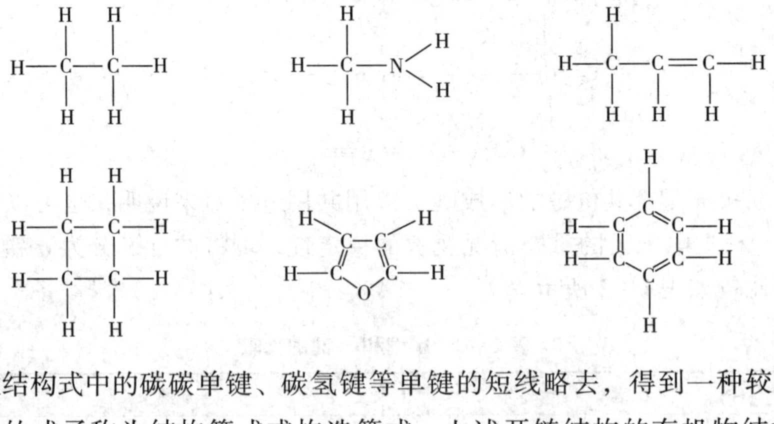

将上述结构式中的碳碳单键、碳氢键等单键的短线略去，得到一种较简单的表示有机物结构的式子称为结构简式或构造简式。上述开链结构的有机物结构简式可表示为：

$$CH_3CH_3 \qquad CH_3NH_2 \qquad CH_3CH=CH_2$$

在表示环状有机物的结构时，常将分子中的碳原子和与碳原子相连的氢原子略去，而用线段的折点或端点来代表碳原子的式子称为键线式。上述环状结构物质的键线式可表示为：

（三）有机物的同分异构现象

分子式为 C_2H_6O 的化合物可以有两种不同的结构式，他们分别是两种性质不同的物质。

$$CH_3CH_2OH \text{ 乙醇} \qquad CH_3OCH_3 \text{ 甲醚}$$

像乙醇和甲醚这样，分子组成相同而结构不同的化合物，互称为同分异构体，这种现象称为同分异构现象。同分异构现象在有机物中普遍存在，它是有机物种类繁多的又一个重要原因。同分异构体的物理性质和化学性质都不同，是不同的物质。正因如此，在表示某种有机物时，通常不能像表示无机物那样，只写出其分子式，而至少应写出其结构简式或键线式。

请你想一想

写出下列化合物的结构简式和键线式。

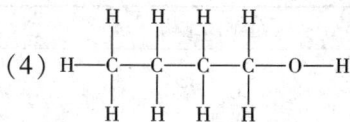

(1)

(2)

(3)

(4)

四、有机化合物的分类

有机物数目众多，种类繁杂，为了便于学习和研究，有必要进行系统分类。有机物的分类，一般有两种方法。

1. 按碳骨架特点分类

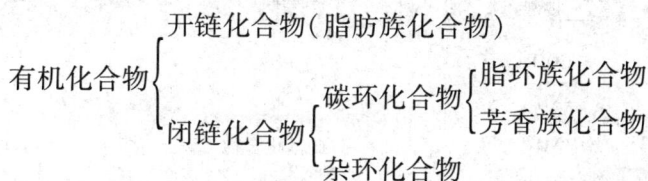

有机化合物 { 开链化合物（脂肪族化合物） 闭链化合物 { 碳环化合物 { 脂环族化合物 芳香族化合物 杂环化合物 }

（1）开链化合物 碳原子与碳原子之间、碳原子与其他原子之间连接形成开放的链状化合物称开链化合物。由于他们最初是在油脂中发现的，所以又称脂肪族化合物，例如：

$$CH_3CH_3 \qquad CH_3NH_2 \qquad CH_3C \equiv CH$$

（2）闭链化合物 碳原子与碳原子之间或碳原子与其他原子之间连接形成闭合的环状化合物称闭链化合物。例如：

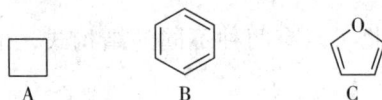

A   B   C

闭链化合物又可分为碳环化合物和杂环化合物。碳环化合物指分子中环上的原子都是由碳原子构成的化合物，如化合物 A 和 B。杂环化合物中构成环的原子除了碳原子之外，还含有 O、N、S 等其他元素的原子，如化合物 C。

碳环化合物又可分为脂环族化合物和芳香族化合物。脂环族化合物指与脂肪族化合物性质相似的碳环化合物，如化合物 A。芳香族化合物多数是指分子中含有苯环的化合物，化合物 B 为最简单的芳香族化合物——苯。

2. 按官能团分类 有机化合物中有些特殊的原子或原子团，如碳碳双键（C＝C）、羟基（—OH）、羧基（—COOH）、卤素原子（—X）等，通常他们决定了一类有机物的主要性质。像这种能决定一类有机物的主要性质的原子或原子团称为官能团。含有相同官能团的化合物，他们的主要性质相似。按照分子中所含官团的不同，可将有机物分为若干类（表 1-3）。

表 1-3 部分有机物及其官能团

官能团名称	官能团结构	化合物类别	化合物实例
碳碳双键	$\rangle C = C \langle$	烯烃	$H_2C = CH_2$ 乙烯
碳碳叁键	$-C \equiv C-$	炔烃	$HC \equiv CH$ 乙炔
羟基	$-OH$	醇或酚	CH_3CH_2OH 乙醇
醚键	$-\overset{\vert}{\underset{\vert}{C}}-O-\overset{\vert}{\underset{\vert}{C}}-$	醚	$C_2H_5OC_2H_5$ 乙醚
醛基	$-\overset{O}{\overset{\Vert}{C}}-H$	醛	CH_3CHO 乙醛
酮基	$-\overset{O}{\overset{\Vert}{C}}-$	酮	CH_3COCH_3 丙酮
羧基	$-COOH$	羧酸	CH_3COOH 乙酸
氨基	$-NH_2$	胺	$C_6H_5NH_2$ 苯胺
硝基	$-NO_2$	硝基化合物	$C_6H_5NO_2$ 硝基苯
磺酸基	$-SO_3H$	磺酸	$C_6H_5SO_3H$ 苯磺酸

请你想一想

指出下列化合物所含官能团的名称和该化合物所属的类别。

（1）$CH_3CH=CHCH_2CH_3$ (2) $CH_3CH_2CH_2CH_2OH$

（3）$CH_3CH_2CH_2CHO$ (4) CH_3COCH_3

（5）$CH_3CH_2OCH_2CH_3$

（6）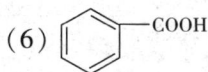—COOH

五、有机化学与药学的关系

有机化学与人类的衣、食、住、行关系非常密切，有机化学的发展促进了各行各业的发展。在与民生息息相关的医药行业中，有机化学所发挥的作用更是不可估量。

药学与有机化学的关系非常密切。用于治疗疾病的药物绝大多数是有机化合物，如生物碱类有机物大多具有药理作用。学好有机化学可以帮助我们认识药物的结构，从而帮助我们了解药物在体内的药理及毒理作用，指导我们合理用药。新药开发、药物合成、药物含量分析及质量控制、药物的储存保管、中草药有效成分的提取等过程都需要大量的有机化学知识。有机化学是药学等专业重要的专业基础课。

目标检测

一、选择题

（一）单项选择题

1. 下列关于有机物特性的叙述不正确的是
   A. 多数可燃烧   B. 一般易溶于水
   C. 多数稳定性差   D. 多数反应速率缓慢

2. 在有机化合物中，碳原子总是
   A. 4 价   B. 2 价   C. 3 价   D. 1 价

3. 芳香族化合物属于
   A. 开链化合物   B. 杂环化合物
   C. 碳环化合物   D. 脂环族化合物

4. 有机化合物中的碳碳共价键没有
   A. 单键   B. 双键   C. 叁键   D. 四键

5. 下列说法正确的是
   A. 含碳的化合物一定是有机化合物
   B. 有机化合物中一定含有碳元素
   C. 在有机化合物中，碳的化合价可以是二价，也可以是四价
   D. H_2CO_3 可以归类为有机化合物

6. 下列物质中属于有机化合物的是

    A. C_2H_4 B. CO_2 C. H_2CO_3 D. $NaHCO_3$

7. 下列有机化合物中，含有羟基的是

    A. CH_3CH_3 B. CH_3COOH C. CH_3OCH_3 D. CH_3CH_2OH

（二）多项选择题

1. 有机化学的研究领域是

    A. 有机物的组成   B. 有机物的结构、性质

    C. 有机物的合成   D. 有机物的变化规律

2. 下列关于有机化合物的叙述，正确的是

    A. 碳氢化合物及其衍生物称为有机物

    B. 用于治疗疾病的药物绝大多数是有机物

    C. 中草药中的有效成分一般为有机物

    D. 有机物多数易燃烧，熔点较高

3. 下列原子或原子团中，属于官能团的是

    A. —OH   B. —COOH   C. —CH_3 D. —C≡C—

4. 日常生活中常见的下列化合物中属于有机物的有

    A. 小苏打   B. 淀粉   C. 汽油   D. 白糖

5. 有机化合物种类繁多的重要原因是

    A. 有机物含有多种元素

    B. 碳原子有多种成键方式和复杂的连接方式

    C. 有机物有多种官能团

    D. 有机物普遍存在同分异构现象

二、判断题

1. 决定一类有机物主要性质的原子或原子团称为官能团。

2. 许多药物和食品属于有机物，不够稳定，容易变质，须注明其有效期。

3. 石墨和二氧化碳因含有碳元素，都属于常见的有机物。

4. 在表示某种有机物时，一般用其分子式表示。

三、试写出下列化合物的结构简式

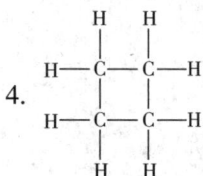

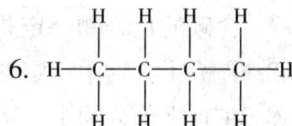

1. H—C—H（甲烷结构式）

2. H—C—C—H（乙烷结构式）

3. H—C—C—C—O—H

4. （环状结构式）

5. H—C—C＝C—H

6. H—C—C—C—C—H

第二节　烷　烃

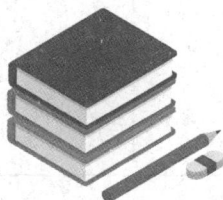

学习目标

知识要求

1. **掌握**　烷烃的定义、通式、同系列、同分异构、碳原子的类型、命名法、主要化学性质。
2. **熟悉**　烷烃的物理性质。
3. **了解**　甲烷的正四面体结构。

能力要求

1. 能指出烷烃中的碳原子和氢原子的类型。
2. 会熟练地对烷烃进行命名。
3. 能利用烷烃的性质解释相关的问题。

实例分析

实例　2020 年 8 月 31 日中午阿联酋首都阿布扎比一家餐厅因瓦斯泄漏发生爆炸，导致 3 人死亡，多人受伤；同年 9 月 6 日，孟加拉国首都郊区一座清真寺发生瓦斯爆炸，造成 24 人死亡。至今人们间或还会听到煤矿发生瓦斯爆炸的报道。

问题　瓦斯的主要成分什么？它为什么容易爆炸？怎样防止瓦斯爆炸？

只由碳和氢两种元素组成的化合物，称为碳氢化合物，简称为烃。烃分子中的氢原子被其他原子或原子团取代后，可得到一系列的有机化合物，因此，通常把烃看作是有机化合物的母体。根据烃的结构和性质的不同，烃可分为下列几类。

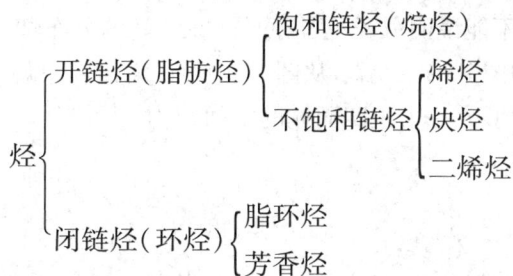

一、烷烃的同系列和组成通式

烃分子中，碳和碳都以单键（C—C）结合成链状，其余价键都与氢原子（C—H）结合，即被氢原子所饱和，这种烃称为饱和链烃，又称烷烃。

1. 同系列　最简单的烷烃是甲烷，甲烷是由一个碳原子和四个氢原子组成。其他烷烃随着碳原子数目的增加，分子中氢原子的数目也相应地增加。几种烷烃的结构简式、分子式及分子组成的差异见表 1−4。

表1-4　几种简单烷烃的结构简式、分子式及分子组成的差异

名称	结构简式	分子式	相邻组成差
甲烷	CH_4	CH_4	
乙烷	CH_3CH_3	C_2H_6	$\}CH_2$
丙烷	$CH_3CH_2CH_3$	C_3H_8	$\}CH_2$
丁烷	$CH_3CH_2CH_2CH_3$	C_4H_{10}	$\}CH_2$
戊烷	$CH_3(CH_2)_3CH_3$	C_5H_{12}	$\}CH_2$

比较上述烷烃可知，它们在分子组成上相差一个或几个 CH_2 原子团。在有机物中，将结构相似，在分子组成上相差一个或几个 CH_2 原子团的一系列化合物称为同系列。同系列化合物之间互称为同系物。CH_2 称为同系差。同系物的化学性质相近，物理性质也随着碳原子数目的增加呈现规律性的变化。

2. 烷烃的组成通式　从甲烷、乙烷、丙烷等分子式中可以看出，随着碳原子数目的增加，烷烃的氢原子数目也随之增多。如果碳原子的数目是 n，显然氢原子的数目是 $2n+2$。所以烷烃的通式为 C_nH_{2n+2}。如十六个碳原子的烷烃的分子式为 $C_{16}H_{34}$。

二、烷烃的结构

甲烷的分子式 CH_4，结构式为 $H{-}\underset{\underset{H}{|}}{\overset{\overset{H}{|}}{C}}{-}H$。这个结构式可以表示甲烷分子中碳原子和氢原子的成键情况，即甲烷分子中的碳原子与四个氢原子通过共价单键（即四个 C—H σ 键）结合。但不能说明分子里各原子间在空间的分布情况。甲烷分子的空间结构示意图和球棒模型如图1-1所示。从图1-1可以看出：甲烷分子中的五个原子并不在同一个平面内，而是形成一个正四面体的空间结构。

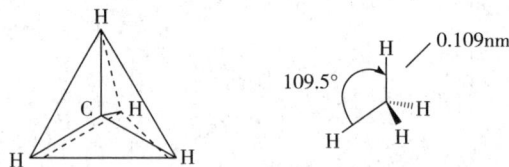

a.甲烷分子的空间结构

b.甲烷分子的结构模型

图1-1　甲烷分子的空间结构与结构模型

其他烷烃分子中的碳原子与碳原子及碳原子和氢原子之间也都是以单键（即 C—C σ 键和 C—H σ 键）结合，也不在同一个平面内，其碳链的立体形状不是直线形，而呈曲折的锯齿形。几种烷烃分子的球棒模型如图 1-2、图 1-3 所示。

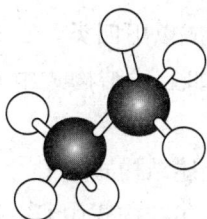

图 1-2　乙烷的球棒模型

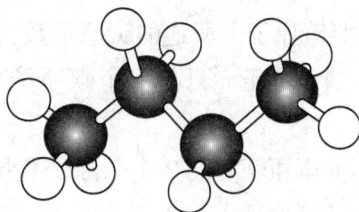

图 1-3　丁烷的球棒模型

三、烷烃的同分异构

有机物的同分异构现象非常普遍，在烷烃中除甲烷、乙烷、丙烷没有同分异构体之外，其他烷烃都存在同分异构现象。例如丁烷（C_4H_{10}）有 2 种同分异构体，戊烷（C_5H_{12}）有 3 种同分异构体。

C_4H_{10}　　$CH_3CH_2CH_2CH_3$　　　　$CH_3—CH—CH_3$

　　　　　　　　　　　　　　　　　　　　　　CH_3

　　　　　　　正丁烷　　　　　　　　　　异丁烷

C_5H_{12}　　$CH_3CH_2CH_2CH_2CH_3$　　$CH_3—CH—CH_2—CH_3$　　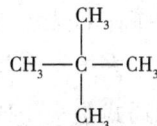

　　　　　　　　　　　　　　　　　　　　　CH_3

　　　　　　　正戊烷　　　　　　　　　异戊烷　　　　　　　　新戊烷

由于碳链骨架结构（分子中碳原子的链接顺序）不同而产生的同分异构现象，称为碳链异构。在各类有机物中，碳链异构体非常普遍。随着烷烃碳原子的数目的增加，同分异构体的数目迅速增多。如 C_6H_{14} 有 5 种，C_7H_{16} 有 9 种，C_8H_{18} 有 18 种，$C_{10}H_{22}$ 有 75 种，$C_{11}H_{24}$ 有 159 种，$C_{20}H_{42}$ 有 366319 种同分异构体。

你知道吗

绿色制冷剂异丁烷

异丁烷是无色气体，比空气重，微溶于水，性质稳定。由于其易聚集成液体，气化时能带走大量热量，可用作制冷剂。而且异丁烷不会像氟利昂那样破坏臭氧层，温室效应潜力为零而被国际推广为绿色制冷剂。由于它容易与空气形成爆炸性混合物，所以使用时要防止泄漏，注意通风，保证安全。

在有机物分子中，碳原子可能与 1 个、2 个、3 个、4 个其他碳原子直接连接。例如：

$$\overset{6}{C}H_3$$
$$\overset{1}{C}H_3 - \overset{2}{C} - \overset{3}{C}H_2 - \overset{4}{C}H - \overset{5}{C}H_3$$
$$\overset{7}{C}H_3 \qquad \overset{8}{C}H_3$$

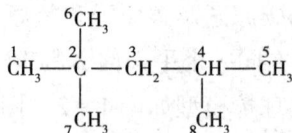

按照碳原子上所连的碳原子数目不同，常把碳原子分成以下四类。

1. 伯碳原子　只与 1 个碳原子直接相连的碳原子，如上述结构式中 C^1、C^5、C^6、C^7、C^8。

2. 仲碳原子　与 2 个碳原子直接相连的碳原子，如上述结构式中 C^3。

3. 叔碳原子　与 3 个碳原子直接相连的碳原子，如上述结构式中 C^4。

4. 季碳原子　与 4 个碳原子直接相连的碳原子，如上述结构式中 C^2。

根据氢原子所连结的碳原子的类型，把氢原子相应分成伯氢原子、仲氢原子和叔氢原子。

> **请你想一想**
>
> 写出己烷所有的碳链异构体，并指出各碳原子的类型。

四、烷烃的命名 📱微课

有机物种类繁杂、数目众多，命名十分重要。烷烃的命名方法主要有两种，即普通命名法和系统命名法。

烷烃分子中去掉一个氢原子所剩下的基团，称为烷基。通常用："R—"来表示烷基，它的组成通式是—C_nH_{2n+1}。简单烷基的命名是把它相对应烷烃名称中的"烷"字改为"基"字。常见简单的烷基有如下。

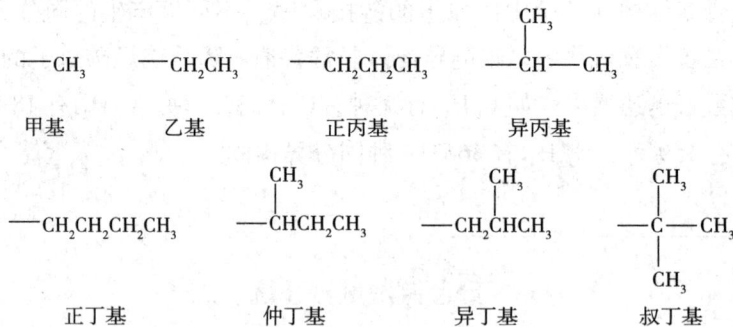

—CH_3	—CH_2CH_3	—$CH_2CH_2CH_3$	—$\overset{CH_3}{CH}-CH_3$
甲基	乙基	正丙基	异丙基

—$CH_2CH_2CH_2CH_3$	—$\overset{CH_3}{CH}CH_2CH_3$	—$CH_2\overset{CH_3}{CH}CH_3$	—$\overset{CH_3}{\underset{CH_3}{C}}-CH_3$
正丁基	仲丁基	异丁基	叔丁基

1. 普通命名法　也称为习惯命名法，只适用于结构比较简单的烷烃，其基本原则如下。

（1）按分子中碳原子数目称为"某烷"，碳原子在十个以内的用天干（甲、乙、丙、丁、戊、己、庚、辛、壬、癸）表示。十个以上用中文数字十一、十二……等表示。例如：

CH_4 甲烷　　C_5H_{12} 戊烷　　C_6H_{14} 己烷　　$C_{10}H_{22}$ 癸烷　　$C_{12}H_{26}$ 十二烷

（2）用"正""异""新"来区别异构体。把直链（不带支链）的烷烃称"正"某烷；把碳链端第二位碳原子上连有一个甲基（—CH_3），此外别无支链的烷烃，称为"异"某烷；把碳链端第二位碳原子上连有两个甲基（—CH_3），此外别无支链的烷烃，称为"新"某烷。例如：

$$CH_3CH_2CH_2CH_3$$
正丁烷

$$CH_3CH_2CH_2CH_2CH_3$$
正戊烷

异丁烷

异戊烷

新戊烷

新己烷

2. 系统命名法 对于结构较复杂的烷烃，需要用系统命名法来命名，其基本原则和步骤如下。

（1）选主链 选择含碳原子数最多的碳链为主链，按主链碳原子数称"某烷"。"某"字的用法和普通命名法相同。主链以外的支链看作取代基。

$$CH_3—CH_2—CH_2—CH—CH_3$$ — 主链：戊烷
— 支链：甲基

（2）主链编号 从靠近支链的一端开始用阿拉伯数字给主链碳原子依次编号，确定取代基的位置。

（3）将取代基的名称写在"某烷"名称之前，并在取代基前面用阿拉伯数字标明其在主链的位置，数字与名称之间用短横线"–"隔开。

2-甲基戊烷

（4）如果有多个取代基，要合并相同的取代基，用"二""三"等中文数字标明相同取代基的数目，表示各个相同取代基位次的数字之间用"，"隔开；取代基不同时，将简单的取代基排列在复杂取代基前面。烷基由简单到复杂的排列顺序为：甲基＜乙基＜丙基＜异丙基。

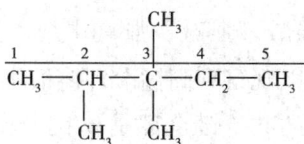

2,3,3-三甲基戊烷

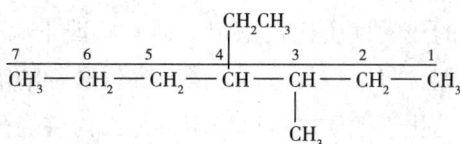

3-甲基-4-乙基庚烷

（5）"等长"原则　如果有几条等长碳链均可作为主链时，应选择含取代基最多的碳链为主链。例如：

$$CH_3{-}CH_2{-}\overset{3}{CH}{-}\overset{4}{CH_2}{-}\overset{5}{CH_3}$$

（结构式）

2-甲基-3-乙基戊烷

（6）"等近"编号原则（最低系列原则）　如果主链上有几个相同取代基，并且有几种可能编号时，应按"最低系列"编号。

所谓"最低系列"是指从主链不同方向得到两种编号，比较两种编号的位次和，应选择位次和最小的，定为"最低系列"。例如：

（结构式）

2,2,4-三甲基戊烷（不能称 2,4,4-三甲基戊烷）

请你想一想

用系统命名法写出己烷所有碳链异构体的名称。

五、烷烃的物理性质

有机物的物理性质一般是指存在状态、颜色、气味、沸点、熔点、密度、溶解度、折光率和比旋光度等。烷烃的同系物的物理性质通常随碳原子数的增加，而呈规律性的变化。

在室温和一个大气压下，正烷烃中 $C_1 \sim C_4$ 是气体，$C_5 \sim C_{16}$ 是液体，C_{17} 以上是固体。烷烃的熔点和沸点随着碳原子数目的增多而升高。此外，在同分异构体中沸点随支链的增多而降低。正烷烃的密度随着碳原子数增多而增大，但在 $0.8g/cm^3$ 左右趋于恒定。烷烃的相对密度都小于1，烷烃是所有有机物中密度最小的一类化合物。烷烃是非极性或弱极性的物质。根据"相似相溶"规则，烷烃易溶于非极性或极性较小的有机溶剂（如苯、三氯甲烷、四氯化碳等），而难溶于水或其他强极性溶剂。

六、烷烃的化学性质

烷烃的化学性质比较稳定，通常状况下，不与强酸、强碱、强氧化剂、强还原剂作用。例如：将甲烷气体通入酸性高锰酸钾溶液，可以观察到高锰酸钾溶液不褪色。

烷烃的化学性质之所以稳定，是因为烷烃分子里的共价键全部是 σ 键，比较牢固。但是烷烃的稳定性是相对的，在一定的条件下，σ 键也可以断裂而发生某些化学反应。

1. 氧化反应 烷烃在空气中燃烧，生成二氧化碳和水，同时放出大量的热。人们利用烷烃的这个性质进行生产和生活，如：取暖、煮饭、烧菜、驱动发动机等。甲烷是一种优良的气体燃料，燃烧时发出淡蓝色的火焰，同时产生大量的热量。

图 1-4 家用天然气的燃烧

$$CH_4 + 2O_2 \xrightarrow{\text{点燃}} CO_2 + 2H_2O + \text{热}$$

空气中的甲烷含量在体积分数为 0.05 ~ 0.154 时，遇火立即发生爆炸，所以煤矿矿井必须采取通风、严禁烟火等安全措施，以防瓦斯爆炸事故的发生。使用家用天然气（图 1-4）或液化石油气时，也应注意安全，严防燃气的泄漏。

你知道吗

煤 矿 瓦 斯

煤矿瓦斯主要成分是烷烃，其中甲烷占绝大多数，另有少量的乙烷、丙烷和丁烷，此外一般还含有硫化氢、二氧化碳、氮气和水蒸气以及微量的惰性气体，如氦和氩等。

腐殖型的有机物被细菌分解，可生成瓦斯。其后随着沉积物埋藏深度增加，在漫长的地质年代中，由于煤层经受高温高压的作用，进入煤的碳化变质阶段，煤中挥发成分减少，固定碳增加，又生成大量瓦斯，保存在煤层或岩层的孔隙和裂隙内。

瓦斯爆炸就其本质来说，是一定浓度的甲烷和空气中的氧气在一定温度下产生的激烈氧化反应。而且当瓦斯在空气中的浓度超过 55% 时，能使人很快窒息死亡，煤矿瓦斯是煤矿生产中的主要危害因素。防止瓦斯集聚的基本方法是以足够的风量将瓦斯冲淡，排出地面。当瓦斯涌出量很大时，还须用专门措施控制瓦斯的涌出，最有效而广泛使用的方法是用管道将瓦斯抽到地面加以利用。

2. 取代反应 烷烃在光照、高温或催化剂的作用下，可与卤素发生反应。例如：把盛有氯气和甲烷混合气体的集气瓶放在光亮的地方，就可以看到瓶中氯气的颜色会逐渐变浅（图 1-5）。这是因为在光照条件下，氯气与甲烷发生了下述反应。

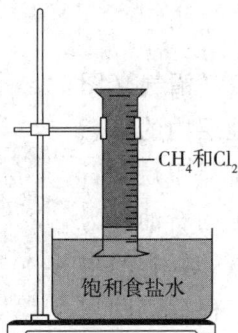

图 1-5 甲烷和氯气反应装置

$$CH_4 + Cl_2 \xrightarrow{\text{光照}} CH_3Cl + HCl$$

一氯甲烷

$$CH_3Cl + Cl_2 \xrightarrow{\text{光照}} CH_2Cl_2 + HCl$$

二氯甲烷

$$CH_2Cl_2 + Cl_2 \xrightarrow{\text{光照}} CHCl_3 + HCl$$

三氯甲烷（氯仿）

$$CHCl_3 + Cl_2 \xrightarrow{\text{光照}} CCl_4 + HCl$$

四氯甲烷（四氯化碳）

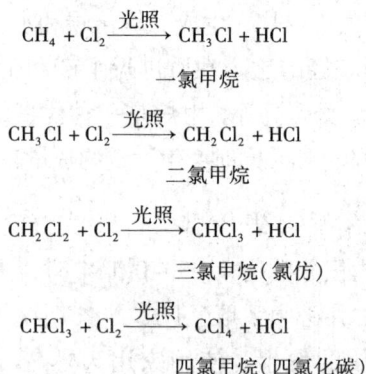

在这几步反应中，甲烷分子里的氢原子逐步被氯原子所代替。有机物分子中的某些原子或原子团，被其他原子或原子团所代替的反应，称为取代反应。有机物分子中的氢原子被卤素原子取代的反应又称为卤代反应。

在光照的条件下，烷烃都能与氯气发生取代反应。

你知道吗

氟利昂与大气温室效应

氟利昂是传统的制冷剂和气雾剂，其主要成分为二氟二氯甲烷（CF_2Cl_2）、三氟一氯甲烷（CF_3Cl）和一氟三氯甲烷（$CFCl_3$）等卤代烃。氟利昂在常温下都是无色气体或易挥发液体，挥发时吸收热量，被压缩为液体时放出热量。因此，从1930年起，人们就利用氟利昂的这个性质进行制冷。

1991年6月，我国政府在旨在保护地球臭氧层的国际环境公约《关于消耗臭氧层物质的蒙特利尔议定书》上签字，明确提出我国要在2007年7月1日前停止使用氟利昂制冷剂的制冷设备的生产和消费，这是怎么回事呢？

原来氟利昂中的氯原子会破坏臭氧层。臭氧层能够有效阻挡有害的紫外线，保护地球上的人类和其他生物。因此，国际上已经不再使用氟利昂作为制冷剂。

七、烷烃的来源及用途

烷烃的天然来源主要是天然气、沼气（图1-6）和石油。天然气是蕴藏在地层内的可燃气体。天然气和沼气的主要成分都是甲烷。石油是从油田开采出来的，未经加工的石油称为原油。原油是一种深褐色的黏稠液体，它的主要成分是各种烃类的复杂混合物。根据不同需要，把石油进行分馏，按沸点不同，可得到各种石油产品，见表1-5。

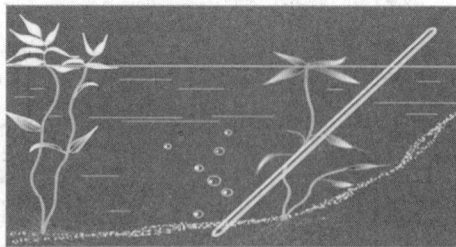

图1-6　池塘底部产生的沼气

表1-5　石油分馏的各种产品（主要成分为烷烃）

名称	主要成分	沸点范围（℃）	用途
天然气	$C_1 \sim C_4$ *	<0	燃料
石油醚	$C_5 \sim C_6$	30～60	溶剂
	$C_7 \sim C_8$	70～120	溶剂
汽油	$C_7 \sim C_{12}$	70～120	飞机或汽车燃料
煤油	$C_{12} \sim C_{16}$	200～270	灯火燃料
柴油	$C_{16} \sim C_{18}$	270～340	发动机燃料
润滑油	$C_{16} \sim C_{20}$	300以上	润滑机器、防锈
液体石蜡	$C_{18} \sim C_{24}$	液体	缓泻剂
凡士林	$C_{18} \sim C_{22}$	半固体	软膏基质
固体石蜡	$C_{25} \sim C_{34}$	固体	制蜡烛、蜡疗
沥青	$C_{30} \sim C_{40}$	残渣	铺马路、涂漆屋顶

* $C_1 \sim C_4$表示甲烷～丁烷，下同。

你知道吗

医药中常见的烷烃

医药中常见的烷烃主要有液状石蜡（图1-7）和凡士林（图1-8）。

液体石蜡的主要成分是含18～24个碳原子烷烃的混合物，为无色透明、没有气味的液体，不溶于水和乙醇。医药上常用液状石蜡作润滑剂和溶剂。石蜡在体内不被吸收，可促进排便反射，使排便顺利。另外也可用作滴鼻剂和喷雾剂的基质。

凡士林是从石油中得到的含18～22个碳原子烷烃的混合物，多为黄色软膏状半固体，不溶于水和乙醇。由于凡士林的化学性质稳定，不易与药物起化学反应，且不被皮肤吸收，所以在医药上常作软膏类药物的基质，在生活中常用于润滑皮肤。

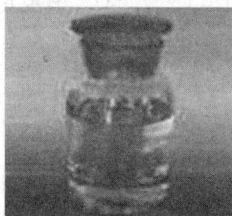

图1-7　液状石蜡

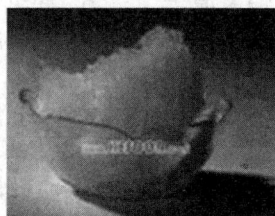

图1-8　凡士林

目标检测

一、选择题

（一）单项选择题

1. 下列烷烃分子中只含有伯氢原子的是

A. CH_4

B. $(CH_3)_4C$

C. $(CH_3)_2CHCH_3$

D. $CH_3CH_2CH_2CH_3$

2. 烷烃的分子组成通式是

A. C_nH_{2n}

B. C_nH_{2n+1}

C. C_nH_{2n+2}

D. C_nH_{2n+3}

3. 下列物质中，在一定条件下能与甲烷发生取代反应的是

A. 氯气

B. 氧气

C. 氢气

D. 氯化氢

4. 下列各组结构式中，表示同一有机化合物的是

A. CH_4 与 CH_3CH_3

B. CH_4 与 CH_3Cl

C. $CH_3CH_2CH_3$ 与 $CH_3—\overset{\displaystyle CH_3}{CH_2}$

D. $CH_3CH_2CH_2CH_3$ 与 $CH_3—\overset{\displaystyle CH_3}{CH}—CH_3$

5. 石油醚是实验室中常用的有机溶剂，它的成分是

A. 醚类

B. 一定沸程的芳烃混合物

C. 烷烃和醚的混合物

D. 一定沸程的烷烃混合物

6. 下列各组化合物互为异构体的是

A. 丁烷和 2 - 甲基丙烷

B. 丁烷和 2,2 - 二甲基丙烷

C. 丁烷和 2 - 甲基丁烷

D. 2,2 - 二甲基丙烷和 2 - 甲基丙烷

（二）多项选择题

1. 下列物质中，属于烃的是

A. CH_4

B. C_6H_6

C. C_2H_5OH

D. C_2H_4

2. 下列烷烃中，没有同分异构体的是

A. 甲烷

B. 乙烷

C. 丙烷

D. 丁烷

3. 根据碳原子上所连的碳原子数目不同，常将碳原子分为哪几类

A. 伯碳原子

B. 仲碳原子

C. 叔碳原子

D. 季碳原子

4. 根据氢原子上所连的碳原子的类型，常将氢原子分为哪几类

A. 伯氢原子

B. 仲氢原子

C. 叔氢原子

D. 季氢原子

5. 下列气体的主要成分是甲烷的是

A. 天然气

B. 煤气

C. 沼气

D. 瓦斯

二、判断题

1. 烷烃易溶于非极性或弱极性的有机溶剂，而难溶于水。

2. 最简单的烷烃是甲烷，它所有的原子都在一个平面内。

3. 十个碳原子的烷烃的分子式为 $C_{10}H_{22}$。

4. 在家里发现管道石油气或瓶装液化气泄漏应立即打电话报警求助。

5. 甲烷气体通入酸性高锰酸钾溶液，可以观察到高锰酸钾溶液褪色。

三、用系统命名法给下列物质命名

1. $CH_3CH_2\overset{\displaystyle }{\underset{\displaystyle CH_3}{CH}}CH_3$

2. $CH_3—\overset{\displaystyle CH_3}{\underset{\displaystyle CH_3}{C}}—CH_2CH_3$

3. $CH_3CHCH_2CHCH_3$
   $\quad\ \ |\qquad\ \ |$
   $\quad\ \ CH_3\ \ \ \ CH_3$

4. $CH_3CH_2CH-\overset{\displaystyle CH_3}{\underset{\displaystyle CH_3}{\overset{|}{\underset{|}{C}}}}-CH_2CH_3$
   $\qquad\qquad\qquad CH_2CH_3$

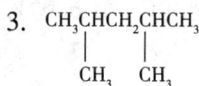

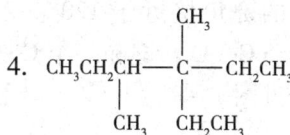

四、写出下列化合物的结构简式

1. 丁烷
2. 新戊烷
3. 3 – 乙基己烷
4. 2,2,3 – 三甲基己烷

第三节 烯 烃

PPT

学习目标

知识要求

1. **掌握** 烯烃的命名法；烯烃的同分异构现象；烯烃的化学性质及马氏规则。
2. **熟悉** 乙烯的结构。
3. **了解** 烯烃的物理性质。

能力要求

1. 能熟练地给烯烃命名。
2. 会书写烯烃有关典型反应方程式。
3. 会用烯烃的性质鉴别相关有机物。

实例分析

实例 家中如果有青香蕉、绿桔子等尚未完全成熟的水果，要想尽快催熟，可以把这些水果和熟苹果放在同一个塑料袋里，系紧袋口。这样，青香蕉、绿桔子等很快就可变黄成熟。这是因为成熟的水果能放出一种气体，这种气体具有催熟作用。

问题 1. 这种可以催熟尚未完全成熟水果的气体是什么气体？

2. 它属于哪一类有机物？其结构怎样？

分子中含有碳碳双键（C＝C）或碳碳叁键（C≡C）的链烃，称为不饱和链烃，他们所含有的氢原子数目比相应的烷烃少。最常见的不饱和链烃有：烯烃、炔烃和二烯烃。

分子中含有一个碳碳双键（C＝C）的链烃称为单烯烃，习惯上也称为烯烃。烯烃比相同碳原子数的烷烃少两个氢原子，也可形成同系列，通式为 C_nH_{2n}（$n \geq 2$）。碳碳双键（C＝C）是烯烃的官能团。

一、乙烯的分子结构

烯烃中最简单的化合物是乙烯，其分子式为 C_2H_4，结构式为 $\overset{\displaystyle H\quad H}{\underset{\displaystyle H}{\overset{|\quad\ |}{H-C=C-H}}}$，结构简式为 $CH_2＝CH_2$。现代科学实验证明，乙烯分子中的两个碳原子和四个氢原子都在同

一平面上，分子中的键角接近于 120°。乙烯分子中的共价键组成是：一个碳碳双键
（C＝C，其中：一个 C—C σ 键和一个 C—C π 键）和四个碳氢单键（C—H σ 键）。

乙烯分子模型见图 1-9。

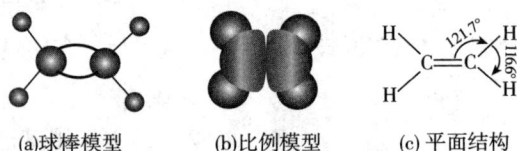

(a)球棒模型　　　(b)比例模型　　　(c) 平面结构

图 1-9　乙烯分子模型

其他烯烃可看作是乙烯分子中的氢原子被烃基取代后的产物，故其基本结构都是相似的，即除了有一个碳碳双键外，其余的都是 C—C 单键、C—H 单键。

二、烯烃的同分异构

1. 碳链异构　乙烯和丙烯分子没有异构体。C_4 以上的烯烃，由于碳原子可以有不同方式进行排列，故存在碳链异构体，如烯烃 C_4H_8 有两种碳链异构体。

$$CH_2{=}CHCH_2CH_3 \qquad CH_2{=}\underset{CH_3}{\overset{CH_3}{C}}{-}CH_3$$

2. 位置异构　由于双键在碳链中的位置不同而产生的同分异构体称为位置异构。如烯烃 C_4H_8 有两种位置异构。

$$CH_2{=}CHCH_2CH_3 \qquad CH_3CH{=}CHCH_3$$

因此烯烃 C_4H_8 共有三种同分异构体。烯烃 C_5H_{10} 共有五种同分异构体：

$$CH_2{=}CHCH_2CH_2CH_3 \qquad CH_3CH{=}CHCH_2CH_3$$

$$CH_2{=}\underset{CH_3}{C}CH_2CH_3 \qquad CH_2{=}CHCH\underset{CH_3}{} \qquad CH_3CH{=}C\underset{CH_3}{CH_3}$$

烯烃除了碳链和位置异构之外，还有顺反异构，顺反异构将在第四章学习。

三、烯烃的命名

1. 烯基　烯烃分子中去掉一个氢原子后剩余的基团称为烯基。几个常用烯基的名称如下。

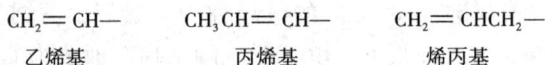

$$CH_2{=}CH{-} \qquad CH_3CH{=}CH{-} \qquad CH_2{=}CHCH_2{-}$$
乙烯基　　　　　丙烯基　　　　　烯丙基

2. 系统命名法　烯烃的系统命名法与烷烃相似，只需把"烷"改成"烯"字，碳原子数在十以下的烯烃用天干表示，称为"某烯"；十一个碳原子以上的烯烃用中文数字表示，再加上"碳"字，称为"某碳烯"。四个碳原子以上的烯烃，双键位置可以不同时，必须标明双键的位次。具体命名步骤如下。

（1）选择包含双键在内的最长碳链为主链，根据主链上碳原子的数目称为"某烯"。

（2）从靠近双键的一端开始用阿拉伯数字依次编号，双键的位次以双键上编号小

的数字表示，并写在烯烃名称之前。

（3）支链作为取代基。将取代基的位次、数目和名称写在双键的位次之前。

$$CH_2\!\!=\!\!CHCH_3 \qquad\qquad\qquad 丙烯$$

$$CH_2\!\!=\!\!CHCH_2CH_3 \qquad\qquad 1\text{-}丁烯$$

$$CH_3CH\!\!=\!\!CHCH_2CH_3 \qquad\quad 2\text{-}戊烯$$

$$CH_2\!\!=\!\!CHCHCH_3 \qquad\qquad\qquad 3\text{-}甲基\text{-}1\text{-}丁烯$$
$$\qquad\qquad\quad |$$
$$\qquad\qquad CH_3$$

$$CH_3CHCH\!\!=\!\!CHCHCH_3 \qquad\quad 2,5\text{-}二甲基\text{-}3\text{-}庚烯$$
$$\quad\;| \qquad\qquad\quad |$$
$$CH_2CH_3 \qquad\quad CH_3$$

$$CH_3CH_2CHCH\!\!=\!\!CHCHCH_2CH_3 \quad 3\text{-}甲基\text{-}6\text{-}乙基\text{-}4\text{-}辛烯$$
$$\qquad\;| \qquad\qquad\qquad |$$
$$\;\;CH_2CH_3 \qquad\qquad CH_3$$

🖥 **请你想一想**

试写出烯烃 C_5H_{10} 的 5 种同分异构体的名称。

四、烯烃的物理性质

烯烃的物理性质如熔、沸点、相对密度和溶解度等与相应的烷烃相似。常温时，$C_2 \sim C_4$ 的烯烃是气体，$C_5 \sim C_{18}$ 是液体，C_{18} 以上是固体。烯烃都难溶于水而易溶于有机溶剂。烯烃的相对密度都小于 1，比水轻，熔、沸点随着碳原子数增加而升高。

五、烯烃的化学性质

烯烃的官能团是碳碳双键（C═C）。碳碳双键是由一个 σ 键和一个 π 键组成的。π 键不稳定，容易断裂，也易极化，所以烯烃化学性质比较活泼，主要表现在碳碳双键的氧化反应和加成反应。

🖥 **请你想一想**

点燃纯净的乙烯，观察乙烯燃烧时的现象；把乙烯通入盛有溴的四氯化碳溶液的试管中，观察试管中溶液颜色的变化；把乙烯通入盛有酸性 $KMnO_4$ 溶液的试管中，观察试管中溶液颜色的变化（图 1－10）。

观察与思考：

1. 烯烃分子里含有碳碳双键，与只含有碳碳单键的烷烃相比，双键的存在会对乙烯的化学性质产生什么影响？

2. 怎样区别乙烯和甲烷？

3. 乙烯具有怎样的化学性质？

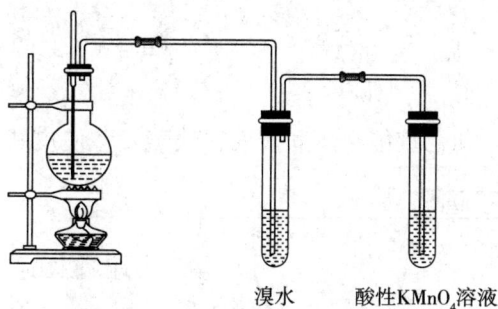

溴水　　酸性 $KMnO_4$ 溶液

图 1－10　乙烯化学性质实验

1. 加成反应 烯烃和某些试剂作用时，双键中的 π 键断裂，试剂中的两个一价的原子或原子团，分别加到双键的两个碳原子上，形成两个新的 σ 键，这种反应称为加成反应。可用下式表示。

$$\underset{\text{烯烃}}{-\overset{|}{C}=\overset{|}{C}-} + \underset{\text{试剂}}{X-Y} \longrightarrow \underset{\text{加成产物}}{-\overset{|}{\underset{X}{C}}-\overset{|}{\underset{Y}{C}}-}$$

X–Y 代表试剂，X 和 Y 可以相同，也可以不同。

（1）**催化加氢** 烯烃和氢气发生加成反应，生成相应的烷烃。烯烃的加氢反应，是在催化剂的作用下进行的，通常称为催化加氢。常用催化剂有铂、镍、钯等，反应温度和压力依烯烃和催化剂不同而不同。

$$CH_2 = CH_2 + H_2 \xrightarrow{Pt} CH_3CH_3$$

可以利用烯烃的加成反应，除掉烷烃中含有的少量烯烃。

（2）**与卤素加成** 烯烃容易和氯、溴加成，生成二卤代烷。如将乙烯通入溴水或溴的四氯化碳溶液中，能使溴水或溴的四氯化碳溶液褪色。常用此反应来检验烯烃和其他含有碳碳双键化合物的存在。

$$CH_2 = CH_2 + Br_2 \longrightarrow BrCH_2CH_2Br$$
$$\text{1,2 – 二溴乙烷}$$
$$CH_2 = CHCH_3 + Br_2 \longrightarrow CH_2BrCHBrCH_3$$
$$\text{1,2 – 二溴丙烷}$$

烯烃和氯也可反应，但反应剧烈，要加溶剂稀释。烯烃与碘一般较难发生加成反应。

（3）**与卤化氢加成** 烯烃容易和卤化氢发生加成反应，生成相应的一卤代烷。在加成时，不同卤化氢的活泼程度依次为：HI > HBr > HCl。

乙烯是对称分子，当它与卤化氢加成时，无论卤素原子加到双键的哪一端，都得到相同的产物。例如：

$$CH_2 = CH_2 + HBr \longrightarrow CH_3CH_2Br$$
$$\text{溴乙烷}$$
$$CH_2 = CH_2 + HCl \longrightarrow CH_3CH_2Cl$$
$$\text{氯乙烷}$$

氯乙烷能在皮肤表面很快蒸发，使皮肤冷至麻木而不致冻伤，可用作局部麻醉剂。

你知道吗

足球场上的"化学大夫"

激烈的足球比赛中常常可以看见运动员受伤倒地打滚，医生跑过去用药水对准受伤部位喷射，不一会儿运动员便可站起来奔跑了。医生用的是什么妙药，能够这样迅速地治疗伤痛？这就是足球场上"化学大夫"的功劳，它的名字叫氯乙烷。

氯乙烷是一种在常温下呈气体的有机物，在一定压力下则成为液体。踢球时，球员被撞以后，医生只要把氯乙烷液体喷射到伤痛的部位，氯乙烷碰到温暖的皮肤，液体一下就变成气体，同时把皮肤上的热也"带"走了，于是负伤的皮肤像被冰冻了一样，暂时失去感觉，痛感也消失了。这种局部冰冻，还可以使皮下毛细血管收缩，出血停止，负伤部位就不会出现淤血和水肿。足球场上的"化学大夫"就是靠局部冰冻的方法，使球员的痛感迅速消失。这种药只能用于一般的肌肉挫伤或扭伤，用作应急处理，不能起治疗作用，但能减轻运动员的疼痛。

双键两端结构不同的烯烃称为不对称烯烃。不对称烯烃与卤化氢加成时，则可能生成两种产物。例如：丙烯与溴化氢加成，可能得到 2 - 溴丙烷和 1 - 溴丙烷。

$$CH_2=CHCH_3+HBr \longrightarrow \begin{cases} CH_2BrCH_2CH_3 & \text{1-溴丙烷} \\ CH_3CHBrCH_3 & \text{2-溴丙烷} \end{cases}$$

关于不对称烯烃的加成反应，俄国化学家马尔科夫尼科夫根据大量的实验资料，得出一条经验规律：当不对称烯烃与极性试剂发生加成反应时，试剂中带负电的部分主要加到含氢原子较少的碳原子上。这个规律称为马尔科夫尼科夫规则，简称马氏加成规则。

根据马尔科夫尼科夫规则，丙烯与溴化氢反应的主要产物是 2 - 溴丙烷。

（4）与 H_2SO_4 的加成

$$CH_2=CH_2+HOSO_3H \longrightarrow CH_3CH_2OSO_3H$$
硫酸氢乙酯

硫酸氢乙酯水解生成乙醇。

$$CH_3CH_2OSO_3H+H_2O \longrightarrow CH_3CH_2OH+H_2SO_4$$

不对称烯烃与硫酸（H_2SO_4）的加成反应取向符合马氏规则。例如：

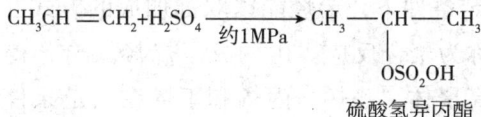

$$CH_3CH=CH_2+H_2SO_4 \xrightarrow{约1MPa} CH_3-\underset{\underset{\text{硫酸氢异丙酯}}{OSO_2OH}}{CH}-CH_3$$

利用烯烃能与硫酸作用并溶于硫酸，而烷烃不与硫酸反应也不溶于硫酸的性质，可除去混在烷烃中的少量烯烃。

请你想一想

1. 分子式为 C_5H_{10} 的某烯烃，与 HBr 加成生成 2 - 甲基 - 2 - 溴丁烷，写出该烯烃的结构式。

2. 现有一瓶甲烷气体，其中混有少量的乙烯，如何得到纯净的甲烷气体。

2. 氧化反应

请你想一想

取两支试管，在其中一支试管中加入 2～3ml 溴的四氯化碳溶液后滴加数滴松节油（萜烯类化合物）；在另一支试管中加入 2～3ml 稀硫酸溶液和高锰酸钾溶液后滴加数滴松节油。充分振荡，观察溶液颜色的变化。

观察与思考：

松节油是否能使红棕色溴的四氯化碳溶液及紫红色酸性高锰酸钾溶液褪色？为什么？

烯烃的双键容易被氧化。在室温下，烯烃能被稀的酸性高锰酸钾溶液氧化，反应后酸性高锰酸钾溶液的紫红色消失。常用此反应来检验烯烃和其他不饱和化合物的存在。

$$R—CH=CH_2 \xrightarrow[H_2SO_4]{KMnO_4} R—COOH + CO_2 + H_2O$$

羧酸

$$\begin{array}{c} R' \\ R \end{array}\!\!\!\!C=CHR'' \xrightarrow[H_2SO_4]{KMnO_4} \begin{array}{c} R' \\ R \end{array}\!\!\!\!C=O + R''—COOH$$

酮　　　羧酸

另外，烯烃能在空气中燃烧，生成二氧化碳和水，火焰明亮并伴有黑烟。

$$CH_2=CH_2 + 3O_2 \xrightarrow{点燃} 2CO_2 + 2H_2O$$

请你想一想

现有两瓶掉了标签的甲烷和乙烯气体，请你用两种方法将其鉴别出来。

3. 聚合反应

在一定条件下，烯烃能以双键加成的方式互相结合，生成分子量较高的化合物。这种反应称为聚合反应。由两分子烯烃聚合，得到的是二聚体；由多分子烯烃聚合，得到的是高聚体。乙烯、丙烯和丁烯在一定条件下能发生几分子乃至多分子的聚合，生成聚烯烃，他们都是用途很广的塑料。

$$nCH_2=CH_2 \xrightarrow[加热]{催化剂} \text{⁅}CH_2CH_2\text{⁆}_n$$

乙烯　　　　　　　　聚乙烯

你知道吗

适合于食品包装的塑料

常见的适合于食品包装的塑料是以乙烯或丙烯为单体经聚合而形成的高分子化合物，称为聚乙烯或聚丙烯塑料。聚乙烯塑料可分为高压聚乙烯（低密度聚乙烯，LDPE）和低压聚乙烯（高密度聚乙烯，HDPE）。高压聚乙烯主要用于食品塑料袋、保鲜膜等, 低压聚乙烯主要用于制造食品塑料容器、管线、砧板等。聚丙烯塑料薄膜的强度和透明性较高, 主要用于制造食品塑料袋, 也可加工成既耐低温又耐高温的食品容器, 如保鲜盒和供微波炉使用的容器等。

由于聚乙烯和聚丙烯的化学稳定性较高, 生物学活性较低, 经检测也未见明显毒性作用, 所以聚乙烯和聚丙烯是较为安全的食品包装材料。但低分子聚乙烯易溶于油脂, 故聚乙烯容器不宜长期盛放食用油, 以免油脂变味。

而由聚氯乙烯制成的塑料袋是不能用来包装食品的。因为单体氯乙烯有毒, 而且在制作这种塑料袋时经常加入大量的增塑剂也对人体健康不利的。在国家下达了"限塑令"的今天, 我们应尽量少用或不用一次性塑料薄膜袋, 为保护人类生存的环境出一点力。

六、乙烯

乙烯 ($CH_2=CH_2$) 常温下为无色、稍带甜味的气体。微溶于水而易溶于有机溶剂。乙烯中含有活泼的碳碳双键, 可以和许多物质发生反应生成多种化合物, 是合成各种重要有机化工产品的原料。其中聚乙烯是一种用途广泛的塑料, 无色、无味、无臭、无毒, 可用来制造食品包装袋、医用注射器、药瓶、输液器等 (图 1-11)。乙烯还是水果催熟剂。

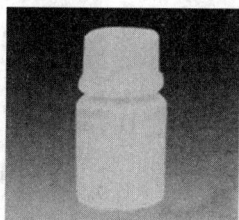 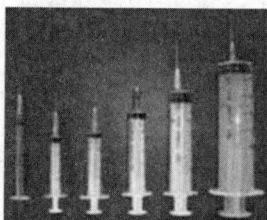 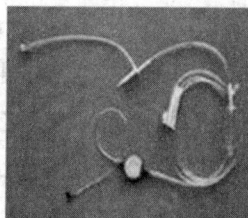

(a)药瓶 　　　(b)医用注射器 　　　(c)输液器

图 1-11 聚乙烯医药用制品

你知道吗

维生素 A、β - 胡萝卜素

在自然界和人类生命活动中, 有许多物质是不饱和化合物, 如维生素 A、β - 胡萝卜素等。维生素 A 分子中含有一个环己烯, 共有五个 $C=C$, 属于高度不饱和有机物。

OH

维生素A

维生素 A 能维持正常的视觉反应, 可促进眼内感光色素的形成。还有维护皮肤细胞功能的作用, 可使皮肤柔软细嫩, 有防皱去皱功能。缺乏维生素 A, 会使上皮细胞功能减退，导致皮肤弹性下降，干燥，粗糙，失去光泽。

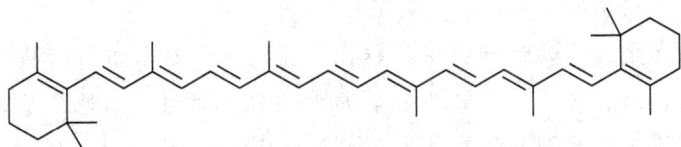

β-胡萝卜素

β-胡萝卜素是橘黄色脂溶性化合物，存在于甘薯、胡萝卜、菠菜、木瓜、芒果等中。β-胡萝卜是一种抗氧剂，具有解毒作用，是维护人体健康不可缺少的营养素，在抗癌、预防心血管疾病、白内障及抗氧化等方面有显著功效。β-胡萝卜素在体内可以转变为维生素 A。

目标检测

一、选择题

（一）单项选择题

1. 烯烃的分子组成通式为

   A. C_nH_{2n}　　　　B. C_nH_{2n+1}　　　　C. C_nH_{2n+2}　　　　D. C_nH_{2n+3}

2. 下列物质可以用作水果催熟剂的是

   A. 甲烷　　　　B. 乙烷　　　　C. 乙烯　　　　D. 苯

3. 下列物质中不可能是乙烯加成产物的是

   A. CH_3CH_3　　　　　　　　　　　B. CH_3CHCl_2

   C. CH_3CH_2OH　　　　　　　　　　D. CH_3CH_2Br

4. 下列各组结构式中，互为同分异构体的是

   A. $CH_2=CH_2$ 与 $CH_2=CHCH_3$

   B. $CH_3CH_2CH_3$ 与 $CH_2=CHCH_3$

   C. CH_4 与 C_2H_4

   D. $CH_3CH=CHCH_2CH_3$ 与 $CH_2=CHCHCH_3$ （CH_3）

5. 有关聚烯烃的说法，不正确的是

   A. 聚烯烃是用途很广的塑料，可由烯烃在一定条件下发生聚合反应生成

   B. 聚乙烯可用来制造食品包装袋、医用注射器、药瓶、输液器等

   C. 因单体氯乙烯有毒，故聚氯乙烯制成的塑料袋不可用来包装食品

   D. 聚乙烯可由乙烯发生聚合反应得到，所以两者的化学性质相同

（二）多项选择题

1. 下列有机物中，属于不饱和链烃的是

    A. 烷烃　　　　　B. 烯烃　　　　　C. 炔烃　　　　　D. 二烯烃

2. 下列关于乙烯的叙述中，正确的是

    A. 乙烯是最简单的烯烃

    B. 乙烯是无色难溶于水的气体

    C. 一定条件下，乙烯可与氢气发生加成反应

    D. 乙烯可发生氧化反应，但只能被酸性 $KMnO_4$ 溶液氧化

3. 乙烯可以与下列哪些物质发生加成反应：

    A. Br_2　　　　　B. $KMnO_4$　　　　　C. HCl　　　　　D. H_2

4. 下列试剂中，能和烯烃发生反应的有

    A. Br_2 的 CCl_4 溶液　　　　　　　B. $KMnO_4$ 的酸性溶液

    C. HBr　　　　　　　　　　　　　D. H_2SO_4

二、判断题

1. 烯烃能被稀的酸性 $KMnO_4$ 溶液氧化，使 $KMnO_4$ 溶液的紫红色消失。

2. 烯烃的通式是 C_nH_{2n}，符合这个通式的烃一定是烯烃。

3. 1 - 丁烯与 2 - 丁烯互为同分异构体。

4. 能鉴别烯烃和烷烃的试剂有 H_2 和溴水或溴的四氯化碳溶液。

5. 烯烃化学性质比较活泼，主要表现在碳碳双键的氧化和加成反应。

6. 当不对称烯烃与极性试剂加成时，试剂中带正电的部分主要加到含氢原子较少的碳原子上。

三、命名下列化合物

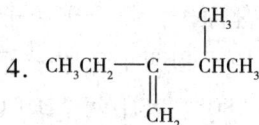

1. $(CH_3CH_2)_2C=C(CH_3)_2$

2. $CH_2=CH(CH_2)_2CH_3$

3. $(CH_3)_2C=C(CH_3)_2$

4. $CH_3CH_2-\overset{\displaystyle CH_3}{\underset{\displaystyle CH_2}{C}}-CHCH_3$

四、写出下列化合物的结构简式

1. 2 - 丁烯

2. 2,4 - 二甲基 - 3 - 己烯

3. 2 - 甲基 - 2 - 戊烯

4. 3,3 - 二甲基 - 2 - 乙基 - 1 - 丁烯

五、完成下列反应方程式

1. $CH_2=CHCH_3 + Cl_2 \longrightarrow$

2. $CH_2=CHCH_3 + HBr \longrightarrow$

第四节　炔　烃

PPT

学习目标

知识要求

1. **掌握**　炔烃的命名法；炔烃的化学性质。
2. **熟悉**　炔烃的同分异构现象；乙炔的结构。
3. **了解**　炔烃的物理性质。

能力要求

1. 能给炔烃命名或根据名称写炔烃的结构式。
2. 会书写炔烃典型反应的化学方程式。
3. 会用化学方法鉴别烷烃、烯烃、炔烃。

实例分析

实例　2017 年 4 月 17 日上午 9∶30 左右，无锡市新吴区后宅镇一气体公司乙炔钢瓶灌装点发生爆炸，起火点处近百个乙炔钢瓶被迅速引燃，现场火光冲天，灌装点上部的顶棚受到冲击发生部分坍塌。2019 年 11 月 28 日晚 7∶30 左右，惠州市新圩镇一乙炔厂发生爆炸。幸运的是由于疏散及时，这两次事故都未造成人员伤亡。

问题　乙炔为什么容易发生爆炸？怎样防止乙炔爆炸？

分子中含有一个碳碳叁键（—C≡C—）的链烃称为炔烃，碳碳叁键（—C≡C—）是炔烃的官能团。炔烃比相应的烯烃少两个氢原子，因此炔烃的通式为 C_nH_{2n-2}（$n \geq 2$）。

一、乙炔

乙炔是最简单和最重要的炔烃，分子式为 C_2H_2，结构式为 H—C≡C—H。乙炔含有两个碳原子和两个氢原子，每个碳原子各与一个碳原子和一个氢原子相连。实验测得乙炔分子中两个碳原子和两个氢原子都在同一条直线上，是直线型分子，碳碳键与碳氢键之间的夹角是 180°。其中两个碳原子以叁键相连（图 1 – 12）。但乙炔分子中的碳碳叁键并不是三个等同的碳碳键，而是由一个 σ 键和二个 π 键组成的。

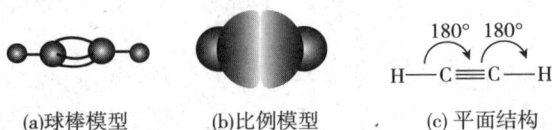

| (a)球棒模型 | (b)比例模型 | (c) 平面结构 |

图 1 – 12　乙炔分子模型

其他炔烃分子中的碳碳叁键（—C≡C—）结构与乙炔一样，他们的结构式可表示为：R—C≡C—H 或 R—C≡C—R′，式中 R 和 R′可以相同，也可以不同。由于碳碳叁键中含有二个不稳定的 π 键，所以炔烃的化学性质也比较活泼。

二、炔烃的同分异构和命名

1. 炔烃的同分异构　炔烃的同分异构现象与烯烃相似，也存在碳链异构和官能团的位置异构。四个碳原子以上的炔烃开始出现官能团的位置异构，五个碳原子以上的炔烃开始有碳链异构。如 C_5H_8 有三种异构体。

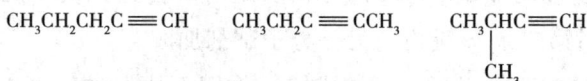

$$CH_3CH_2CH_2C\equiv CH \qquad CH_3CH_2C\equiv CCH_3 \qquad CH_3CHC\equiv CH$$
$$\qquad\qquad\qquad\qquad\qquad\qquad\qquad\qquad\qquad\qquad\qquad | $$
$$\qquad\qquad\qquad\qquad\qquad\qquad\qquad\qquad\qquad\qquad\quad CH_3$$

2. 炔烃的命名　炔烃的命名方法和烯烃相似，只需将烯烃母体名称中的"烯"字改为"炔"即可。例如：

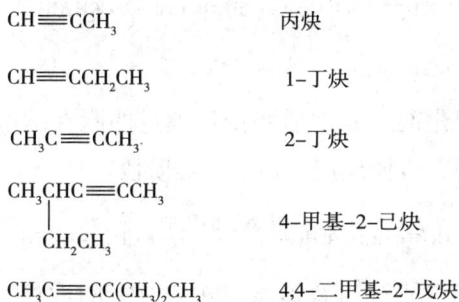

$$CH\equiv CCH_3 \qquad\qquad 丙炔$$

$$CH\equiv CCH_2CH_3 \qquad\quad 1-丁炔$$

$$CH_3C\equiv CCH_3 \qquad\qquad 2-丁炔$$

$$CH_3CHC\equiv CCH_3$$
$$\quad | \qquad\qquad\qquad\qquad 4-甲基-2-己炔$$
$$\quad CH_2CH_3$$

$$CH_3C\equiv CC(CH_3)_2CH_3 \qquad 4,4-二甲基-2-戊炔$$

请你想一想

写出六个碳原子炔烃（C_6H_{10}）的同分异构体，并命名。

三、炔烃的物理性质

炔烃的物理性质和烷烃、烯烃基本相似。通常情况下，$C_2\sim C_4$ 的炔烃在常温常压下是气体，但沸点比相同碳原子数的烯烃略高些。随着碳原子数的增多，他们的熔、沸点也升高。$C_5\sim C_{17}$ 的炔烃是液体，C_{18} 以上的炔烃是固体。炔烃难溶于水，易溶于苯、丙酮、乙醚和四氯化碳等有机溶剂。炔烃的相对密度都小于1，比水轻。

四、炔烃的化学性质

请你想一想

取一支大试管，放入2小粒电石，加入5ml水，迅速将带有导管的胶塞塞紧大试管口，并及时将导管通入盛有2~3ml溴的四氯化碳溶液的试管中，然后再通入盛有2~3ml稀硫酸溶液和2滴高锰酸钾溶液的试管中，最后点燃乙炔气体。

观察与思考：

1. 通入试管的气体是否能使溴水及酸性高锰酸钾溶液褪色？

2. 看到的现象背后究竟发生什么化学反应？

炔烃的碳碳叁键和烯烃的碳碳双键同属不饱和键，所以炔烃的许多化学性质和烯烃相似，如能发生加成反应、氧化反应和聚合反应。但叁键和双键在结构上有所不同，由于三键中含有二个 π 键，故能与两分子的试剂加成。另外受—C≡C—的影响，炔氢原子可被某些金属取代。

1. 加成反应　炔烃的加成反应一般分两步进行。首先三键中的一个 π 键断裂，加进一分子试剂，然后第二个 π 键再与另一分子试剂加成。

（1）催化加氢　在催化剂（镍、铂或钯）作用下炔烃加氢可以生成相应的烯烃或烷烃。例如：

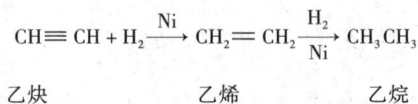

$$CH \equiv CH + H_2 \xrightarrow{Ni} CH_2 = CH_2 \xrightarrow[Ni]{H_2} CH_3CH_3$$

乙炔　　　　　　乙烯　　　　　乙烷

若选择活性适当的催化剂，如用醋酸铅处理过的附在碳酸钙上的钯做催化剂也叫林德拉（Lindlar）催化剂，可使反应停留在烯烃阶段。

$$CH \equiv CCH_3 + H_2 \xrightarrow{林德拉催化剂} CH_2 = CHCH_3$$

工业上利用这个反应，从石油裂解气中除去有害的微量乙炔，以获得纯度很高的乙烯。

（2）与卤素加成　炔烃容易与氯或溴发生加成反应，与一分子卤素加成生成二卤代烯，与两分子卤素加成生成四卤代烷。与烯烃相似，炔烃也能使溴水或溴的四氯化碳溶液褪色。常用此反应来检验炔烃的存在。

$$CH \equiv CCH_3 + Br_2 \longrightarrow \underset{\overset{|}{Br}}{CH} = \underset{\overset{|}{Br}}{CCH_3} \xrightarrow{Br_2} \underset{\overset{|}{Br}}{\overset{\overset{|}{Br}}{CH}} - \underset{\overset{|}{Br}}{\overset{\overset{|}{Br}}{CCH_3}}$$

1,2-二溴丙烯　　1,1,2,2-四溴丙烷

请你想一想

用化学方法鉴别乙烷和乙炔。

（3）与卤化氢加成　乙炔与卤化氢加成，先是生成卤乙烯，然后按马氏加成规则，得到 1，1 - 二卤乙烷。

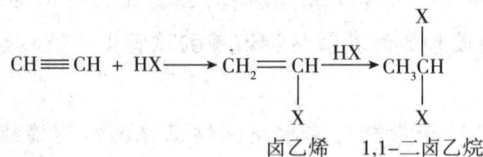

$$CH \equiv CH + HX \longrightarrow \underset{\overset{|}{X}}{CH_2} = CH \xrightarrow{HX} \underset{\overset{|}{X}}{CH_3}CH^{\overset{X}{|}}$$

卤乙烯　　1,1-二卤乙烷

不对称炔烃与卤化氢的加成反应的主要产物也符合马尔可夫尼可夫规则，例如：

$$CH\equiv CCH_3 + HBr \longrightarrow CH_2=\underset{\underset{Br}{|}}{C}CH_3 \xrightarrow{HBr} CH_3\underset{\underset{Br}{|}}{\overset{\overset{Br}{|}}{C}}CH_3$$

2-溴丙烯   2,2-二溴丙烷

（4）与水加成 乙炔与水一般不起反应，但在稀硫酸和硫酸汞溶液的催化下，炔烃与水反应生成醛或酮。不对称炔烃与水加成时也遵循马氏规则。例如：

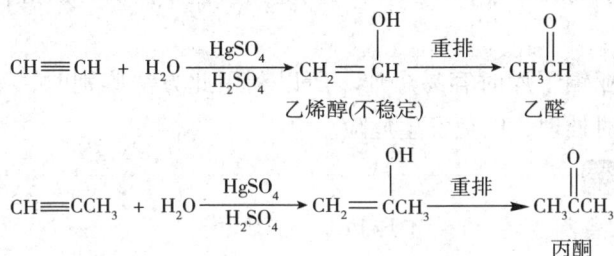

$$CH\equiv CH + H_2O \xrightarrow[H_2SO_4]{HgSO_4} CH_2=\underset{\underset{OH}{|}}{CH} \xrightarrow{重排} CH_3\overset{\overset{O}{\|}}{C}H$$

乙烯醇(不稳定)   乙醛

$$CH\equiv CCH_3 + H_2O \xrightarrow[H_2SO_4]{HgSO_4} CH_2=\underset{\underset{OH}{|}}{C}CH_3 \xrightarrow{重排} CH_3\overset{\overset{O}{\|}}{C}CH_3$$

丙酮

2. 聚合反应 乙炔也能发生聚合反应。产物随着催化剂和反应条件的不同而不同。如乙炔可发生两分子聚合和三分子聚合。

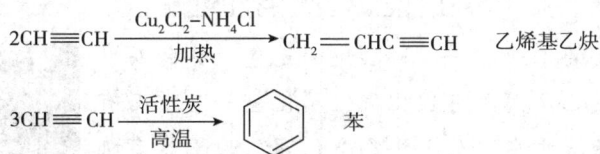

$$2CH\equiv CH \xrightarrow[加热]{Cu_2Cl_2-NH_4Cl} CH_2=CHC\equiv CH \quad 乙烯基乙炔$$

$$3CH\equiv CH \xrightarrow[高温]{活性炭} 苯$$

3. 氧化反应

（1）燃烧 乙炔能够在空气中燃烧，燃烧时产生明亮的火焰并伴有浓烟，生成二氧化碳和水，并放出大量的热，火焰温度可达 3000℃ 以上，故可用于焊接（图 1-13）或切割金属。

图 1-13 乙炔气焊

$$2CH\equiv CH + 5O_2 \xrightarrow{点燃} 4CO_2 + 2H_2O + 热$$

（2）被高锰酸钾氧化 炔烃易被酸性高锰酸钾氧化。氧化时叁键断裂，高锰酸钾被还原，紫红色很快消失。

$$RC\equiv CR_1 \xrightarrow{KMnO_4}{H^+} RCOOH + R_1COOH$$

$$CH_3C\equiv CH \xrightarrow{KMnO_4}{H^+} CH_3COOH + CO_2\uparrow + H_2O$$

由于反应现象明显，所以这个反应常被用于炔烃的鉴别。

4. 炔氢的反应 连接在叁键碳原子上的氢原子称为炔氢原子，如乙炔（CH≡CH）和末端炔烃（RC≡CH）中的氢，它具有微弱的酸性，比较活泼，可被某些金属原子取代，生成金属炔化物。例如：将乙炔通入硝酸银的氨水溶液或氯化亚铜的氨水溶液，

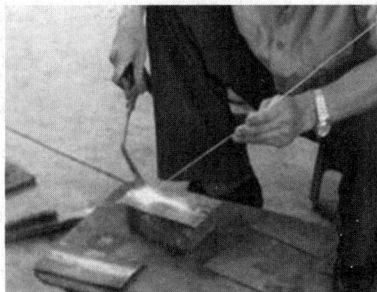

则生成白色的乙炔银或棕红色的乙炔亚铜沉淀。

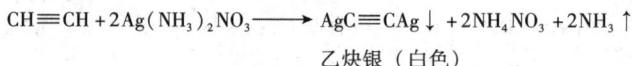

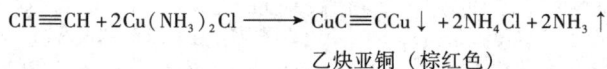

$$CH\equiv CH + 2Ag(NH_3)_2NO_3 \longrightarrow AgC\equiv CAg\downarrow + 2NH_4NO_3 + 2NH_3\uparrow$$

乙炔银（白色）

$$CH\equiv CH + 2Cu(NH_3)_2Cl \longrightarrow CuC\equiv CCu\downarrow + 2NH_4Cl + 2NH_3\uparrow$$

乙炔亚铜（棕红色）

末端炔烃（$RC\equiv CH$），也可以发生这一反应。上述反应极为灵敏，常用来检验乙炔（$CH\equiv CH$）和末端炔烃（$RC\equiv CH$）。叁键在碳链中间时，炔烃没有炔氢，不发生此反应。

乙炔银和乙炔亚铜干燥时容易爆炸。所以利用此方法鉴别时，不能加热，所生成的金属炔化物要及时处理，以免发生危险。

请你想一想

用化学方法鉴别丁烷、1 - 丁烯和 1 - 丁炔。

你知道吗

工业乙炔的贮存和运输

乙炔是一种重要的工业原料。纯乙炔为无色无味的易燃气体。由电石制得的乙炔因混有硫化氢、磷化氢等杂质而有特殊的臭味。乙炔微溶于水，易溶于乙醇、苯、丙酮等有机溶剂。乙炔易燃易爆，空气中含乙炔 $3\% \sim 65\%$ 时，组成爆炸性混合物，遇火则爆炸。在液态和固态下或在气态和一定压力下有猛烈爆炸的危险，受热、震动、电火花等因素都可以引发爆炸，因此不能在加压液化后贮存或运输。但乙炔在丙酮溶液中却很稳定。因此，工业上是在装满石棉等多孔性物质的钢瓶中，让多孔性物质吸收丙酮后再将乙炔压入，以便贮存和运输。

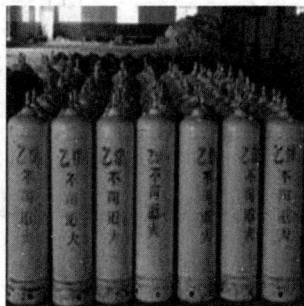

目标检测

一、选择题

（一）单项选择题

1. 下列物质中，广泛用于焊接和切割金属材料的物质是

    A. 丙烯　　　　　B. 丁炔　　　　　C. 乙炔　　　　　D. 1 - 丁炔

2. 下列试剂中最适合用来鉴别 $CH_3CH\equiv CH_2$ 与 $CH_3C\equiv CH$ 的是

    A. Cl_2　　　　　　　　　　　B. 酸性高锰酸钾溶液

    C. 溴水　　　　　　　　　　　D. 硝酸银的氨水溶液

3. 在适当条件下 1mol 丙炔与 2mol 溴化氢加成的主要产物是

    A. $CH_3CH_2CHBr_2$ B. $CH_3CBr_2CH_3$

    C. $CH_3CHBrCH_2Br$ D. $CH_2BrCHBrCH_3$

4. 下列分子中，属于炔烃的是

    A. C_6H_6 B. C_2H_4 C. C_2H_6 D. C_2H_2

5. 下列物质中，与 2 – 戊炔互为同分异构体的为

    A. 3 – 甲基 – 1 – 丁炔   B. 3,3 – 二甲基 – 1 – 丁炔

    C. 2 – 丁炔   D. 1 – 丁炔

6. 下列化合物与水反应，可生成醛的是

    A. 乙烯   B. 乙炔   C. 丙炔   D. 丙烯

（二）多项选择题

1. 下列各组物质中，能用酸性 $KMnO_4$ 溶液鉴别的是

    A. 甲烷与乙烯   B. 甲烷与乙炔

    C. 乙烯与乙炔   D. 乙烷与乙炔

2. 下列关于乙炔的叙述中，正确的是

    A. 乙炔是最简单的炔烃

    B. 乙炔分子是直线型分子，碳碳键与碳氢键之间的夹角是 180°

    C. 乙炔能够在空气中燃烧，生成二氧化碳和水，并放出大量的热

    D. 乙炔可以发生加成反应，氧化反应，不能发生聚合反应

3. 与乙炔是同系物的是

    A. 乙烷   B. 乙烯   C. 丙炔   D. 1 – 丁炔

二、判断题

1. 在合适的催化剂作用下，炔烃加氢可以生成相应的烯烃或烷烃。

2. 与烯烃不同，炔烃不能使溴水或溴的四氯化碳溶液褪色。

3. 将炔烃通入到硝酸银的氨水溶液，均会产生白色的炔化银沉淀。

4. 炔烃易被酸性高锰酸钾氧化，可使高锰酸钾溶液的紫红色消失。

5. 由于碳碳叁键中含有不稳定的 π 键，所以炔烃的化学性质比较活泼。

三、写出下列化合物的结构简式

1. 3 – 甲基 – 1 – 丁炔   2. 4,4 – 二甲基 – 1 – 戊炔

3. 4 – 甲基 – 2 – 己炔   4. 3 – 甲基 – 3 – 乙基 – 1 – 己炔

四、用系统命名法命名下列化合物

1. $CH_3C{\equiv}CCH_3$ 2. $CH{\equiv}CCH_2CH(CH_3)_2$

3. $CH_3C{\equiv}CCH_2C(CH_3)_3$ 4. $(CH_3)_2CHC{\equiv}CCH(CH_3)_2$

五、完成下列化学反应方程式

1. $CH{\equiv}CCH_3 + HCl \xrightarrow{}$ $\xrightarrow{HCl}$

2 . $CH\equiv CCH_3 + Cl_2 \longrightarrow$ $\xrightarrow{Cl_2}$

3 . $CH_3C\equiv CCH_3 + H_2O \xrightarrow[H_2SO_4]{HgSO_4}$ $\xrightarrow{\text{重排}}$

六、用化学的方法鉴别下列各组化合物

1 . 1 - 丁炔、2 - 丁炔　　　　　　　2 . 丙烷、丙烯和丙炔

第五节　脂环烃

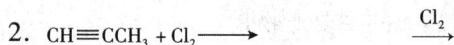

PPT

学习目标

知识要求

1. **掌握**　脂环烃的命名。

2. **熟悉**　脂环烃的分类；环烷烃的结构和稳定性。

能力要求

1. 能给脂环烃命名或根据名称写结构式。

2. 能写出环烷烃的同分异构体。

实例分析

实例　2018 年 5 月 23 日晚上，贵阳一名 6 岁男童用打火机点燃涂改液，结果导致涂改液的主要成分甲基环己烷爆燃，男童颈部、胸部及面部烧伤。

问题　甲基环己烷属于哪一类有机物？它为什么容易发生爆燃？

分子中含有由碳原子组成的环状结构的烃，称为环烃。环烃包括脂环烃和芳香烃。脂环烃是一类性质与脂肪烃相似的环烃。

一、脂环烃的分类和命名

（一）分类

脂环烃分为饱和脂环烃和不饱和脂环烃。饱和脂环烃是指环上碳原子之间都以单键相连的脂环烃，又称为环烷烃。如：

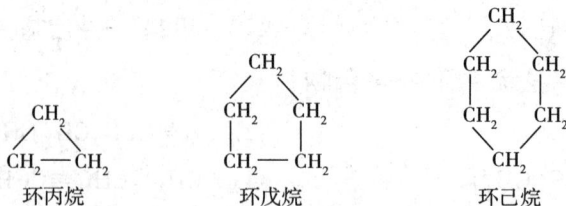

环丙烷　　　　　　　　环戊烷　　　　　　　　环己烷

不饱和脂环烃又分为环烯烃和环炔烃。含有双键的不饱和脂环烃称为环烯烃；含有叁键的不饱和脂环烃称为环炔烃。如：

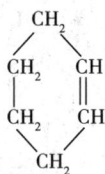

环己烯   环己炔

为了书写方便，环状化合物的结构简式可以用键线式来表示，如环己烷可写成

（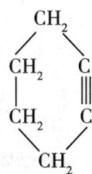），环己烯可写成（）。在键线式的结构简式中，每一个折点和端点都代表一个碳原子和相应的氢原子。

请你想一想

请将上述环丙烷、环戊烷、环己炔的结构简式改写成键线式。

脂环烃在自然界中主要存在于香精油、挥发油和石油中。如松节油中就含有环烯烃。在脂环烃中，环烷烃结构简单且比较重要，本节重点介绍环烷烃的结构和性质。

（二）命名

1. 环烷烃

（1）无支链 与烷烃的命名相似，在相应的烷烃前冠以"环"字。如：

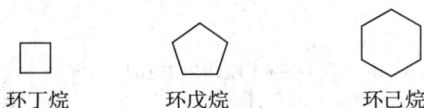

环丁烷   环戊烷   环己烷

（2）有支链 把支链作为取代基。若有多个取代基，则把较小的取代基定为 1 号位，按尽可能使取代基的位次最小的原则来给环上的碳原子编号。如：

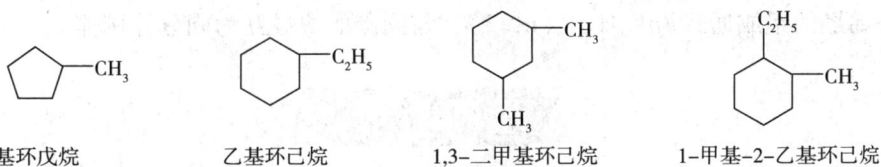

甲基环戊烷   乙基环己烷   1,3–二甲基环己烷   1-甲基-2-乙基环己烷

2. 环烯烃、环炔烃

（1）无支链 与烯烃和炔烃的命名相似，在相应的烯烃、炔烃名称前冠以"环"字。

环己烯   环己炔

（2）有支链 把双键或叁键作为 1、2 号位，再按尽可能使取代基的位次最小的原则来给环上的碳原子编号。

3-甲基环己烯   3-乙基环己炔

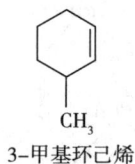

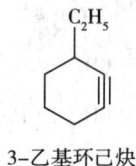

二、环烷烃的结构和稳定性

环烷烃结构中的碳原子均为饱和碳原子，其共价键都是 σ 键，环戊烷和环己烷不易开环，性质与烷烃相似，较稳定，易发生取代反应，所以自然界存在许多具有五、六元环结构的有机化合物。而环丙烷和环丁烷由于碳原子间成键的夹角较小，易形成"弯曲键"，所以不稳定，易开环发生加成反应。例如：

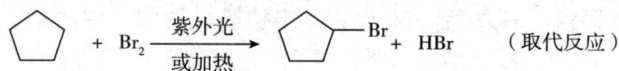

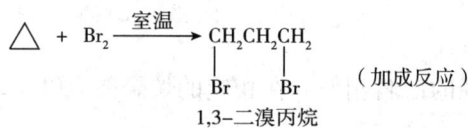

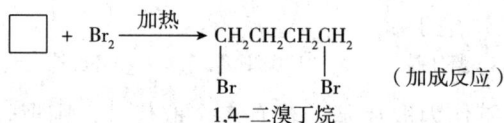

环烷烃的组成通式为 $C_nH_{2n}(n \geqslant 3)$，与同碳的烯烃互为同分异构体。

环烯烃的组成通式为 $C_nH_{2n-2}(n \geqslant 3)$，与同碳的炔烃互为同分异构体。

目标检测

一、选择题

（一）单项选择题

1. 下列物质中，不属于环烷烃的是

2. 环烯烃的分子组成可以用以下哪个通式表示

A. C_nH_{2n-2} B. C_nH_{2n} C. C_nH_{2n+2} D. C_nH_{2n-6}

3. 下列物质中，与环丙烷互为同分异构体是

A. 丙烷   B. 丙烯   C. 丙炔   D. 环丁烷

4. 下列能鉴别环丙烷与丙烯的试剂是

    A. 溴水　　　　　　　　　　　　B. 水

    C. $AgNO_3$ 的氨水溶液　　　　　　D. 酸性 $KMnO_4$ 溶液

（二）多项选择题

1. 下列物质中，属于脂环烃的是

    A. □　　　　　B. ⬡　　　　　C. ⬡　　　　　D. ⬡

2. 下列环状物质中，不稳定，容易开环发生加成反应的有

    A. 环丙烷　　　B. 环丁烷　　　C. 环戊烷　　　D. 环己烷

二、判断题

1. 环烯烃中的共价键都是 σ 键。

2. 环丙烷和环丁烷既不能使溴水，也不能使酸性高锰酸钾溶液褪色。

3. 环烯烃与同碳的炔烃互为同分异构体。

三、写出下列物质的名称或结构简式

1. 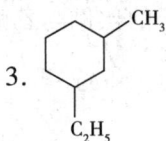　　　　　　　　　　2. ⬡（环己烯）

3. 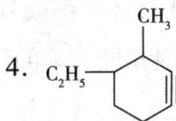　　　　　　　　　　4.

5. 环丙烷　　　　　　　　　　　6. 1,4 - 二甲基环己烷

7. 环己炔　　　　　　　　　　　8. 4 - 甲基环己烯

四、写出分子式为 C_4H_8 属于环烷烃的所有同分异构体并命名。

第六节　芳香烃

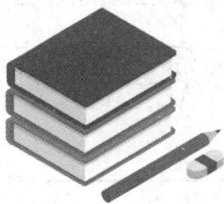

PPT

学习目标

知识要求

1. **掌握**　苯的结构；苯及其同系物的命名和性质。

2. **熟悉**　芳香烃的结构特点及芳香性。

3. **了解**　芳香烃的分类；常见的多环芳烃——萘、蒽、菲的结构及性质。

能力要求

1. 会对苯的同系物命名。

2. 会用化学方法鉴别苯及其同系物。

3. 会书写苯及其同系物典型反应的化学反应方程式。

实例分析

实例　2010 年 1 月，小贾应聘到烟台市莱山区某单位从事鞋类刷胶黏合工作近 4 年。2014 年 7 月，小贾在临沂老家感到头昏、乏力、失眠、记忆力减退等神经衰弱症的不适症状，随后到当地医院就诊，被诊断为慢性中度苯中毒，需高额的治疗费用。

问题　苯属于哪一类有机物？它有哪些性质和用途？怎样防止苯中毒？

芳香烃是具有芳香性的环烃，简称"芳烃"，通常是指分子中含有苯环（⬡）结构的烃。其中含有一个苯环结构的称为单环芳香烃，含有多个苯环结构的称为多环芳香烃或稠环芳香烃。芳香性是指环具有特殊稳定性，不易破裂，难以发生加成反应和氧化反应，而易发生取代反应。芳香族化合物在历史上指的是一类从植物胶里取得的具有芳香气味的物质。但目前已知的芳香族化合物中，大多数是没有香味的。因此，芳香这个词已经失去了原有的意义，只是由于习惯而沿用至今。苯环是芳香烃的母体，苯是最简单、最基本的芳烃。

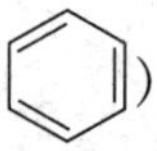

一、苯的结构

苯的分子式为 C_6H_6。从其分子组成看，苯分子中碳原子和氢原子的比例与乙炔相同，均为 1：1，应属于不饱和烃。苯的结构式一般可表示为：

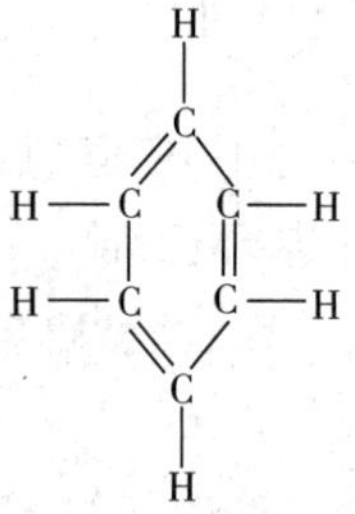

，或简写为 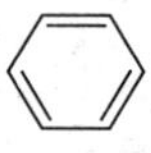 ⬡ 或 ⬡

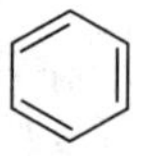

请你想一想

取两支试管分别编号，各加入 1ml 苯，在 1 号试管中加入 10 滴高锰酸钾溶液和 2 滴稀硫酸，在 2 号试管中加入 10 滴溴水，振荡两支试管，观察并记录现象。

试管编号	1	2
试剂 1	苯	苯
试剂 2	高锰酸钾溶液 + 稀硫酸	溴水
实验现象		

观察与思考：

1. 苯分子中存在不饱和的双键或叁键吗？

2. 苯分子的结构是怎样的？

实验结果表明苯既不能使酸性高锰酸钾溶液褪色，也不能使溴水褪色。由此可知，苯与一般不饱和烃在性质上有较大的差别。

对苯的结构做进一步的研究后发现，苯分子具有平面正六边形结构，6 个碳原子和 6 个氢原子共处于同一平面，各个键角都是 $120°$，苯环的每个碳碳键的键长都是相同的，为 1.4×10^{-10} m。它既不同于一般的单键（碳碳单键的键长为 1.54×10^{-10} m），也不同于一般的双键（碳碳双键的键长为 1.33×10^{-10} m）。根据苯与酸性高锰酸钾溶液不起反应的实验和测定的碳碳之间的键长，能充分说明苯环上碳碳之间是一种介于单键和双键之间的独特的化学键。我们把它称为大 π 键（图 1-14），苯分子中有一个闭合的大 π 键。为了表示苯分子结构这一特点，常用结构简式（⬡）来表示其分子结构。苯分子模型如图 1-15 所示。

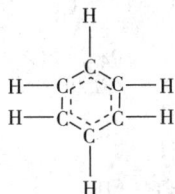

图 1-14　苯分子的大 π 键

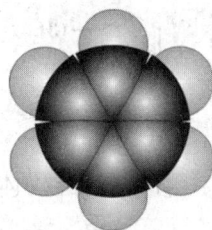

图 1-15　苯分子模型

应该注意，尽管现在仍还沿用 ⬡ 来表示苯的结构。但使用时，绝不能认为苯是单键、双键交替组成的环状结构。

你知道吗

凯库勒与苯结构的发现

苯的结构曾经是有机化学界的一大难题。德国化学家凯库勒也对此百思不得其解。1864 年冬天的一天，凯库勒坐在炉火边写教科书，困顿至极昏昏欲睡起来。在半梦半醒之间，他看到碳链似乎活了起来，变成了一条蛇，在他眼前不断翻腾，突然咬住了自己的尾巴，形成了一个环……凯库勒猛然惊醒，受到梦的启发，提出了苯的环状结构的学说。

凯库勒的成功并不是偶然的。是由于他善于独立思考，勤于追求、探索，对一个难题总是苦思冥想，善于捕捉直觉形象，才会梦其所想。

二、苯的同系物的命名

苯环上的氢原子被烷基取代所生成的化合物，称为苯的同系物。

1. 苯的同系物的命名　命名时，以苯为母体，烷基作为取代基，称"某基苯"，常把"基"字省略，称"某苯"。

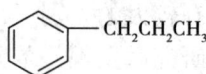
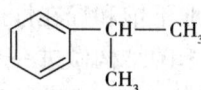

| 甲苯 | 乙苯 | 丙苯 | 异丙苯 |
| C_7H_8 | C_8H_{10} | C_9H_{12} | C_9H_{12} |

苯及其同系物的组成通式为：$C_nH_{2n-6}(n \geqslant 6)$

2. 苯的同系物的同分异构现象

例如：C_8H_{10} 的同分异构体除了乙苯外，还有如下三个：

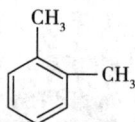
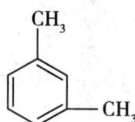

1,2-二甲苯　　　　　1,3-二甲苯　　　　　1,4-二甲苯
邻二甲苯　　　　　　间二甲苯　　　　　　对二甲苯

例如：C_9H_{12} 的同分异构体除了丙苯、异丙苯外，还有：

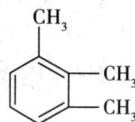
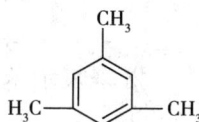
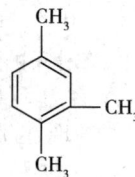

1,2,3-三甲苯　　　　1,3,5-三甲苯　　　　1,2,4-三甲苯
连三甲苯　　　　　　均三甲苯　　　　　　偏三甲苯

请你想一想

下列有机物的分子组成符合 C_9H_{12} 吗？ 如何给它们命名？

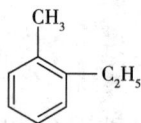
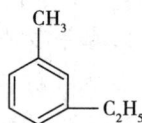

苯或苯的同系物分子中，去掉一个氢原子后剩下的基团，称为芳香烃基，通常用 Ar—表示。例如：

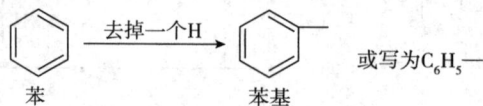

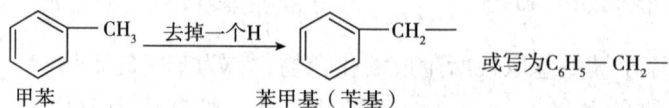

三、苯及其同系物的性质

（一）苯的性质

1. 苯的物理性质 苯是无色而有特殊气味的液体，比水轻，不溶于水，沸点80.1℃，熔点5.5℃，易挥发。苯有毒。苯易被呼吸道或皮肤吸收引起中毒。

2. 苯的化学性质 苯具有稳定的环状结构，化学性质比较稳定。在一般情况下，不与氧化剂酸性高锰酸钾溶液作用。其化学反应主要发生在苯环上，通常难加成、难氧化、易取代，即表现出芳香性。

（1）取代反应 取代反应是苯环上最主要的化学反应，比较重要的取代反应有卤代、硝化和磺化等反应。

①卤代反应 在铁粉的存在下，苯与卤素作用，苯环上的氢原子被卤素原子取代，生成卤苯。例如：

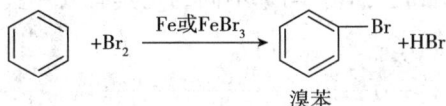

$$\text{苯} + Br_2 \xrightarrow{\text{Fe或FeBr}_3} \text{溴苯} + HBr$$

②硝化反应 苯分子中的氢原子被硝基（$-NO_2$）取代而生成硝基苯的反应称为硝化反应。

请你想一想

取一支干试管，分别加入1.5ml浓硝酸和2ml浓硫酸，在冷水浴冷却后加10滴苯，在50~60℃的水浴中加热，然后将反应液倒入盛有水的烧杯中，观察现象并记录在下表中。

试管编号	1
试剂1	苯
试剂2	苯
实验现象	

观察与思考

1. 以上实验操作时需注意什么？
2. 写出相关反应方程式。

实验结果表明

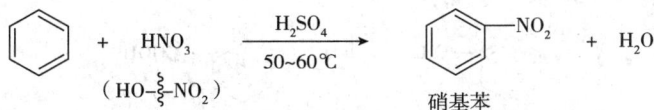

$$\text{苯} + HNO_3\,(HO-NO_2) \xrightarrow[50\sim60℃]{H_2SO_4} \text{硝基苯} + H_2O$$

③磺化反应 苯分子中的氢原子被硫酸分子中的磺酸基（$-SO_3H$）取代生成苯磺酸，这种反应称为磺化反应。

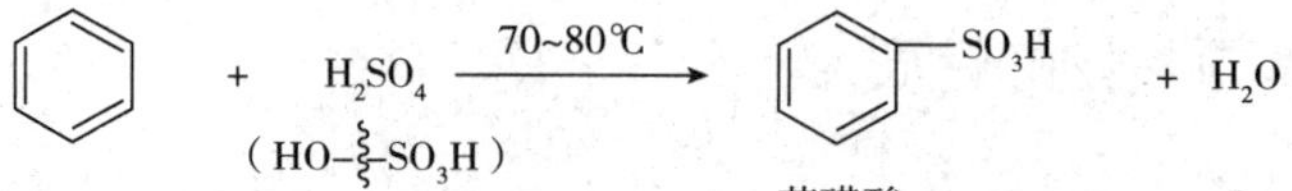

（2）加成反应　苯的性质比较稳定，不易发生加成反应。但在特殊情况下，例如用镍作为催化剂，在180～250℃的条件下，苯能与氢气发生加成反应，生成环己烷。

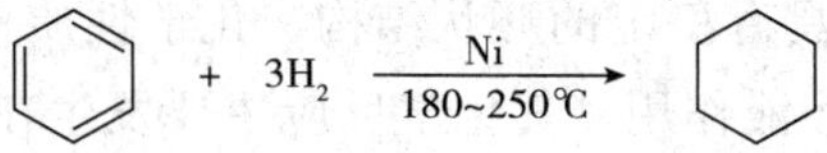

（3）苯在空气里燃烧　苯在空气里可以燃烧，发生氧化反应，生成二氧化碳和水，燃烧时有明亮火焰并带有浓烟，这是因为苯分子中含碳量较大，燃烧不充分造成的。

（二）苯的同系物的性质

苯的同系物的性质与苯相似，苯环上不易发生加成反应和氧化反应。在特定条件下，可以发生取代反应和加成反应。与苯不同的是具有α-氢的苯的同系物的侧链烷基能够被酸性高锰酸钾溶液氧化。

请你想一想

取两支试管分别编号，各加入1ml酸性高锰酸钾溶液，然后在1号试管中加入10滴苯，2号试管加入10滴甲苯。另取两支试管分别编号，各加入1ml溴水，然后在3号试管中加入10滴苯，4号试管中加入10滴甲苯。振荡4支试管，观察现象并记录在下表中。

试管编号	1	2	3	4
试剂1	酸性高锰酸钾	酸性高锰酸钾	溴水	溴水
试剂2	苯	甲苯	苯	甲苯
实验现象				

观察与思考

1. 以上实验说明苯和甲苯谁更易氧化？
2. 怎样进行苯和苯的同系物的鉴别？

实验结果表明，甲苯不能使溴水褪色，但可以使酸性高锰酸钾溶液褪色。

烷基苯比苯容易被氧化，但通常是侧键烷基被氧化，在强氧化剂如酸性高锰酸钾的氧化下，烷基被氧化成羧基。而且无论烷基碳链长短如何，一个烷基最后都被氧化生成与苯环相连的一个羧基。例如：

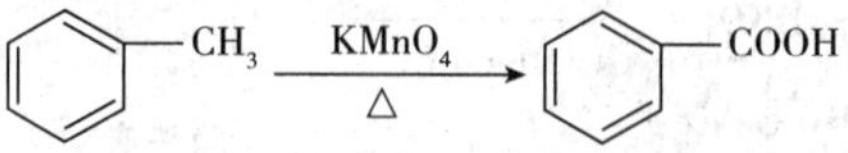

$$\underset{\text{间苯二甲酸}}{\quad} \quad \xrightarrow[\triangle]{KMnO_4}$$

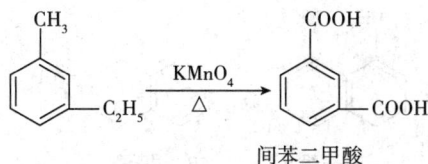

在通常情况下，氧化反应发生在 α - 碳原子上，因为 α - 碳上的氢原子受苯环的影响活泼性增强。当 α - 碳上没有氢原子时，这种侧链就难被氧化。例如，叔丁基苯在上述条件下就不能发生氧化反应。所以利用酸性高锰酸钾可以检验具有 α - 氢原子的苯的同系物。

你知道吗

日常生活中的苯污染

日常生活中我们接触到的苯主要来自室内的装修材料，苯和苯的同系物通常被用作油漆、涂料、填料的有机溶剂，如"天那水"和"稀料"。他们的主要成分就是苯、甲苯或二甲苯。苯的同系物均具有很强的挥发性，装修使用后会迅速释放到室内空气中造成污染。短时间吸入高浓度的苯蒸气，就会引起急性中毒，甚至危及生命；长时间吸入低浓度的苯蒸气，可引起慢性中毒，损害造血器官与神经系统，可引起白血病。

装修中用到的各种胶黏剂是苯污染的另外一个主要来源。目前溶剂型胶黏剂在装饰行业仍有一定市场，而其中使用的溶剂多数为苯和甲苯，一般含有30%以上的苯。因为价格、溶解性、黏接性等原因，仍然被一些企业采用。一些家庭购买的沙发释放出大量的苯，主要原因是生产中使用了苯含量高的胶黏剂。它还是造成汽车内苯污染的主要原因之一。

装修中使用的防水材料，特别是一些用原粉加稀料配制成的防水涂料，施工后15小时进行检测，室内空气中苯含量仍然超过国家允许最高浓度的14.7倍。一些低档和假冒的涂料中也存在苯，也是造成室内空气中苯含量超标的重要原因。

四、稠环芳香烃

稠环芳香烃是由两个或两个以上的苯环，共用相邻的两个碳原子相互稠合而成的多环芳香烃。重要的稠环芳香烃有萘、蒽、菲等。

1. 萘　萘是稠环芳香烃中最简单的一个，其分子式为 $C_{10}H_8$。是由两个苯环稠合而成的。其结构式如下。

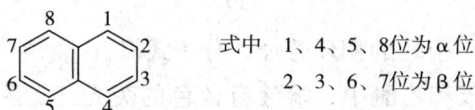

式中　1、4、5、8位为 α 位
　　　2、3、6、7位为 β 位

由于萘分子中1、4、5、8 位与2、3、6、7 位的碳原子等同，所以萘的一元取代物只有两种位置的异构体，即 α - 取代物和 β - 取代物。例如：

α-甲基萘　　　　　β-甲基萘
（1-甲基萘）　　　（2-甲基萘）

　　萘是无色片状结晶，易升华，有特殊气味，不溶于水，易溶于有机溶剂。萘是重要的有机化工原料，也可用作防蛀剂。过去，市售的卫生球就是用萘压成的，由于有一定毒性，现在国家已禁止生产销售。

你知道吗

萘丸和樟脑丸

　　以前市场上出售的卫生球，实际是萘丸，它是以从煤焦油中分离提炼出的精萘为原料压制而成的，虽有防虫、防蛀、防霉作用，但有一定毒性。它能干扰红细胞内氧化还原作用，妨碍一些重要物质的生成，因而影响、破坏红细胞膜的完整性，还可能导致溶血性贫血。萘丸中毒症状为恶心、呕吐、腹痛、腹泻、头晕、头痛等。长期与萘丸放在一起的衣服，婴儿穿后会引起黄疸病，有的甚至有生命危险。因此，萘丸不适合在人们日常生活中使用。

　　樟脑丸的原料是从樟树的枝丫、木片、根部、樟叶及樟油中提炼出来的，还有的是以松节油为原料制成的合成樟脑。这两种樟脑丸符合国家药典标准，对人体无毒无害，具有防虫、防蛀、防霉、防腐等许多优良性能，对保存衣物、书籍、文物和动物标本均有良好效果。

　　要注意区别萘丸与樟脑丸。萘丸具有强烈的煤焦油气体臭味，是白色挥发性晶体，不透明，在常温下易升华，萘的氧化物接触白衣料会使之变黄。樟脑丸则有较强的清香味，并有清凉感，它是白色粉状晶体，透明或半透明，在常温中易升华，它的氧化物不会使衣服变色。

　　2. 蒽　蒽是一种含三个环的稠环芳烃，分子式 $C_{14}H_{10}$。蒽为无色片状晶体，有蓝紫色荧光，存在于煤焦油中。它的三个环的中心在一条直线上，是菲的同分异构体。其结构式如下：

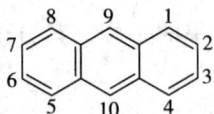

　　3. 菲　菲是一种含三个环的稠环芳烃，分子式 $C_{14}H_{10}$。它是带有光泽的无色晶体，不溶于水，溶于乙醇、苯和乙醚中，溶液有蓝色的荧光，是蒽的同分异构体。其结构式如下。

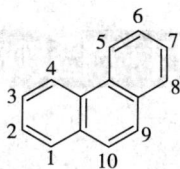

你知道吗

蒽和菲在医药中的重要作用

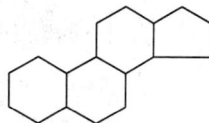

以蒽为母环结构的蒽醌类化合物，是中药中一类具有醌式结构的化学成分，它广泛地存在于自然界中，具有多种生物活性。例如：大黄酚（如左图所示）具有较明显的止咳作用。口服或皮下注射，均有明显缩短血液凝固时间的作用。

大黄酚

对于菲结构的了解，在生物化学和药物化学方面具有重要意义。对生物机体有重要作用的许多天然化合物，如胆固醇、胆酸、性激素等，分子结构中都含有菲型结构的碳骨架。例如：环戊烷并多氢菲（甾烷，如右图所示）。

环戊烷多氢

致癌烃

多环芳香烃是最早被认识的化学致癌物。早在 1775 年英国外科医生 Pott 就发现打扫烟囱的童工，成年后多发阴囊癌。其原因就是燃煤烟尘颗粒穿过衣服擦入阴囊皮肤所致，实际上就是煤烟子中的多环芳香烃所致。多环芳香烃也是最早在动物实验中获得确认的化学致癌物。

某些三个或三个以上苯环的稠环芳香烃有致癌作用，称为致癌烃。例如：

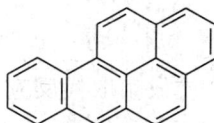

芘　　　　　　　　1,2 - 苯并芘

许多有机物在高温时都能热解产生 1,2 - 苯并芘。煤和木材燃烧的烟，机动车内燃机排出的废气，熏制食品和烧焦的食物都含有微量的 1,2 - 苯并芘。北欧人患胃癌较多，据认为与当地人多吃熏制食物的饮食习惯有关；卷烟的烟雾中含有 1,2 - 苯并芘，吸烟和被动吸烟者肺癌发病率高也可能与此有关。城市空气中 1,2 - 苯并芘的含量比农村高 100 倍。

目标检测

一、选择题

（一）单项选择题

1. 下列试剂中，能鉴别苯和甲苯的是
  A. 溴的 CCl_4 溶液　　　　　　　B. $KMnO_4$ 酸性溶液
  C. NaOH 溶液　　　　　　　　　D. $AgNO_3$ 的氨水溶液

2. 与不饱和烃相比，苯的化学性质的主要特征为
  A. 难氧化、难取代、难加成　　　B. 易氧化、易取代、易加成
  C. 难氧化、易取代、难加成　　　D. 易氧化、易取代、难加成

3. 下列物质中，不属于芳香烃的是

A. 　B. 　C. 　D.

4. 下列能使酸性高锰酸钾溶液褪色，但不能使溴水褪色的化合物是
  A. 甲烷　　　　B. 乙烯　　　　C. 乙炔　　　　D. 甲苯

5. 蒽醌是一类重要的染料，部分中药中的一些重要活性成分，也属于蒽醌类衍生物。下列哪种有机物是蒽

A. 　　　　　B.

C. 　　　　　D.

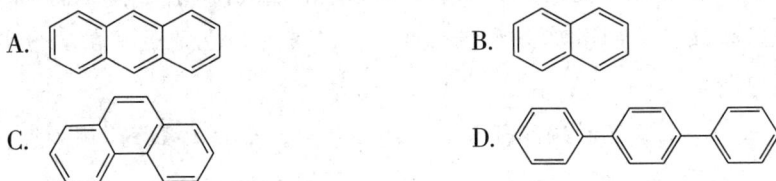

（二）多项选择题

1. 苯能与下列哪些物质发生取代反应
  A. Br_2　　　　B. H_2　　　　C. HNO_3　　　　D. H_2SO_4

2. 关于苯的说法，正确的是
  A. 苯分子中 6 个碳原子处于同一平面。
  B. 苯有毒，易被呼吸道或皮肤吸收引起中毒。
  C. 同乙烯一样，苯既能使酸性高锰酸钾溶液褪色，也能使溴水褪色。
  D. 苯环的每个碳碳键的键长都是相同的。

3. 下列物质中，属于苯的同系物的是
  A. 甲苯　　　　B. 乙苯　　　　C. 溴苯　　　　D. 硝基苯

4. 苯和甲苯相比较，下列叙述中正确的是
  A. 都能使 $KMnO_4$ 酸性溶液褪色　　B. 都属于芳香烃
  C. 分子式都符合 $C_nH_{2n-6}(n \geq 6)$　　D. 都能发生取代反应

二、判断题

1. 苯的性质比较稳定，不能发生加成反应和氧化反应。

2. 苯是碳碳单键、双键交替组成的环状结构。

3. 苯的密度比水轻，不溶于水，是常见的有机溶剂。

4. 萘是由两个苯环稠合而成的，蒽和菲均是含三个环的稠环芳烃。

5. 芳香烃就是具有芳香气味的环烃，通常是指分子中含有苯环结构的烃。

三、给下列物质命名或写出结构简式

1.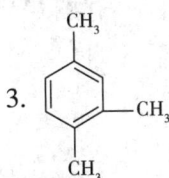

2.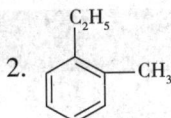

3. 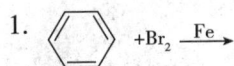
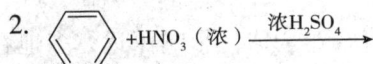

4.

5. 乙苯

6. 菲

四、完成下列化学反应方程式

1.  +Br₂ $\xrightarrow{Fe}$

2.  +HNO₃（浓）$\xrightarrow{浓 H_2SO_4}$

3.  +H₂SO₄（浓）$\longrightarrow$

五、用化学方法鉴别下列物质

苯、甲苯和环己烯

书网融合……

Ⓔ 微课　　　📝 划重点　　　📱 自测题

Ⓔ 同系物的球棍模型演练　　　Ⓔ 同分异构现象的球棍模型演练

第二章　感知种类繁多的含氧有机物

醇、酚、醚、醛、酮、醌、羧酸、取代羧酸都是烃的含氧衍生物，也是常见的有机化合物，有的可直接用作药物，有的则是合成药物的重要原料。他们在医药上有着广泛的用途。现在就让我们一起去感知一下这些含氧有机物吧。

第一节　醇

PPT

学习目标

知识要求
1. **掌握**　醇的结构、命名、化学性质。
2. **熟悉**　醇的分类、物理性质、重要的醇。

能力要求
1. 能判断醇的结构并能将其分类。
2. 学会熟练地对醇进行命名；书写醇的典型化学反应方程式；用醇的性质鉴别相关有机物。

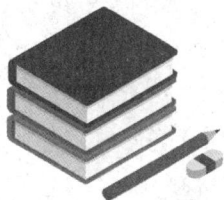

实例分析

实例　2020 年初，一场突如其来的新冠病毒疫情席卷全球，影响深远，多地在确诊患者的居住环境样本中检测到新冠病毒的核酸，这一发现提醒人们必须重视家居环境的消毒，因此人们经常使用医用酒精等擦拭桌椅、把手等区域，进行日常防疫。

问题　1. 医用酒精的主要成分是什么？它具有哪些性质？
　　　　2. 为什么医用酒精能杀灭病毒呢？

一、醇的分类和命名

（一）醇的结构和分类

1. 醇的结构　水分子（H—O—H）去掉 1 个氢原子而剩下的原子团，称为羟基（—OH）。

醇可以看作是烃分子（链烃、脂环烃或芳香烃侧链）中的饱和碳原子上的氢原子被羟基（—OH）取代后生成的化合物。醇分子中都含有羟基（—OH）。羟基是醇的官能团，称为醇羟基。

$CH_3CH_2—OH$
乙醇

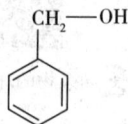
环己醇

苯甲醇

可以看出：醇是由烃基（—R）和羟基（—OH）两部分共同组成，可以用结构通式 R—OH 来表示。

2. 醇的分类　醇常有三种不同的分类方法。

（1）根据分子中羟基的数目可分为：一元醇、二元醇及多元醇。

①一元醇：分子中只含有一个羟基的醇。例如：　CH_3CH_2—— OH　乙醇

②二元醇：分子中含有两个羟基的醇。例如：

$$\begin{array}{cc} CH_2 & CH_2 \\ | & | \\ OH & OH \end{array}$$　乙二醇

③多元醇：分子中含有两个以上羟基的醇。例如：

$$\begin{array}{l} H_2C\text{—OH} \\ HC\text{—OH} \\ H_2C\text{—OH} \end{array}$$　丙三醇

（2）根据羟基所连的烃基的种类可分为：脂肪醇、脂环醇和芳香醇。

①脂肪醇：羟基所连的烃基是脂肪烃基（开链烃基）的醇。例如：CH_3CH_2—— OH　乙醇

②脂环醇：羟基所连的烃基是脂环烃基的醇。例如：　环己醇

③芳香醇：羟基连接在芳香烃侧链上的醇。例如：　苯甲醇

（3）根据羟基所连碳原子的类型可分为：伯醇、仲醇和叔醇。

①伯醇：羟基连接在伯碳原子上的醇。

结构通式：R—CH_2—OH

例如：CH_3—CH_2—OH　　乙醇

②仲醇：羟基连接在仲碳原子上的醇。

结构通式：$$R\text{—}\overset{R'}{\underset{H}{C}}\text{—OH}$$　　例如：$$H_3C\text{—}\overset{CH_3}{\underset{H}{C}}\text{—OH}$$　2 - 丙醇

③叔醇：羟基连接在叔碳原子上的醇。

结构通式：$$R\text{—}\overset{R'}{\underset{R''}{C}}\text{—OH}$$　　例如：$$H_3C\text{—}\overset{CH_3}{\underset{CH_3}{C}}\text{—OH}$$　2 - 甲基 - 2 - 丙醇

结构通式中的 R、R′、R″表示烃基，可以相同，也可以不同。

（二）醇的命名

醇的命名主要有两种方法：普通命名法和系统命名法。

1. 普通命名法　适用于结构简单的醇的命名。命名时在烃基名称后加"醇"字，"基"字可以省略；直链烷基冠以"正"字，支链的烷基冠以"异、仲、叔"等字来区别异构体。例如：

$$CH_3-OH \qquad CH_3-CH_2-OH \qquad CH_3-CH_2-CH_2-CH_2-OH$$
甲醇　　　　　　　　乙醇　　　　　　　　　　正丁醇

$$CH_3-\underset{\underset{CH_3}{|}}{CH}-CH_2-OH \qquad CH_3-CH_2-\underset{\underset{CH_3}{|}}{CH}-OH \qquad CH_3-\underset{\underset{\underset{CH_3}{|}}{\overset{\overset{CH_3}{|}}{C}}}{}-OH$$
异丁醇　　　　　　　　　仲丁醇　　　　　　　　　　叔丁醇

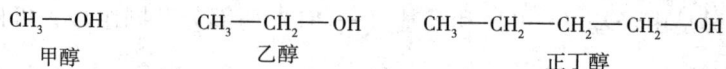

2. 系统命名法　对于结构比较复杂的醇，则采用系统命名法。

（1）选主链　选择连有羟基碳原子在内的最长碳链作主链，依据主链碳原子数目称"某"醇。

（2）主链编号　主链碳原子的编号从靠近羟基的一端开始用阿拉伯数字依次编号，用位号来表示羟基的位次，把编号写在"某"醇之前，并用短线隔开。

（3）确定取代基　把支链作为取代基，并按取代基从小到大的顺序，将取代基的位次、数目、名称依次写在醇名的前面，并用短线连接，阿拉伯数字与汉字之间用短线隔开。

醇的系统名称一般依照如下顺序书写：取代基位次→取代基名称→羟基位次→主体名称（"某"醇）。例如：

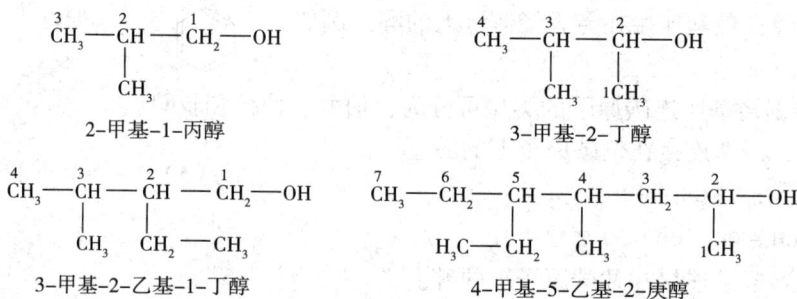

2-甲基-1-丙醇　　　　　　　　　3-甲基-2-丁醇

3-甲基-2-乙基-1-丁醇　　　　　　　　4-甲基-5-乙基-2-庚醇

脂环醇的命名以醇为母体，从羟基（—OH）所连的环碳原子开始编号，编号时尽可能使环上其他取代基处于较小位次。例如：

3-甲基环戊醇

芳香醇命名时，以脂肪醇为母体，把芳香烃基作为取代基。例如：

2-苯基-1-丙醇

多元醇命名时，应尽可能选择连有多个羟基（—OH）在内的最长碳链作为主链。羟基（—OH）的位次用阿拉伯数字表示，写在"某"醇的前面；羟基的个数用"二""三"等中文数字表示，写在"醇"字前面。例如：

1,3-丙二醇

醇的命名除了以上两种主要的命名方法，根据醇的来源或性质，在医药中还常用到俗名，例如：乙醇俗称酒精，丙三醇俗称甘油等。

请你想一想

请用系统命名法命名以下化合物

1. CH_3—CH—CH—OH
　　　|　　　|
　　CH_3—CH_2　CH_3

2. CH_3—CH_2—CH—CH—CH_2—CH—OH
　　　　　　　　|　　|　　　　　|
　　　　　　CH_3　CH_3　　　CH_3

二、醇的物理性质

低级的饱和一元醇中，$C_1 \sim C_4$ 是无色透明带酒味的液体。甲醇、乙醇和丙醇可与水以任何比例混溶；$C_5 \sim C_{11}$ 是具有不愉快气味的油状液体，仅部分溶于水；C_{12} 以上的醇是无臭无味的蜡状固体，不溶于水。醇分子的羟基可和另外醇分子的羟基相互形成氢键，也可和水形成氢键，所以醇的熔、沸点比分子量相同的烃高；多元醇的羟基较多，所以熔、沸点更高，更易溶于水，液体的黏度较大。

三、醇的化学性质

醇的化学性质，主要由它所含的官能团羟基（—OH）决定。

1. 与活泼金属反应

请你想一想

　　取一绿豆大小的金属钠，放入盛有1ml无水乙醇的试管里，用大拇指堵住试管口，观察反应放出的气体和试管的温度。随着反应的进行，试管内溶液逐渐变稠。反应结束后，放开拇指，迅速用火柴点燃生成的气体。当钠完全溶解后，冷却，试管内凝成固体，加1ml水后用pH试纸测其水溶液的酸碱性。观察现象并记录在下表中。

实验现象：	
水溶液的酸碱性：	

观察与思考

以上实验说明乙醇和金属钠反应生产了什么气体？还有什么产物？

实验表明：乙醇与金属钠反应，放出氢气并生成了乙醇钠。乙醇钠是一种白色的固体，比氢氧化钠的碱性还强，性质不稳定，遇水则水解为乙醇和氢氧化钠，所以所测水溶液呈强碱性。

$$2CH_3—CH_2—OH + 2Na \longrightarrow 2CH_3—CH_2—ONa + H_2\uparrow$$

2. 与无机酸的反应

（1）与氢卤酸反应　醇与氢卤酸反应，羟基被卤素取代，生成卤代烃和水。

$$ROH + HX \longrightarrow RX + H_2O \qquad X = Cl、Br\ 或\ I$$

卢卡斯（Lucas）试剂：无水氯化锌的浓盐酸溶液。卢卡斯试剂与不同的醇反应，生成的小分子卤代烃不溶于水，会出现分层或浑浊，但不同结构的醇反应快慢不同，所以可根据反应液变浑浊所需时间的长短来判断醇的类型。一般来讲，叔醇会立即浑浊或分层，仲醇需要放置片刻才浑浊或分层，而伯醇在常温下放置数小时才见浑浊。注意：此方法只适用于鉴别含 6 个碳以下的伯、仲、叔醇异构体，因为高级一元醇本身不溶于卢卡斯试剂。

（2）与含氧无机酸的反应　醇与含氧无机酸（如硝酸、亚硝酸、硫酸、磷酸等）反应，分子间脱水生成无机酸酯。酯相当于醇和酸分子间脱去一分子水后相互结合而成的化合物。

酯化反应：酸和醇脱水生成酯和水的反应。例如：

硝酸甘油是一种黄色的油状透明液体，这种液体可因震动而爆炸，属化学危险品。硝酸甘油在医药上用作血管扩张药，制成 0.3% 硝酸甘油片剂，舌下给药，可治疗冠状动脉狭窄引起的心绞痛。

3. 脱水反应　醇在脱水剂浓硫酸存在下加热可发生脱水反应，分子内脱水生成烯烃；分子间脱水则生成醚。以哪种脱水方式为主，与醇的结构及反应条件有关。一般而言，温度相对较低，主要发生分子间脱水，有利于醚的生成；温度较高，主要发生分子内脱水，有利于烯烃的生成。

（1）分子内脱水　以乙醇为例，乙醇与浓硫酸共热到 170℃ 左右，发生反应：

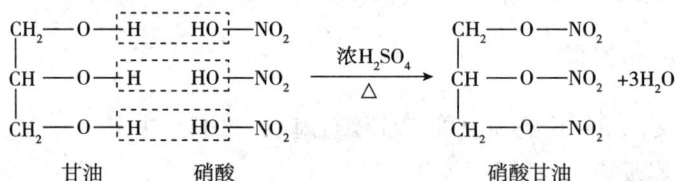

消除反应（消去反应）：从一个有机化合物分子中脱去一个小分子（如水，卤化氢等）生成不饱和化合物的反应。

（2）分子间脱水　以乙醇为例，乙醇与浓硫酸共热到 140℃ 左右，发生分子间脱水，生成乙醚。

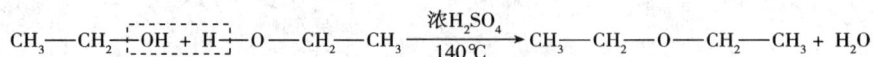

4. 氧化反应 在有机化学反应中，物质得到氧或失去氢的反应都称为氧化反应；物质失去氧或得到氢的反应都称为还原反应。

醇分子中与羟基相连的碳原子（α 碳原子）上的氢原子，由于受醇羟基的影响而比较活泼，易被氧化。常用的氧化剂是酸性高锰酸钾溶液、酸性重铬酸钾溶液等。伯醇氧化生成醛，醛很容易继续氧化变成羧酸；仲醇氧化生成酮；叔醇由于 α 碳原子上没有氢原子，所以在同样的条件下不易被氧化。因此，利用此反应可将叔醇与伯醇、仲醇区别开来。

$$RCH_2OH \xrightarrow{K_2Cr_2O_7+H_2SO_4} RCHO \xrightarrow{[O]} RCOOH$$

$$CH_3CH_2OH + \underset{橙红色}{Cr_2O_7^{2-}} \longrightarrow CH_3CHO + \underset{绿色}{Cr^{3+}}$$
$$\downarrow^{K_2Cr_2O_7}$$
$$CH_3COOH$$

$$CH_3-\underset{\overset{|}{CH_3}}{CH}-OH \xrightarrow{KMnO_4,\ H^+} CH_3-\overset{\overset{O}{\|}}{C}-CH_3$$
$$丙酮$$

四、邻二醇的特性

两个羟基处在相邻两个碳原子上的多元醇能与新制的氢氧化铜反应，生成深蓝色的铜盐溶液。利用此反应可检验具有邻二醇结构的化合物。

$$\begin{matrix} CH_2OH \\ CHOH \\ CH_2OH \end{matrix} + Cu(OH)_2 \longrightarrow \begin{matrix} CH_2O \\ CHO \\ CH_2OH \end{matrix}\Big\rangle Cu + 2H_2O$$

五、重要的醇

1. 甲醇（CH_3OH） 为无色透明有酒味的液体，最初是由木材干馏得到，因此俗称木醇。甲醇易燃，有很强的毒性。内服 10ml 可致人失明，30ml 可致死。甲醇是优良的溶剂，能与水及许多有机溶剂混溶。也是重要的化工原料，可用于合成甲醛、羧酸甲酯等其他化合物，也是合成有机玻璃和许多医药产品的原料。

你知道吗
_____

甲醇中毒

工业酒精中往往含有甲醇。甲醇具有酒味，并且能与水和乙醇互溶。甲醇主要经呼吸道及消化道吸收，皮肤也可部分吸收，吸收后迅速分布于各组织器官，含量与该组织器官的含水量成正比。甲醇在体内氧化及排出均缓慢，故有明显的蓄积作用。未被氧化的甲醇，主要经肺呼吸排出，尚有小部分可由胃肠道缓慢排出。人经口中毒的个体差异较大，一般 5 ~ 10ml 即可引起严重中毒，最低 7 ~ 8ml 即可引起失明，致死量 30ml 左右。

在实际工作中应尽量避免使用甲醇，尤其是有神经系统疾患及眼病者。必须使用时，所用仪器设备应充分密闭，皮肤污染后应及时冲洗，以免受到甲醇的毒害。

2. 乙醇（CH_3CH_2OH）　为无色透明、易挥发、易燃液体，俗称酒精，是饮用酒（白酒、黄酒和啤酒）的主要成分。具有特殊的气味和辛辣味道（酒味），沸点 78.5℃。能与水及许多有机溶剂混溶，毒性小。乙醇是重要的化工原料，主要用作燃料、擦浴剂和有机溶剂；75% 的乙醇杀菌效果最好，在医药上用作消毒剂。乙醇也用于制取中草药浸膏以及提取中草药有效成分等。

你知道吗

酒精中毒

酒精中毒俗称醉酒，一次饮用大量的酒类饮料会对中枢神经系统产生先兴奋后抑制作用，重度中毒可使呼吸、心跳抑制而死亡。酒精中毒量受遗传、身体状况、心理、环境和社会等诸多因素影响，但就个体而言差异较大，遗传被认为是起关键作用的因素。急性酒精中毒的表现可分为三个阶段：第一阶段为兴奋期，表现为眼部充血，脸色潮红，头晕，人有欢快感，言语增多，自控力减低；第二阶段为共济失调期，表现为动作不协调，步态不稳，身体失去平衡；第三阶段为昏睡期，表现为沉睡不醒，脸色苍白，皮肤湿冷，口唇微紫，甚至陷入深昏迷，以至呼吸麻痹而死亡。急性酒精中毒症状的轻重与饮酒量、个体敏感性有关。

3. 丙三醇（结构式）　为无色具有甜味的黏稠液体，俗称甘油。丙三醇与水能以任意比例混溶。甘油吸湿性很强，对皮肤有刺激性，故用于润滑皮肤时，一定要先用水稀释。甘油在医药上常用作溶剂，制作碘甘油、酚甘油等。临床上对便秘者，常用甘油栓剂或 50% 的甘油溶液灌肠。甘油也是一种润滑剂，具有良好的保湿性，对皮肤病的护理也有较好的疗效。

4. 苯甲醇（结构式）　为具有芳香气味的无色液体，俗称苄醇。存在于植物油中，微溶于水。苯甲醇具有微弱的麻醉作用和防腐功能，用于局部止痛及制剂的防腐，有溶血作用，对肌肉有刺激性，但肌肉反复注射本品可引起臀肌挛缩症，因此禁止用于学龄前儿童肌内注射。10% 的苯甲醇软膏或洗剂为局部止痒剂。

目标检测

一、选择题

（一）单项选择题

1. 乙醇的俗称为

    A. 木醇   B. 酒精   C. 木精   D. 甘油

2. 丙三醇的俗称为

    A. 甘油   B. 乙醇   C. 肌醇   D. 木醇

3. 可用来区别简单伯醇、仲醇与叔醇的试剂是

    A. 溴水   B. 三氯化铁

    C. 卢卡斯试剂   D. 新配制的氢氧化铜

4. 下列物质不属于醇类的是

    A. $CH_3CH_2—OH$ B.

    C.   D.

5. 能与新制氢氧化铜作用的物质是

    A. 丁醇   B. 2-甲基丁醇

    C. 丙醇   D. 甘油

6. $CH_3—CH_2—\underset{\underset{CH_3}{|}}{CH}—OH$ 应该被命名为

    A. 正丁醇   B. 叔丁醇   C. 仲丁醇   D. 异丁醇

7. 醇与氢卤酸反应的生成物是

    A. 卤代烃和水   B. 卤代烃和氢气

    C. 二氧化碳和水   D. 烷烃和水

8. 禁止用工业酒精配制饮料酒，是因为工业酒精中含有下列物质中的

    A. 乙二醇   B. 甲醇   C. 丙三醇   D. 丁醇

（二）多项选择题

1. 下列关于乙醇的说法正确的是

    A. 属于易燃易爆物品，要在特定条件下保存

    B. 具有挥发性，有特殊的刺激性气味

    C. 能与金属钠反应，放出氢气并生成乙醇钠

    D. 能与水以任意比例互溶

2. 下列说法中，错误的是

　　A. 甲醇、乙二醇、丙三醇都易溶于水且都有剧毒

　　B. 按甲醇、乙二醇、丙三醇的顺序，其沸点逐渐升高

　　C. 相同质量的甲醇、乙二醇、丙三醇与足量钠反应，甲醇放出氢气最多

　　D. 甲醇、乙二醇、丙三醇都能发生取代、消除、氧化反应

3. 关于醇的脱水反应，下列说法正确的是

　　A. 在浓硫酸存在并加热的条件下可以进行

　　B. 反应温度相对较低时，主要发生分子间脱水，有利于醚的生成

　　C. 反应温度较高时，主要发生分子内脱水，有利于烯烃的生成

　　D. 脱水反应属于氧化还原反应

4. 关于苯甲醇，以下说法正确的是

　　A. 分子结构中含有苯环

　　B. 是一种具有芳香气味的无色液体

　　C. 苯甲醇具有微弱的麻醉作用和防腐功能，用于局部止痛及制剂的防腐

　　D. 学龄前儿童可以进行苯甲醇的肌内注射

5. 比较乙醇与乙烷的结构，以下说法正确的是

　　A. 两个碳原子都是以单键相连

　　B. 都含有 6 个性质相同的氢原子

　　C. 一个乙基与一个氢原子相连的就是乙烷分子

　　D. 一个乙基与一个羟基相连的就是乙醇分子

二、判断题

1. 浓硫酸在酯化反应中起催化作用。

2. 乙醇是一种很好的溶剂，利用白酒浸泡中药材制药酒就是利用这一性质。

3. 由于醇分子中都含有 – OH，因此显碱性。

4. 用于消毒的酒精，乙醇含量越高消毒效果越好。

5. 可以利用氢氧化铜检验具有邻二醇结构的化合物，如丙三醇。

6. 乙醇具有还原性，可以被还原成乙醛。

7. 丙三醇吸湿性很强，对皮肤有刺激性，因此不能与皮肤直接接触。

三、写出下列化合物的名称或结构简式

1. $CH_3-CH_2-CH-CH_2-OH$
　　　　　　　　　　　|
　　　　　　　　　　CH_3

2. $CH_3-CH-CH-CH_3$
　　　　　　|　　|
　　　　　OH　OH

3. 乙醇

4. 木醇

5. 甘油

6. 异丁醇

四、用化学方法鉴别下列化合物

请用化学方法鉴别正丁醇、仲丁醇和叔丁醇。

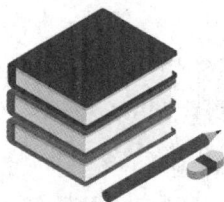

第二节　酚

PPT

学习目标

知识要求

1. **掌握**　酚的命名和主要性质。

2. **熟悉**　酚的结构和分类。

3. **了解**　重要的酚。

能力要求

1. 能熟练地对酚进行命名。

2. 学会书写酚的典型化学反应方程式；会用酚的性质鉴别
相关物质。

实例分析

实例　利斯特是爱丁堡医院的一名医生，有一天，他去查看病房，看到一缕阳光
从窗户的缝隙里射了进来，成千上万个小灰尘在飞舞、飘荡……他想，病人的伤口是
裸露在空气中的，肯定会受到灰尘的污染，而灰尘中还存在着大量的细菌，还有手术
器械、手术服、医生的双手等，肯定也沾有很多细菌。

由于病人大多死于伤口感染，于是他千方百计地寻找一种既防腐又消毒的物质，
终于找到了提炼煤焦油的一种副产品——苯酚，手术前，用它的稀溶液来喷洒手术器
械、手术服和医生的双手等，这样处理后伤口感染的现象就少多了，而且伤口恢复得
很快。

问题　苯酚是一类什么样的物质？它为什么具有杀菌作用？

一、酚的结构、分类和命名

（一）酚的结构和分类

1. 酚的结构　从结构上看，酚是芳香烃芳环上的氢被羟基（—OH）取代后所生成
的一类化合物。可以用结构通式 Ar—OH 来表示，由此可见，酚是由芳烃基和酚羟基两
部分组成。羟基是酚的官能团，也称酚羟基。例如：

OH
苯酚

OH　CH₃
邻甲基苯酚

2. 酚的分类　根据分子中所含酚羟基的数目，酚可以分为一元酚（含一个酚羟
基）、二元酚（含两个酚羟基）和多元酚（含两个以上酚羟基）。

根据芳烃基的不同，酚可以分为苯酚、萘酚和蒽酚等。

（二）酚的命名

1. 一元酚的命名　一元酚的命名是以"酚"为母体，芳环上其他原子或原子团作为取代基，他们与酚羟基的相对位置可用阿拉伯数字表示，编号从芳环上连有酚羟基的碳原子开始；也可以用"邻""间""对"来表示取代基与酚羟基间的相对位置。

苯酚

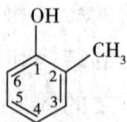

2-甲基苯酚
邻甲基苯酚

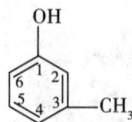

3-甲基苯酚
间甲基苯酚

4-甲基苯酚
对甲基苯酚

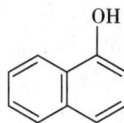

2,4,6-三溴苯酚

1-萘酚

2. 二元酚的命名　二元酚命名时以"二酚"为母体，两个酚羟基间的相对位置用阿拉伯数字或"邻""间""对"来表示。

1,2-苯二酚
邻苯二酚

1,3-苯二酚
间苯二酚

1,4-苯二酚
对苯二酚

3. 三元酚的命名　三元酚命名时，以"三酚"为母体，酚羟基的相对位置用阿拉伯数字或"连""偏""均"来表示。

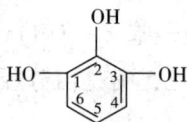

1,2,3-苯三酚
连苯三酚

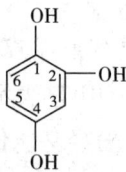

1,2,4-苯三酚
偏苯三酚

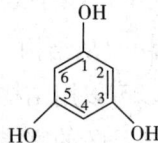

1,3,5-苯三酚
均苯三酚

二、酚的物理性质

常温下，除少数烷基酚是高沸点液体外，大多数的酚都是无色晶体。酚具有特殊的气味，纯净的酚无色，但酚类在空气中易被氧化而呈现粉红色或红色。由于酚与水也能形成氢键，因此在水中也有一定的溶解度，一元酚微溶或不溶于水；多元酚易溶于水，多元酚在水中的溶解度随羟基数目的增多而增大。酚能溶于乙醇、醚等有机溶剂。由于酚能形成分子间氢键，因而有较高的熔点和沸点。

三、酚的化学性质

醇和酚的分子中都含有羟基，因此具有一些相近的化学性质，但酚羟基和醇羟基所连接的烃基不同，导致两种含有羟基的化合物形成各自独特的性质。

1. 弱酸性 由于苯环对酚羟基的影响，酚羟基在水溶液中能电离出极少量的氢离子，具有极弱的酸性，但不能使酸碱指示剂变色。

$$\text{OH} \rightleftharpoons \text{O}^- + H^+$$

酚不仅可以像醇那样与活泼金属作用，还能与强碱（如氢氧化钠）的水溶液发生中和反应，生成可溶于水的盐（酚钠），而醇和强碱几乎不发生反应。

$$\underset{\text{苯酚}}{\text{OH}} + NaOH \longrightarrow \underset{\text{苯酚钠}}{\text{ONa}} + H_2O$$

酚的酸性比无机酸、羧酸都弱，甚至比碳酸还要弱。在苯酚钠的溶液中通入 CO_2，就可以使苯酚游离出来，水溶液呈浑浊状。借此反应可用于苯酚的鉴别、分离和提纯。

$$\text{ONa} + CO_2 + H_2O \longrightarrow \text{OH} + NaHCO_3$$

2. 与三氯化铁（$FeCl_3$）的显色反应

请你想一想

取三只试管，1 号试管中加入 1ml 的苯酚溶液、2 号试管中加入 1ml 的对甲基苯酚溶液、3 号试管中加入 1ml 的邻苯二酚溶液，每只试管中再分别滴加 5 滴 0.06mol/L 的三氯化铁溶液，振荡，观察现象并记录在下表中。

试管编号	1	2	3
试剂 1	苯酚溶液	对甲基苯酚溶液	邻苯二酚溶液
试剂 2	三氯化铁溶液	三氯化铁溶液	三氯化铁溶液
实验现象			

观察与思考
以上实验说明了什么？

实验结果表明：酚类化合物大多数能与三氯化铁的水溶液反应，显现出不同的颜色。结构不同的酚所显颜色不同（表2-1），可利用酚的这一性质来检验酚。

表2-1 酚与三氯化铁溶液作用显现的颜色

化合物	生成的颜色	化合物	生成的颜色
苯酚	紫色	间苯二酚	紫色
邻甲苯酚	蓝色	对苯二酚	暗绿色结晶
间甲苯酚	蓝色	1,2,3-苯三酚	淡棕红色
对甲苯酚	蓝色	1,3,5-苯三酚	紫色沉淀
邻苯二酚	绿色	α-萘酚	紫色沉淀

3. 苯环上的取代反应 由于受到酚羟基的影响，苯环上容易发生卤代、硝化和磺化等取代反应。如苯酚与溴水作用立即产生白色沉淀。

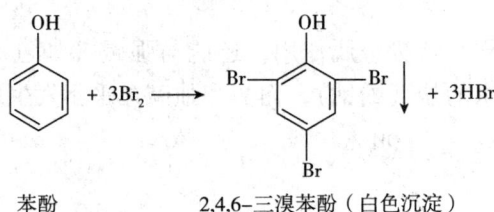

苯酚　　　　　2,4,6-三溴苯酚（白色沉淀）

这个反应特别灵敏，可利用此反应来检验苯酚。

请你想一想

用两种化学方法鉴别苯酚和苯甲醇。

四、重要的酚

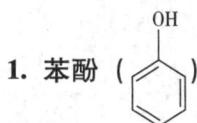

1. 苯酚（ ） 俗称石炭酸，常温下为无色针状结晶，暴露在空气中，容易被空气氧化呈粉红色，应装于棕色瓶中避光保存。熔点为40.8℃，沸点为182℃，有特殊气味，具有弱酸性。苯酚常温下微溶于水，易溶于有机溶剂；当温度高于65℃时，能跟水以任意比例互溶。苯酚能凝固蛋白质，有毒，对皮肤有腐蚀性，并有杀菌作用，使用时要小心，其溶液沾到皮肤上可用乙醇洗涤。医药上可用作消毒剂，3%～5%的苯酚水溶液可用于外科器械的消毒，5%的苯酚水溶液可以用作生物制剂的防腐剂，1%的苯酚水溶液可用于皮肤止痒。苯酚是重要的化工原料，苯酚也是很多医药（如水杨酸、阿司匹林及磺胺类药等）、香料、染料的合成原料。

2. 甲酚 甲酚有邻、间、对三种异构体。

邻甲酚（沸点191℃）　　　间甲酚（沸点202℃）　　　对甲酚（沸点202℃）

甲酚三种异构体的沸点相近，不易分离，在实际中常使用他们的混合物，由于他们来源于煤焦油，称为煤酚。煤酚杀菌能力比苯酚强，因难溶于水，医药上常配成47%～53%的肥皂溶液，称为煤酚皂溶液，俗称"来苏尔"，临用时加水稀释，常用于器械和环境的消毒。

3. 苯二酚 苯二酚有邻、间、对三种异构体。

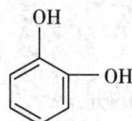
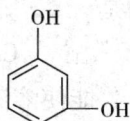

邻苯二酚　　　　　　　　间苯二酚　　　　　　　对苯二酚

邻苯二酚俗名儿茶酚，是医药工业重要的中间体，用于制备小檗碱、异丙肾上腺素等药品。也是重要的基本有机化工原料，广泛用于生产染料、光稳定剂、感光材料、香料、防腐剂、促进剂、特种墨水、电镀材料、生漆阻燃剂等。另外，还是一种使用很广泛的收敛剂和抗氧化剂。

间苯二酚俗名雷琐辛，具有抗细菌和真菌的作用，强度仅为苯酚的三分之一，刺激性小，其2%～10%的油膏及洗剂用于治疗皮肤病，如湿疹和癣症等。

对苯二酚俗名氢醌，主要用作摄影胶片的黑白显影剂，也用作生产蒽醌染料、偶氮染料的原料。

你知道吗

维生素 E

维生素 E 又名生育酚，是一种天然存在的酚，是最主要的抗氧化剂之一。维生素E 溶于脂肪和乙醇等有机溶剂中，不溶于水，对热、酸稳定，对碱不稳定，对氧敏感，对热不敏感，但油炸时维生素 E 活性明显降低。自然界有多种异构体（α、β、γ、δ等），其中α–生育酚的生理活性最高，其结构为：

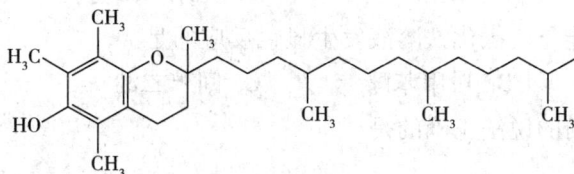

维生素 E 是一种自由基的清除剂或抗氧化剂，以减少自由基对机体的损害；能促进性激素分泌，使男子精子活力和数量增加；使女子雌性激素浓度增高，提高生育能力，预防流产，临床上用以治疗先兆流产和习惯流产。还可用于防治男性不育症、烧伤、冻伤、毛细血管出血、更年期综合征等，还可用于美容。近来还发现维生素 E 可抑制眼睛晶状体内的过氧化脂反应，使末梢血管扩张，改善血液循环，预防近视发生和发展。

目标检测

一、选择题

（一）单项选择题

1. 能与溴水反应产生白色沉淀的是
   A. 乙烷　　　　　B. 苯酚　　　　　C. 苯　　　　　D. 乙烯

2. 下列溶液中，通入二氧化碳后，能使溶液变浑浊的是
   A. 苯酚钠溶液　　B. 氢氧化钠溶液　C. 碳酸钠溶液　　D. 苯酚溶液

3. 下列物质中能与三氯化铁发生显色反应的是
   A. 乙醇　　　　　B. 甘油　　　　　C. 苯酚　　　　　D. 甲醇

4. 下列化合物在水中溶解度最大的是
   A. 丙烷　　　　　B. 丙烯　　　　　C. 苯酚　　　　　D. 丙醇

5. "来苏儿"常用于医疗器械和环境消毒，其主要成分是
   A. 乙烷　　　　　B. 甲酚　　　　　C. 苯酚　　　　　D. 乙烯

6. 下列物质酸性最强的是
   A. 碳酸　　　　　B. 水　　　　　　C. 苯酚　　　　　D. 乙醇

7. 下列物质中，难溶于水和 $NaHCO_3$ 溶液中，但能溶于 $NaOH$ 溶液的是
   A. 苄醇　　　　　B. 苯甲醚　　　　C. 苯酚　　　　　D. 苯

8. 下列可以用来鉴别苯酚和苄醇的试剂是
   A. 浓 H_2SO_4 溶液　　　　　　　B. 新制的 $Cu(OH)_2$ 溶液
   C. $NaHCO_3$ 溶液　　　　　　　　D. Br_2 水溶液

（二）多项选择题

1. 下列物质久置于空气中，颜色发生改变的是
   A. 乙醇　　　　　B. 苯酚　　　　　C. 无水 $CuSO_4$　　D. 乙酸

2. 下列化合物能与三氯化铁溶液发生显色反应的是
   A. 苄醇　　　　　B. 对甲苯酚　　　C. 间苯二酚　　　D. 苯酚

3. 下列关于苯酚的说法正确的是
   A. 显弱酸性
   B. 暴露在空气中，容易被空气氧化呈粉红色
   C. 易溶于水
   D. 与溴水作用产生白色沉淀

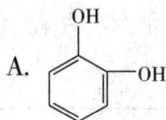

4. 下列物质属于酚类的是

A. 　B. 　C. 　D.

二、判断题

1. 实验中苯酚溶液不慎滴到皮肤上，可以用乙醇清洗。

2. 分子内有苯环和羟基的化合物一定是酚类。

3. 苯二酚只具有邻、对两种异构体。

4. 醇类和酚类具有相同的官能团，因而具有相同的化学性质。

5. 甲酚具有邻、间、对三种异构体。

6. 跟氢氧化钠溶液反应生成苯酚钠能证明苯酚酸性极弱。

7. 苯酚可以与 $NaHCO_3$ 反应生成 CO_2。

三、写出下列化合物的名称或结构简式

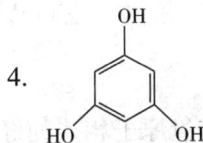

1.

2.

3.

4.

5. 对甲苯酚

6. 连苯三酚

7. 邻苯二酚

8. 2,4 – 二甲基苯酚

PPT

第三节　醚

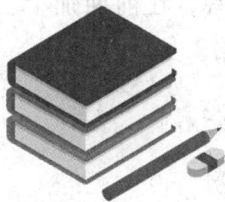

学习目标

知识要求

1. **掌握**　醚的命名和主要性质。

2. **熟悉**　醚的结构和分类。

3. **了解**　重要的醚。

能力要求

1. 能熟练地对醚进行命名。

2. 会书写醚的典型化学反应方程式。

3. 会检验和去除醚中的少量过氧化物。

实例分析

实例　2015 年 10 月 8 日，中国科学家屠呦呦获诺贝尔生理学或医学奖，成为第一个获得诺贝尔自然科学奖的中国大陆人。多年从事中药和中西药结合研究的屠呦呦，从东晋葛洪《肘后备急方》中将青蒿"绞汁"用药，而得到启发，改用乙醚提取，最终得到了青蒿素，并在青蒿素的基础上研制了药效更强的双氢青蒿素，获得对疟原虫

100%的抑制率，为中医药走向世界做出了重大贡献。

　　问题　1. 为什么用乙醚提取得到了青蒿素，而用水煎煮或用乙醇回流提取都得不到青蒿素呢？

　　　　　　2. 乙醚是一类什么样的物质？它有哪些性质？

一、醚的结构、分类和命名

（一）醚的结构和分类

1. 醚的结构　醚是两个烃基通过氧原子连接起来而形成的化合物。烃基可以是烷基、烯烃基、芳烃基等。醚也可看成是水分子中的两个氢被烃基取代而形成的化合物。开链醚的结构通式为：

$$（Ar）R—O—R'（Ar'）$$

醚上的两个烃基可以相同，也可以不相同。醚键（$—\overset{|}{\underset{|}{C}}—O—\overset{|}{\underset{|}{C}}—$）是醚的官能团。

2. 醚的分类　根据与氧原子相连的烃基的结构或连接方式的不同，醚可以分为简单醚、混合醚和环醚。

简单醚是两个烃基相同的醚。如：$CH_3CH_2—O—CH_2CH_3$　乙醚

混合醚是两个烃基不同的醚。如：$CH_3—O—CH_2CH_3$　甲乙醚

环醚是烃基的两头连接起来形成环状结构的醚。如：$\underset{O}{H_2C{-\!\!-\!\!-}CH_2}$　环氧乙烷

脂肪醚是两个烃基都是脂肪烃基的醚；芳香醚是烃基中有芳烃基的醚。

（二）醚的命名

1. 简单醚　简单醚命名时，先写出与氧原子相连的烃基名称，在前面加"二"字，把"基"字改写为醚字。若烃基是烷基时，往往把"二"省略。如：

$$CH_3CH_2—O—CH_2CH_3$$
乙醚

二苯醚

2. 混合醚　命名脂肪混合醚时，把较小的烃基放在较大烃基的前面，后面加"醚"字。如：

$$CH_3—O—CH_2CH_3\qquad 甲乙醚$$

命名芳香混合醚时，把芳香烃基放在烷基前面，把"基"字全部省略，后面加"醚"字。如：

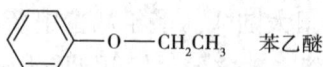

$$—O—CH_2CH_3\qquad 苯乙醚$$

3. 环醚　可以称为环氧"某"烷，也可按杂环化合物的名称命名。如：

$$H_2C\overset{\displaystyle}{\underset{O}{\diagdown\diagup}}CH_2$$

环氧乙烷　　　　四氢呋喃

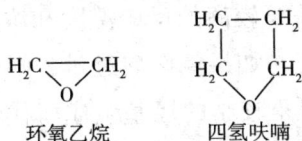

4. 复杂醚　将较大的烃基作母体，把含氧的较小碳链作为取代基，称为烃氧基（—OR）。

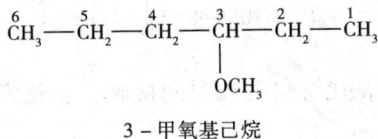

$$\overset{6}{C}H_3\!-\!\overset{5}{C}H_2\!-\!\overset{4}{C}H_2\!-\!\overset{3}{C}H\!-\!\overset{2}{C}H_2\!-\!\overset{1}{C}H_3$$
$$|$$
$$OCH_3$$

3 - 甲氧基己烷

请你想一想

用系统命名法命名以下化合物。

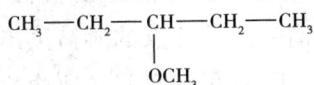

$$CH_3\!-\!CH_2\!-\!CH\!-\!CH_2\!-\!CH_3$$
$$|$$
$$OCH_3$$

二、醚的物理性质

在常温下除甲醚和甲乙醚为气体外，大多数醚为无色、易挥发、易燃烧液体，有特殊气味，相对密度小于 1。醚分子间不能以氢键相互缔合，沸点与相应的烷烃接近，比醇、酚低得多。醚分子有极性，且含有电负性较强的氧，所以在水中可以与水形成氢键，因此在水中有一定的溶解度，溶解度比烷烃大。醚不活泼，且能溶解许多有机物，是良好的有机溶剂，常用来提取有机物或作有机反应的溶剂。

三、醚的化学性质

醚是一类相当不活泼的化合物（环醚除外）。醚键对于碱、氧化剂、还原剂都十分稳定。醚在常温下和金属钠不起反应，可用金属钠来干燥。醚的稳定性稍次于烷烃，当酸性不很强的试剂进行反应时，可用醚作溶剂。

当然，醚的稳定性是相对的，也可发生一些特殊的反应。

1. 锌盐的生成　醚由于氧原子上带有未共用电子对，能接受质子，可以与强酸（H_2SO_4、HCl 等）作用，以配位键的形式结合生成锌盐。

$$R\!-\!\overset{\displaystyle..}{\underset{\displaystyle..}{O}}\!-\!R \; + \; HCl \longrightarrow [R\!-\!\overset{H}{\overset{|}{\underset{\displaystyle..}{O}}}\!-\!R]^+Cl^-$$

醚的锌盐不稳定，遇水分解为原来的醚。由于醚能溶于强酸中，而烷烃或卤代烃在强酸中不溶解，出现明显的分层现象。利用这性质，可将醚从烷烃或卤代烃等混合物中分离、区别开来。

2. 醚键的断裂　醚与盐酸、氢溴酸以及氢碘酸均可反应，使醚键断裂。

　　盐酸、氢溴酸与醚的反应需要较高的反应温度和浓度，才能反应。氢碘酸的反应活性高。反应产物为醇和卤代烃，如果氢卤酸过量，则生成的醇继续反应生成相应的卤代烃。氢卤酸不过量时，一般是较小的烃基生成卤代烃，较大的烃基生成醇；芳基烷基醚断裂时，则生成酚和卤代烃。反应方程式如下。

$$R-O-R' + HI \longrightarrow ROH + R'I$$

$$\text{（苯基-OCH}_3\text{）} + HI \longrightarrow \text{（苯基-OH）} + CH_3I$$

　　3. 过氧化物的生成　　低级醚与空气长时间接触，会逐渐生成过氧化物。例如：

$$C_2H_5-O-C_2H_5 + O_2 \longrightarrow C_2H_5-O-\underset{\underset{O-O-H}{|}}{CH}-CH_3$$

　　过氧化物不稳定，受热易分解爆炸。因此，醚类化合物应在深色玻璃瓶中存放，或加入抗氧化剂防止过氧化物的生成。久置的醚在蒸馏时，低沸点的醚被蒸出后，还有高沸点的过氧化物留在瓶中，继续加热，便会爆炸，因此在蒸馏前必须检验是否有过氧化物存在。

　　常用的检查方法是用碘化钾－淀粉试纸，若存在过氧化物，KI 中的 I^- 被氧化为 I_2，遇淀粉试纸显蓝色。也可用 $FeSO_4$ 和 KSCN 的混合溶液与乙醚一起振摇，如果有过氧化物，会将 Fe^{2+} 氧化成 Fe^{3+}，Fe^{3+} 与 SCN^- 生成血红色的配离子。除去乙醚中过氧化物的方法是向其中加入适量的还原剂（$FeSO_4$ 或 Na_2SO_3）振摇，过氧化物即可被破坏。

你知道吗

卤代醚类麻醉剂

　　乙醚有麻醉作用，早在 1850 年就在临床上用作全身吸入性麻醉剂，连续使用了110 年，但后来人们发现其有较大的缺点：易燃烧和爆炸；有毒性作用，对呼吸和循环有抑制作用。目前，已被新型麻醉剂卤代醚类（异氟醚、七氟醚等代替）。七氟醚和异氟醚都属吸入性麻醉药，七氟醚是具有明显低血气溶解度的新型卤代醚；异氟醚的麻醉诱导和复苏均较快，麻醉时无交感神经系统兴奋现象，可使心脏对肾上腺素的作用稍有增敏，有一定的肌松作用。

四、重要的醚

　　1. 乙醚　　乙醚是无色液体，沸点 34.6℃，易挥发，微溶于水，能溶解许多有机物，是常用的有机溶剂。

　　2. 环氧乙烷　　环氧乙烷是一种有毒的致癌物质，以前被用作制造杀菌剂，环氧乙烷易燃易爆，被广泛地应用于洗涤、制药、印染等行业。

目标检测

一、选择题

（一）单项选择题

1. 醇、酚、醚都是烃的
   A. 同位素　　　B. 同分异构体　　　C. 含氧衍生物　　　D. 同系物

2. 下列各组物质中，互为同分异构体的是
   A. 甲醇和甲醚　　　　　　　　B. 甲醚和乙醇
   C. 苯酚和环己醇　　　　　　　D. 乙醇和乙醚

3. 下列化合物水溶性最差的是
   A. 甲醇　　　B. 乙醇　　　C. 己烷　　　D. 乙醚

4. 下列试剂中可将醚从烷烃混合物中分离出来的是
   A. 氢氧化钠溶液　　　　　　　B. 碳酸钠溶液
   C. 高锰酸钾溶液　　　　　　　D. 硫酸溶液

5. 乙醚使用过程中不慎失火，下列物质不能用来灭火的是
   A. 水　　　B. 石棉布　　　C. 沙土　　　D. 泡沫灭火器

6. 苯甲醚与氢碘酸反应可生成
   A. 苯酚和甲烷　　　　　　　　B. 苯酚和甲醇
   C. 苯酚和碘甲烷　　　　　　　D. 苯和碘甲烷

（二）多项选择题

1. 下列化合物中常温下不是气体的有
   A. 甲醚　　　B. 乙醇　　　C. 己烷　　　D. 乙醚

2. 下列试剂中可以用来检验醚中是否有过氧化物存在的是
   A. 碘化钾　　　　　　　　　　B. 硫氰酸钾
   C. 硫酸亚铁和硫氰酸钾　　　　D. 淀粉碘化钾试纸

3. 下列试剂中可用来除去乙醚中过氧化物的有
   A. $Fe_2(SO_4)_3$　　　B. $FeSO_4$　　　C. Na_2SO_3　　　D. Na_2SO_4

二、判断题

1. 久置的乙醚也可以直接进行蒸馏。

2. 可以利用酸性高锰酸钾溶液鉴别苯甲醇和苯甲醚。

3. 醚类化合物应在深色玻璃瓶中存放，或加入抗氧化剂防止过氧化物的生成。

4. 醚存放时间过长，会逐渐形成过氧化物，可以使白色的淀粉碘化钾试纸变红色。

5. 乙醚和正丁醇不是同分异构体。

6. 己烷中混有少量乙醚杂质，可使用浓硫酸除去。

三、写出下列化合物的名称

1. $CH_3CH_2{-}O{-}CH_2CH_3$

2.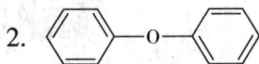

3.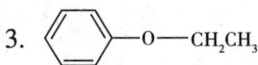

4. $H_2C\underset{\diagdown O\diagup}{}CH_2$

四、用化学方法鉴别下列化合物

请用化学方法鉴别乙醚和乙醇。

第四节　醛、酮、醌

PPT

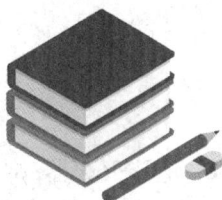

学习目标

知识要求

1. **掌握**　醛、酮的官能团、结构特点、命名和主要化学性质。
2. **熟悉**　重要的醛、酮；醌的基本结构。
3. **了解**　醛、酮的分类。

能力要求

1. 能熟练地给醛、酮、醌命名。
2. 会利用醛、酮的性质鉴别相关的物质。
3. 会书写醛、酮典型反应方程式。

实例分析

实例　我们常常有这样的疑惑：为什么有的人千杯不醉，而有的人喝少量酒后就面红耳赤？原来乙醇进入人体内，首先在乙醇脱氢酶的作用下氧化为乙醛，然后再在乙醛脱氢酶的作用下将乙醛氧化为乙酸，并进一步氧化为 CO_2 和 H_2O。如果人体内这两种脱氢酶的含量较多，乙醇的代谢速度就快，酒量就大；如果含量较少，尤其是缺少乙醛脱氢酶，饮酒后易引起体内乙醛积累，导致满脸通红、心跳加速，进而出现头晕、恶心、呕吐等醉酒现象。

问题　乙醛属于哪一类物质？这一类物质有什么性质？

醛可看作是羰基与一个氢原子和一个烃基相连接的一类化合物，通式为 $R{-}CHO$（甲醛是羰基与两个氢原子相连）。醛分子中的 $-CHO$ 称醛基，是醛的官能团，它一定位于分子碳链的一端。

酮可看作是羰基与两个烃基相连接的一类化合物，通式为 $RCOR'$。酮分子中的羰基又称酮基，是酮的官能团，它在分子碳链的中间。其中醛酮通式中的 $R{-}$，可代表各种烃基，如烷基、环烃基或芳烃基等。

醛、酮的结构特征是都含有羰基，因此统称为羰基化合物。

一、醛、酮的分类和命名

1. 醛、酮的分类 根据醛、酮分子所含羰基的数目，可分为一元醛、酮和多元醛、酮。

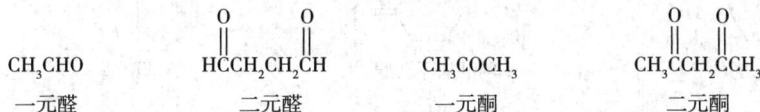

$$CH_3CHO \qquad HCCH_2CH_2CH \qquad CH_3COCH_3 \qquad CH_3CCH_2CCH_3$$
一元醛   二元醛   一元酮   二元酮

根据醛、酮分子是否含有不饱和键可分为饱和醛、酮和不饱和醛、酮。

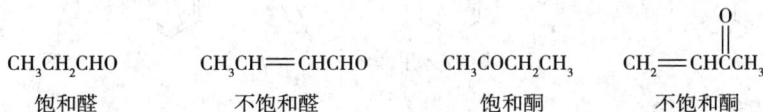

$$CH_3CH_2CHO \qquad CH_3CH=CHCHO \qquad CH_3COCH_2CH_3 \qquad CH_2=CHCCH_3$$
饱和醛   不饱和醛   饱和酮   不饱和酮

还可以根据烃基的类别分为脂肪醛、酮，脂环醛、酮和芳香醛、酮。

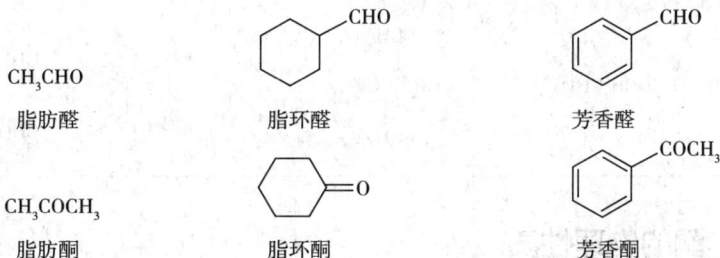

CH_3CHO 脂肪醛   脂环醛   芳香醛

CH_3COCH_3 脂肪酮   脂环酮   芳香酮

在一元酮中，与羰基直接相连的二个烃基若相同称为单酮，不相同则称为混酮。

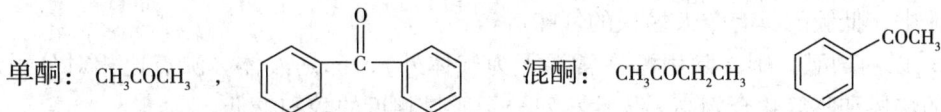

单酮：CH_3COCH_3 ，   混酮：$CH_3COCH_2CH_3$

本节主要讨论一元醛、酮。

2. 醛和酮的命名 醛和酮的命名原则与醇相似。命名时选择包括羰基碳原子在内的最长碳链作为主链，根据主链的碳原子数目称为"某醛"或"某酮"，编号从醛基一端或靠近酮基一端开始，由于醛基一定在碳链一端，故命名时不必标明其位置，但酮基的位置除个别结构简单的外，必须标明并写在酮名称的前面。主链上如有取代基，则将他们的位次和名称写在母体的前面。例如：

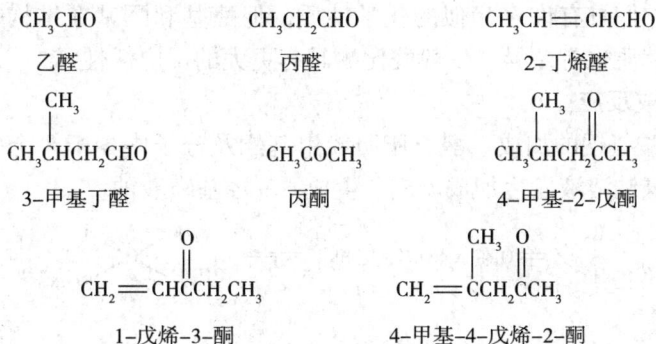

$$CH_3CHO \qquad CH_3CH_2CHO \qquad CH_3CH=CHCHO$$
乙醛   丙醛   2-丁烯醛

$$CH_3CHCH_2CHO \qquad CH_3COCH_3 \qquad CH_3CHCH_2CCH_3$$
（CH_3）   （CH_3 O）
3-甲基丁醛   丙酮   4-甲基-2-戊酮

$$CH_2=CHCCH_2CH_3 \qquad CH_2=CCH_2CCH_3$$
1-戊烯-3-酮   4-甲基-4-戊烯-2-酮

芳香醛、酮命名时，一般以脂肪醛、酮为母体，将芳香烃基作为取代基，其他原则同上。脂环酮命名时，若羰基碳原子在环内，命名原则同脂肪酮，只是在名称前加"环"字。

环己酮　　　　　　　　　4-甲基环己酮　　　　　　　　苯甲醛

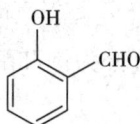

苯乙酮　　　　　　　　邻羟基苯甲醛　　　　　　　3-苯基丙烯醛

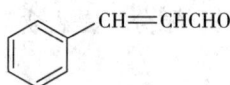

请你想一想

命名下列化合物。

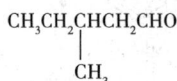

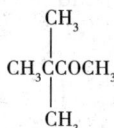

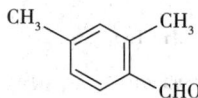

$$CH_3CH_2CHCH_2CHO$$
$$\quad\quad\quad|$$
$$\quad\quad\quad CH_3$$

$$\begin{array}{c} CH_3 \\ | \\ CH_3CCOCH_3 \\ | \\ CH_3 \end{array}$$

二、醛、酮的物理性质

低级醛具有强烈的刺激气味，中级醛具有果香味，含 9 个和 10 个碳的醛常用于香料工业中，低级酮具有令人愉快的气味。

C_{12} 以内的醛、酮（除甲醛在常温下为气体外），都是液体。沸点比相对分子质量相近的烷烃和醚等化合物高，但比相对分子质量相近的醇和酚低。

醛、酮易溶于各种有机溶剂中，C_3 以内的醛、酮易溶于水，丙酮和水可混溶。随分子量的增加，水溶性迅速降低，C_6 以上的醛、酮几乎不溶于水，而易溶于乙醚、苯等有机溶剂。

三、醛、酮的化学性质

醛、酮的化学性质主要取决于它们的官能团——羰基。由于两类化合物都含有极性的羰基，所以它们具有许多相似的化学性质，但醛基和酮基在结构上存在差别，所以醛和酮的化学性质也有差异。一般醛比酮具有更大的反应活性。

1. 羰基的加成反应

（1）与亚硫酸氢钠的加成　醛、脂肪族甲基酮及分子中少于 8 个碳的环酮能与过量的饱和亚硫酸氢钠溶液发生加成反应，生成 α–羟基磺酸钠。

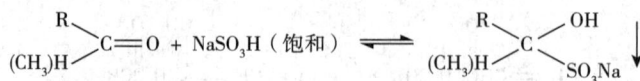

$$\begin{array}{c} R \\ \diagdown \\ (CH_3)H \end{array}C\!=\!O + NaSO_3H\,(饱和) \rightleftharpoons \begin{array}{c} R \quad OH \\ \diagdown \;/ \\ C \\ /\;\diagdown \\ (CH_3)H \quad SO_3Na \end{array} \downarrow$$

α-羟基磺酸钠易溶于水，难溶于饱和亚硫酸氢钠水溶液而析出白色结晶。所以，常用该反应来检验醛、脂肪族甲基酮和分子中少于 8 个碳原子的环酮。利用此反应，也可以向某些药物分子中引入磺酸基，从而增加药物的水溶性。

（2）与 2,4-二硝基苯肼反应　醛、酮都能与 2,4-二硝基苯肼反应，生成 2,4-二硝基苯腙的橙黄色或橙红色晶体，可从溶液中析出，此反应可用来检验醛和酮。例如：

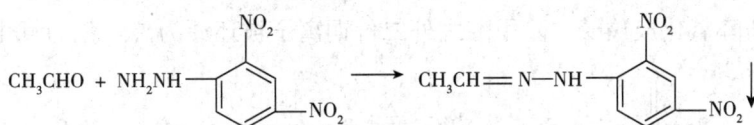

$$CH_3CHO + NH_2NH-\underset{NO_2}{\overset{NO_2}{\bigcirc}} \longrightarrow CH_3CH=N-NH-\underset{NO_2}{\overset{NO_2}{\bigcirc}} \downarrow$$

（3）生成缩醛的反应　醛和醇在干燥氯化氢的催化下，能发生缩醛反应。

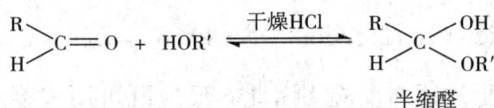

$$\underset{H}{\overset{R}{>}}C=O + HOR' \underset{干燥HCl}{\rightleftharpoons} \underset{H}{\overset{R}{>}}C\underset{OR'}{\overset{OH}{<}}$$

半缩醛

半缩醛分子中的羟基称为半缩醛羟基。半缩醛羟基的性质活泼，所以半缩醛不稳定，它能和另一分子醇作用失去一分子水而生成稳定的缩醛。

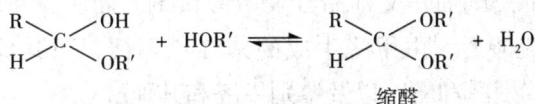

$$\underset{H}{\overset{R}{>}}C\underset{OR'}{\overset{OH}{<}} + HOR' \rightleftharpoons \underset{H}{\overset{R}{>}}C\underset{OR'}{\overset{OR'}{<}} + H_2O$$

缩醛

缩醛对碱、氧化剂稳定，但在稀酸中易水解又恢复成原来的醛。

$$\underset{H}{\overset{R}{>}}C\underset{OR'}{\overset{OR'}{<}} + H_2O \overset{H^+}{\longrightarrow} \underset{H}{\overset{R}{>}}C=O + 2R'OH$$

酮也可以与醇作用生成半缩酮和缩酮，但反应缓慢。有机合成中常利用此性质保护羰基。

2. 卤仿反应　乙醛或甲基酮类化合物与卤素的氢氧化钠水溶液作用时，甲基上的 3 个 α-氢原子可逐步被取代，生成三卤代物，并在碱性溶液中进一步分解生成三卤甲烷（卤仿）和羧酸盐。

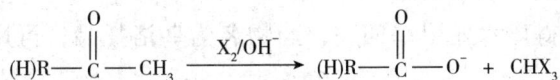

$$(H)R-\overset{O}{\overset{\|}{C}}-CH_3 \overset{X_2/OH^-}{\longrightarrow} (H)R-\overset{O}{\overset{\|}{C}}-O^- + CHX_3$$

这种反应称为卤仿反应。卤仿反应在有机合成中用于缩短碳链。碘仿是难溶于水的黄色晶体，有特殊气味，容易识别。因此，可用碘仿反应检验乙醛和甲基酮。

碘的氢氧化钠溶液具有氧化性，含有 $\underset{OH}{\overset{CH_3CH-}{\underset{|}{}}}$ 结构的醇被氧化后也能发生碘仿反应。

3. 氧化反应

（1）与托伦试剂反应　托伦试剂是硝酸银的氨水溶液。它可在将醛氧化成羧酸的同时，本身被还原成金属银，沉积在容器壁上，形成银镜，所以本反应也称为银镜反应。

$$R\overset{\overset{\displaystyle O}{\|}}{-C}-H \ + \ 2Ag(NH_3)_2OH \ \xrightarrow{\triangle} \ R\overset{\overset{\displaystyle O}{\|}}{-C}-ONH_4 \ + \ 2Ag\downarrow \ + \ 3NH_3 \ + \ H_2O$$

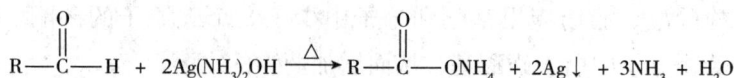

酮在此条件下不反应，因此可用托伦试剂鉴别醛和酮。

（2）与斐林试剂反应　斐林试剂由 A、B 两种溶液组成，斐林试剂 A 是硫酸铜溶液，斐林试剂 B 是氢氧化钠的酒石酸钾钠溶液，使用时等体积混合生成一种深蓝色溶液。可将脂肪醛氧化成羧酸，除甲醛之外二价铜离子被还原为砖红色的氧化亚铜沉淀。

$$R\overset{\overset{\displaystyle O}{\|}}{-C}-H \ + \ 2Cu^{2+} \ + \ 5OH^- \ \xrightarrow{\triangle} \ R\overset{\overset{\displaystyle O}{\|}}{-C}-O^- \ + \ Cu_2O\downarrow \ + \ 3H_2O$$

甲醛与斐林试剂作用，有金属铜析出，可形成铜镜，所以本反应也称为铜镜反应。

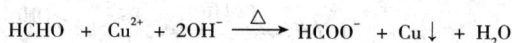

$$HCHO \ + \ Cu^{2+} \ + \ 2OH^- \ \xrightarrow{\triangle} \ HCOO^- \ + \ Cu\downarrow \ + \ H_2O$$

酮和芳香醛都不与斐林试剂反应，因此本反应既可用来鉴别脂肪醛和酮，又可用来鉴别脂肪醛和芳香醛。

4. 与希夫试剂的显色反应　往品红水溶液中通入二氧化硫直到其红色完全褪去，所得的无色溶液称为希夫试剂，又称品红亚硫酸试剂。希夫试剂与醛作用能立即由无色变为紫红色，加入硫酸后，由甲醛生成的紫红色不褪，而其他醛生成的颜色褪去。酮无此反应。可用来鉴别醛和酮，以及鉴别甲醛和其他醛。

> 📖**请你想一想**
>
> 1. 如何鉴别丙醛和丙酮？
> 2. 如何鉴别乙醛和苯甲醛？

四、重要的醛、酮

1. 甲醛（HCHO）　又叫蚁醛，是具有强烈刺激性气味的无色气体，易溶于水。甲醛能使蛋白质凝固，所以可用作消毒剂和防腐剂。40% 的甲醛水溶液又称福尔马林，可用作农作物种子的消毒和动物标本的保存。

甲醛与氨作用可得环六亚甲基四胺，药物名为乌洛托品，可用作利尿剂和尿道消毒剂。

2. 乙醛（CH_3CHO）　是无色液体，具有刺激性气味，易溶于水、乙醇和乙醚。乙醛易聚合成三聚乙醛。

3. 苯甲醛（C_6H_5-CHO）　是最简单的芳香醛，常以结合状态存在于水果中，如杏、梅、桃等的核仁中。苯甲醛为无色液体，微溶于水，具有苦杏仁味，所以又称为苦杏仁油，可用来制造香料及药物。

4. 丙酮（CH_3COCH_3）　是最简单的酮，它是无色、具有特殊香味的液体，沸点 56.5℃，能与水以及几乎所有的有机溶剂互溶，广泛用作溶剂及有机合成原料。

正常人的血浆中丙酮含量极低，但当糖代谢紊乱如患糖尿病时，脂肪加速分解就会产生过量的丙酮。

你知道吗

甲醛的危害

甲醛污染在房屋装修中普遍存在。据我国疾病预防控制中心统计，目前 92% 以上的新装修房屋室内甲醛超标，其中 76% 室内甲醛浓度超过规定值的 5 倍以上。甲醛的沸点是 $-19.5℃$，特别是进入冬季，在密闭的空调房或暖气房中，室内温度一般都在 20℃ 以上，为甲醛的挥发制造了"温床"，浓度大大增加。

据我国发布的流行病学统计数据显示，目前每年新增癌症患者 40% 以上与室内装修污染密切相关；约 70% 不孕不育患者家中 1~2 年内进行过房屋装修；每年因装修污染引起的上呼吸道感染而致死亡的儿童约有 210 万，城市白血病患儿 90% 以上曾生活在新装修房屋环境。这些触目惊心的数字都与被世界卫生组织确定为致癌和致畸形物质的甲醛密切相关，作为家居装修污染最大祸首的甲醛已成为家居装修迫切需要解决的难题。

五、醌

1. 醌的结构和命名　醌是具有共轭体系的环己二烯二酮类化合物，醌型结构有对位和邻位两种，其分类是根据他们相应的芳烃进行的，常见的有苯醌、萘醌、蒽醌。

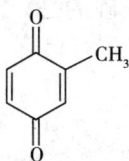

对醌式　　　　　邻醌式

醌的命名是将其作为芳烃的衍生物来命名的。由苯得到的醌叫苯醌，由萘得到的醌叫萘醌，由蒽得到的醌叫蒽醌。

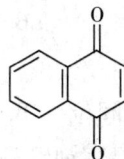

对苯醌　　　　　　邻苯醌　　　　　　α-萘醌
（1,4-苯醌）　　　（1,2-苯醌）　　　（1,4-萘醌）

醌的衍生物是以醌为母体，将支链看作取代基来命名。

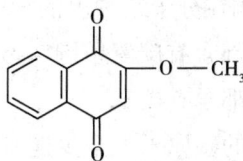

2-甲基-1,4-苯醌　　　　　　　2-甲氧基-1,4-萘醌

2. 醌的性质 具有醌型结构的化合物大多具有颜色，对位醌大多为黄色，邻位醌大多为红色或橘色，所以醌型化合物是许多染料和指示剂的母体。此外，一些药物分子中含有醌型结构。醌类化合物从结构上看是 α,β - 不饱和二酮，应具有 α,β - 不饱和酮的性质。

目标检测

一、选择题

（一）单项选择题

1. 下列物质中，属于一元脂肪醛的是

    A. CH_3CHO　　　　　　　　　　　B. CH_3COCH_3

    C. $C_6H_5 - CHO$　　　　　　　　　 D. $OHC - CHO$

2. 下列物质中，在常温下是气体的是

    A. 甲醛　　　　　B. 丙酮　　　　　C. 乙醛　　　　　D. 丙醛

3. 下列物质中，能混溶于水的是

    A. 苯甲醛　　　　B. 丙酮　　　　　C. 正丁醛　　　　D. 丙醛

4. 可以区分丙醛和丙烯醛是试剂是

    A. 托伦试剂　　　　　　　　　　　　B. 2,4 - 二硝基苯肼

    C. 溴的四氯化碳溶液　　　　　　　　D. 希夫试剂

5. 醛能与托伦试剂反应说明其具有

    A. 氧化性　　　　B. 还原性　　　　C. 碱性　　　　　D. 酸性

6. 醌型结构有

    A. 邻位和间位　　B. 对位和间位　　C. 对位和邻位　　D. 间位

7. 福尔马林是下列哪种物质的水溶液

    A. 甲醇　　　　　B. 甲醛　　　　　C. 丙醛　　　　　D. 丙酮

（二）多项选择题

1. 关于醛和酮在分子结构上的异同点，以下说法正确的是

    A. 醛和酮都含有碳氧单键

    B. 醛和酮都含有羰基

    C. 醛羰基的碳原子上至少连有一个氢原子

    D. 酮羰基的碳原子两端都连接烃基

2. 醛类物质都能发生

    A. 加成反应   B. 卤仿反应

    C. 氧化反应   D. 与希夫试剂的显色反应

3. 酮类物质不能发生

    A. 加成反应   B. 卤仿反应

    C. 银镜反应   D. 与希夫试剂的显色反应

4. 能用于区分乙醇和乙醛的试剂是

    A. 酸性高锰酸钾溶液   B. 金属钠

    C. 托伦试剂   D. 2,4 – 二硝基苯肼

5. 不能区分乙醛和丙醛的试剂是

    A. 托伦试剂   B. 斐林试剂

    C. 次碘酸钠溶液   D. 希夫试剂

二、判断题

1. 2,4 – 二硝基苯肼与醛和酮均可发生反应，生成2,4 – 二硝基苯腙白色晶体。

2. 苯甲醛与甲醛都能发生斐林反应。

3. 醛与希夫试剂作用显紫红色，而酮无此反应，由此可以鉴别醛和酮。

4. 羰基是醛、酮、醌都具有的官能团，因此三者都属于羰基化合物。

5. 乙醛或甲基酮类化合物能发生碘仿反应，醇类化合物不能发生碘仿反应。

三、命名下列化合物

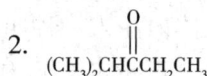

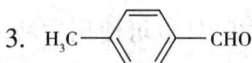

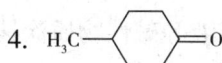

1. $(CH_3)_2CHCHO$

2. $(CH_3)_2CHCOCH_2CH_3$

3. $H_3C-\boxed{}-CHO$

4. $H_3C-\boxed{}=O$

四、写出下列化合物的结构简式

1. 2 – 丁烯醛   2. 4 – 苯基 – 2 – 丁酮

3. 3 – 甲基戊醛

五、完成下列反应式

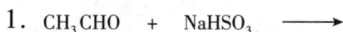

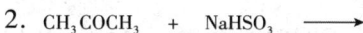

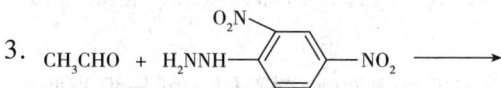

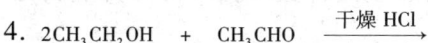

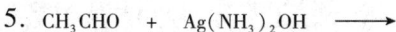

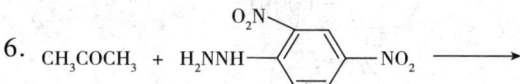

1. $CH_3CHO + NaHSO_3 \longrightarrow$

2. $CH_3COCH_3 + NaHSO_3 \longrightarrow$

3. $CH_3CHO + H_2NNH-\boxed{}(O_2N)(NO_2) \longrightarrow$

4. $2CH_3CH_2OH + CH_3CHO \xrightarrow{\text{干燥 HCl}}$

5. $CH_3CHO + Ag(NH_3)_2OH \longrightarrow$

6. $CH_3COCH_3 + H_2NNH-\boxed{}(O_2N)(NO_2) \longrightarrow$

六、用化学方法鉴别下列化合物

1. 甲醛、乙醛、丁酮

2. 戊醛、2 - 戊酮、3 - 戊酮

3. 苯甲醛、丙醛、丙酮

第五节　羧酸及酸酐

PPT

学习目标

知识要求

1. **掌握**　羧酸、酸酐的命名和主要化学性质。

2. **熟悉**　羧酸的结构和物理性质。

3. **了解**　羧酸的分类和重要的羧酸、酸酐。

能力要求

1. 会熟练地对羧酸、酸酐进行命名。

2. 会书写羧酸典型的化学反应方程式。

3. 会用羧酸的性质鉴别有关物质。

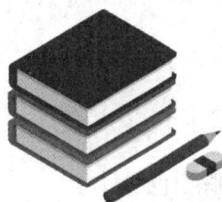

实例分析

实例　人们在夏季经过草地、树林等地方时容易被蚂蚁、蜜蜂、蚊子等昆虫叮咬。这些昆虫叮咬人后会向人体内注入一种叫蚁酸（甲酸）的酸性物质，导致被叮咬处常常表现为皮肤红肿、痛痒，严重者会起泡，出现溃烂和感染。可利用中和反应，使用肥皂水、5% 碳酸氢钠溶液等碱性物质涂抹患处缓解症状，若在野外也可使用尿液（尿液通常呈碱性）应急。

问题　蚁酸属于哪一类有机物？它有哪些性质呢？

羧酸广泛存在于自然界中，其中许多是动植物代谢的重要产物，有些是药物、香料和日用化学品，有些是重要的有机合成原料或中间体。

一、羧酸的定义、分类和命名

1. 羧酸的定义　分子中含有羧基（—COOH）的化合物称为羧酸，通式为 RCOOH。羧基是其官能团。

2. 羧酸的分类　根据羧酸中与羧基相连的烃基的种类不同，可分为脂肪酸、芳香酸。

CH_3COOH

脂肪酸

〔苯环〕—COOH

芳香酸

根据烃基是否含有不饱和键，可分为饱和羧酸和不饱和羧酸。

$$CH_3CH_2COOH \qquad\qquad CH_3CH=CHCOOH$$

　　饱和羧酸　　　　　　　　　　不饱和羧酸

根据羧酸分子中羧基的数目不同，可分为一元羧酸和多元羧酸。

$$CH_3COOH \qquad\qquad HOOC-COOH$$

　　一元羧酸　　　　　　　　　　二元羧酸

3. 羧酸的命名　羧酸的常用命名法有系统命名法和俗称。

许多羧酸最初是从天然产物中得到的，因此常根据最初来源给予相应的俗名。例如甲酸最初是蒸馏蚂蚁得到的，称为蚁酸；乙酸是从食用醋中得到的，称为醋酸；乙二酸最初是由酸模草中得到的，称为草酸。许多羧酸的俗名在实际生活中用得很普遍，如硬脂酸、软脂酸、富马酸、马来酸、肉桂酸、巴豆酸、琥珀酸、安息香酸等。

羧酸的系统命名法与醛相似。脂肪族一元羧酸命名时，首先选择包括羧基在内的最长碳链作为主链，根据主链碳原子数称为"某"酸。主链碳原子的编号从羧基碳原子开始，用阿拉伯数字标明碳原子的位次。位次也可用希腊字母（α、β、γ、$\delta\cdots\omega$）表示，从官能团羧基的邻位碳原子开始。

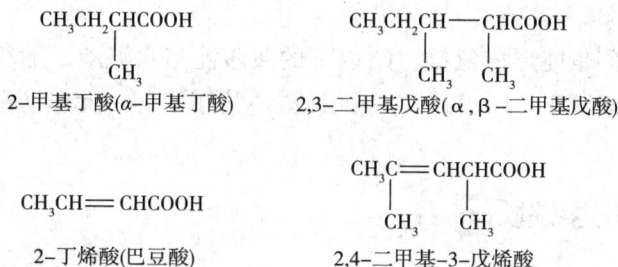

$$CH_3CH_2\underset{\underset{CH_3}{|}}{C}HCOOH \qquad\qquad CH_3CH_2\underset{\underset{CH_3}{|}}{C}H-\underset{\underset{CH_3}{|}}{C}HCOOH$$

2-甲基丁酸(α-甲基丁酸)　　　2,3-二甲基戊酸(α,β-二甲基戊酸)

$$CH_3CH=CHCOOH \qquad\qquad CH_3\underset{\underset{CH_3}{|}}{C}=CH\underset{\underset{CH_3}{|}}{C}HCOOH$$

2-丁烯酸(巴豆酸)　　　　　　2,4-二甲基-3-戊烯酸

脂肪族二元酸的命名要选择包含两个羧基的最长碳链作主链，按主链上碳原子数目称为"某二酸"。

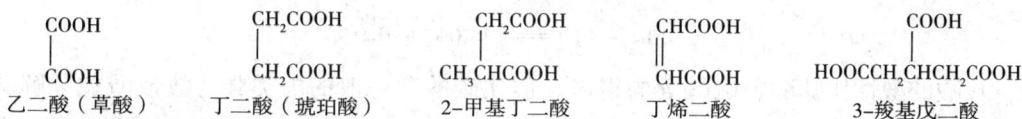

$$\underset{\underset{COOH}{|}}{COOH} \quad \underset{\underset{CH_2COOH}{|}}{CH_2COOH} \quad \underset{\underset{CH_3CHCOOH}{|}}{CH_2COOH} \quad \underset{\underset{CHCOOH}{\|}}{CHCOOH} \quad \underset{\underset{HOOCCH_2CHCH_2COOH}{|}}{COOH}$$

乙二酸（草酸）　丁二酸（琥珀酸）　2-甲基丁二酸　　丁烯二酸　　3-羧基戊二酸

脂环酸和芳香酸命名时，把环作为相应脂肪酸的取代基。如羧基直接与苯环相连，则以苯甲酸为母体，环上其他基团作为取代基。例如：

3-环己基丙酸　　　　　苯甲酸(安息香酸)　　　　3-苯基戊酸

3-苯基丙烯酸（肉桂酸）　　　　　邻苯二甲酸

用系统命名法命名下列化合物。

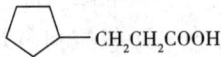

$$CH_3CH_2CHCOOH$$
　　　　｜
　　　　CH_3

（环戊基）—CH_2CH_2COOH

$$HOOCCHCH_2COOH$$
　　　　　｜
　　　　　Cl

二、羧酸的物理性质

常温下，甲酸、乙酸、丙酸是具有刺激性气味的液体，丁酸至壬酸是具有不愉快气味的油状液体，C_{10} 以上的一元羧酸为无味的蜡状固体。二元羧酸和芳香羧酸为结晶固体。

饱和一元脂肪酸，除甲酸、乙酸的相对密度大于 1 以外，其他羧酸的相对密度都小于 1。二元羧酸和芳香羧酸的相对密度都大于 1。

羧酸能形成比醇分子间更强的氢键，因此，羧酸的沸点比相对分子质量相近的醇高。例如乙酸与丙醇的相对分子质量都是 60，乙酸沸点是 118℃，正丙醇的沸点是 97.4℃。

羧酸与水分子间也能形成氢键，C_4 以下的羧酸能与水混溶，随相对分子质量增加在水中的溶解度逐渐减小。C_{10} 以上的一元羧酸不溶于水。一元脂肪酸能溶于乙醇、乙醚、苯等有机溶剂。

三、羧酸的化学性质 ▣ 微课

由羧酸的结构可知，羧基包括羰基和羟基两个部分，但羧基的性质并非两个基团的性质加合，而是两者相互影响的统一体，表现出其特有的性质。

1. 酸性　羧酸分子中，羟基上的氢易于解离，表现出酸性。

$$RCOOH + H_2O \rightleftharpoons RCOO^- + H_3O^+$$

羧酸的酸性比盐酸、硫酸等弱得多，但比碳酸和一般的酚类强，故羧酸能分解碳酸盐和碳酸氢盐，放出二氧化碳，而酚不能，利用这个性质可区别羧酸和酚类化合物。

$$2RCOOH + Na_2CO_3 \longrightarrow 2RCOONa + CO_2\uparrow + H_2O$$
$$RCOOH + NaHCO_3 \longrightarrow RCOONa + CO_2\uparrow + H_2O$$

羧酸的钾盐、钠盐及铵盐都溶于水，制药工业中常将难溶于水的含羧基的药物制成羧酸盐以增加其在水中的溶解度，便于做成水剂或注射剂使用。例如青霉素 G 就常制成钾盐或钠盐供注射用。

2. 羧酸衍生物的生成　羧基中的羟基可以被其他原子或原子团取代，生成羧酸衍生物。羧酸分子中除去羟基的剩余部分称为酰基（RCO—）。

（1）酰卤的生成　羧酸与 PCl_3、PCl_5、$SOCl_2$ 等作用，卤原子取代羧基中的羟基生成酰卤。

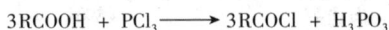

$$3RCOOH + PCl_3 \longrightarrow 3RCOCl + H_3PO_3$$

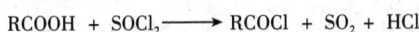

$$RCOOH + PCl_5 \longrightarrow RCOCl + POCl_3 + HCl$$

$$RCOOH + SOCl_2 \longrightarrow RCOCl + SO_2 + HCl$$

酰卤

实验室制备酰氯时，常用氯化亚砜（$SOCl_2$，也称亚硫酰氯）作卤化剂，副产物 SO_2 和 HCl 都是气体，在反应中随时逸去，所得产品较纯。

（2）酸酐的生成 羧酸在脱水剂（如乙酸酐、五氧化二磷等）存在下共热，发生分子间脱水生成酸酐。

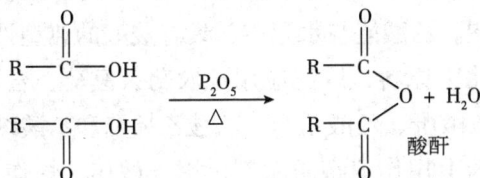

（3）酯的生成 羧酸和醇在酸的催化下反应生成酯的反应，称为酯化反应。这个反应是可逆的。例如：

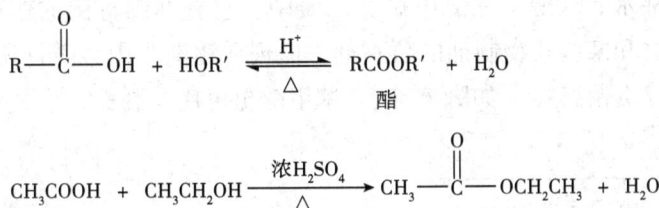

$$CH_3COOH + CH_3CH_2OH \underset{\triangle}{\overset{\text{浓}H_2SO_4}{\longrightarrow}} CH_3-\overset{O}{\overset{\|}{C}}-OCH_2CH_3 + H_2O$$

请你想一想

完成下列反应方程式

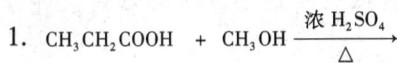

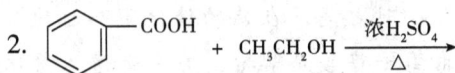

1. $CH_3CH_2COOH + CH_3OH \underset{\triangle}{\overset{\text{浓}H_2SO_4}{\longrightarrow}}$

2. —$COOH$ + $CH_3CH_2OH \underset{\triangle}{\overset{\text{浓}H_2SO_4}{\longrightarrow}}$

（4）酰胺的生成 羧酸与氨作用得到羧酸的铵盐，铵盐加热脱水得到酰胺，这步反应是可逆的。

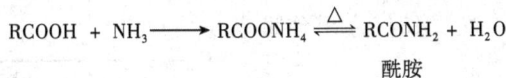

$$RCOOH + NH_3 \longrightarrow RCOONH_4 \overset{\triangle}{\underset{}{\rightleftharpoons}} RCONH_2 + H_2O$$

酰胺

四、重要的羧酸

1. 甲酸（HCOOH） 俗称蚁酸，自然界中存在于蚂蚁、蜜蜂、毛虫、蜈蚣和荨麻、松叶等动植物中。甲酸是无色有刺激性气味的液体，沸点 100.5℃，可与水、乙醇、乙醚等混溶。在饱和一元羧酸中，甲酸的酸性最强，并具有极强的腐蚀性。蜜蜂蜇或荨麻刺后皮肤肿痛即由甲酸引起。

甲酸结构特殊，含有一个醛基，除有酸性外，还有还原性。能与托伦试剂和斐林试剂反应，能使高锰酸钾褪色，这可用于甲酸的检验。甲酸也能被一般的氧化剂氧化为二氧化碳和水。甲酸与浓硫酸共热分解为一氧化碳和水，是实验室制取少量高纯度一氧化碳的方法。

甲酸具有一定的杀菌能力，在医药上常用作消毒剂或防腐剂。在工业上用作酸性还原剂、橡胶凝聚剂，也用来合成酯和某些染料。

2. 乙酸（CH_3COOH） 俗称醋酸，是食醋的主要成分。无水乙酸在常温下是有刺激性气味的无色液体，沸点 118℃，熔点 16.6℃。无水乙酸在低于 16.6℃ 时就成冰状固体，因此称为冰醋酸。乙酸能与水混溶，具有羧酸的典型性质。

乙酸是重要的有机化工原料，广泛应用于农药、医药、合成材料及与生活有关的轻工产品，如可以合成乙酸酐、乙酸乙酯、乙酸乙烯酯和乙酸纤维酯等化合物。

乙酸的稀溶液在医药上用作消毒防腐剂，用于烫伤、灼伤等感染的创面清洗；熏蒸食醋进行空气消毒，可预防感冒。

3. 苯甲酸（$C_6H_5—COOH$） 俗称安息香酸，是白色晶体，熔点 122.4℃，难溶于冷水，易溶于沸水、乙醇、三氯甲烷和乙醚中。它有抑制霉菌的作用，故苯甲酸及其钠盐常用作食物和某些药物制剂的防腐剂，但现在逐渐为山梨酸钾所替代。医药上，苯甲酸常用于治疗真菌感染（如脚癣等）。苯甲酸也可用于制药、染料和香料工业。

你知道吗

化学防腐剂——苯甲酸

苯甲酸是常用的防腐剂，化学性质稳定，在常温下难溶于水，因此在食品中经常用到其钠盐，即苯甲酸钠。苯甲酸是一种广谱抗微生物试剂，对酵母菌、部分细菌效果很好，对霉菌也有一定作用。

苯甲酸被人体吸收后，大部分在 9～15 小时之间，在酶的催化下与甘氨酸化合成马尿酸，剩余部分与葡萄糖醛酸化合形成葡萄糖苷酸而解毒，并全部进入肾脏，最后从尿排出。在苯甲酸安全性实验中，实验人员用添加了 1% 苯甲酸的饲料喂养大白鼠 4 代，实验表明，对大白鼠的成长、生殖无不良影响。当然人类的食物当中，苯甲酸是绝对不可能达到 1% 的，因而苯甲酸被普遍认为是比较安全的防腐剂，按照添加剂使用卫生标准使用，目前还未发现任何毒副作用。

4. 乙二酸（$HOOC—COOH$） 俗称草酸，以盐的形式存在于多种植物的细胞膜中，最常见的为钾盐和钙盐。

草酸是无色晶体，常含有两分子的结晶水，熔点 101.5℃。加热至 100℃ 时失去结晶水，得到无水草酸。无水草酸的熔点为 187℃。草酸易溶于水和乙醇，不溶于乙醚等有机溶剂。

草酸是酸性最强的饱和二元羧酸。与甲酸相似，草酸具有还原性，在定量分析中，用以标定高锰酸钾溶液的浓度。

$$5HOOCCOOH + 2KMnO_4 + 3H_2SO_4 \longrightarrow K_2SO_4 + 2MnSO_4 + 10CO_2\uparrow + 8H_2O$$

此外，草酸还能同许多金属离子形成可溶性的配离子，可用来除去铁锈或蓝墨水的污迹。在工业上，乙二酸用作媒染剂和漂白剂。

五、酸酐

酸酐是一类重要的羧酸衍生物，是指羧酸分子中（RCOOH）的羟基被—OCOR′取代的产物，其结构表示为：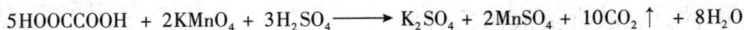。

1. 命名　酸酐的命名是由酰基对应羧酸的名称加上"酐"字而成。由相同酰基组成的酸酐叫单酐；由不同酰基组成的酸酐叫混合酐。分别称"某酐"或称"某某酐"。例如：

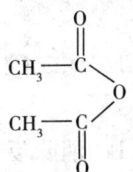

乙(酸)酐(单酐)

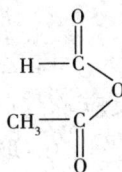

甲乙酐(混酐)

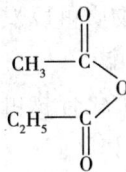

乙丙酐(混酐)

2. 重要的酸酐

（1）乙酸酐　又名醋酸酐，具有刺激性气味的无色液体，沸点139.6℃，微溶于水，易溶于乙醚和苯等有机溶剂。纯乙酸酐为中性化合物，是良好的溶剂，也是重要的乙酰化试剂，用于醋酸纤维、染料、医药和香料等生产中。

（2）邻苯二甲酸酐　俗称苯酐，为无色针状晶体，熔点132℃，不溶于水，易升华。广泛用于合成树脂、化学纤维、染料及药物的生产中。

目标检测

一、选择题

（一）单项选择题

1. 下列物质中，沸点最高的是
   A. 乙酸　　　　　B. 丙酮　　　　　C. 丙醇　　　　　D. 丙醛

2. 下列物质中，酸性最强的是
   A. 碳酸　　　　　B. 苯酚　　　　　C. 乙醇　　　　　D. 乙酸

3. 下列物质中，不属于羧酸衍生物的是
   A. 乙酐　　　　　B. 乙酸　　　　　C. 乙酸乙酯　　　　　D. 乙酰氯

4. 下列物质的酸性由强到弱排列正确的是
   A. 乙二酸 > 甲酸 > 乙酸　　　　　B. 乙二酸 > 乙酸 > 甲酸
   C. 甲酸 > 乙二酸 > 乙酸　　　　　D. 甲酸 > 乙酸 > 乙二酸

5. 不能与乙二酸起反应的是
   A. 高锰酸钾　　　　　B. 乙醛　　　　　C. 碳酸氢钠　　　　　D. 氢氧化钠

6. 不能使酸性高锰酸钾溶液褪色的是
 A. 乙醛   B. 乙二酸   C. 乙酸   D. 乙醇

（二）多项选择题

1. 下列关于羧酸的说法正确的是
 A. 羧酸脱去羟基后，剩余的基团称为酰基
 B. 羧酸脱去质子后，剩余的基团称为羧酸根离子
 C. 在一元羧酸的同系物中，羧酸的水溶性随分子量的增大而增大
 D. 乙二酸有还原性

2. 下列物质中能跟乙酸反应的是
 A. 丙酮   B. 乙醇   C. 碳酸氢钠溶液 D. 苯酚钠溶液

3. 下列物质可以发生银镜反应的是
 A. 甲酸   B. 乙醛   C. 乙酸   D. 丙二酸

4. 羧酸类化合物可以发生下列哪些反应
 A. 中和反应 B. 酯化反应 C. 取代反应 D. 消除反应

5. 下列关于苯甲酸的说法正确的是
 A. 这是一种白色固体，可作为食品防腐剂
 B. 易溶于水、乙醇、乙醚等溶剂
 C. 可用于治疗真菌感染
 D. 有抑制霉菌的作用

二、判断题

1. 羧酸的官能团是由羰基和羟基组成的，因此羧酸既有醛或酮的性质，也有醇的性质。
2. 酸酐是两个羧酸间脱水的产物。
3. 醇与羧酸发生酯化反应时，是醇脱去羟基，酸脱去氢，而形成羧酸酯的。
4. 冰醋酸是指冷凝成固态的醋酸。

三、用系统命名法命名下列化合物

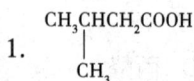

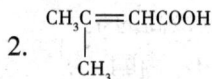

1. CH_3CHCH_2COOH 上 CH_3
2. $CH_3C=CHCOOH$ 上 CH_3
3. CH_2COOH 上 CH_2COOH
4. $CHCOOH$ ‖ $CHCOOH$

四、写出下列化合物的结构简式

1. 2,3 - 二甲基戊酸 2. 间苯二甲酸
3. 草酸 4. 乙酸酐

五、用化学方法鉴别下列各组化合物

1. 甲酸、乙酸、乙二酸 2. 苯甲酸、环己醇、对甲苯酚
3. 乙醇、乙醛、乙酸 4. 苯甲酸、对甲苯酚、苄醇

六、完成下列反应式

1. $CH_3COOH + SOCl_2 \longrightarrow$

2. $CH_3COOH + CH_3CH_2OH \longrightarrow$

3. $CH_3COOH + NaHCO_3 \longrightarrow$

4. $CH_3COOH \xrightarrow{NH_3} \quad \xrightarrow[-H_2O]{\triangle}$

5. 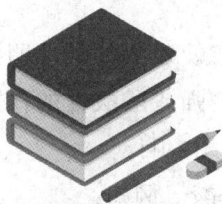 $\xrightarrow[\triangle]{P_2O_5}$

第六节 取代羧酸

PPT

学习目标

知识要求

1. **掌握** 取代羧酸的定义、命名。

2. **熟悉** 取代羧酸的主要性质。

3. **了解** 取代羧酸的分类和重要的取代羧酸。

能力要求

会给取代羧酸命名。

实例分析

实例 在一些护肤品以及治疗头癣、足癣的软膏的药品说明书中经常会看到含有水杨酸成分。低浓度的水杨酸（通常是 0.5% ~ 2%）能去除老化的角质，使皮肤表面光滑，也可以收缩毛孔。高浓度的水杨酸（一般 > 6%）对皮肤具有一定的伤害。对于全身大面积（超过 30%）或长期使用水杨酸的患者，须特别注意水杨酸的中毒效应的产生，包括眩晕、耳鸣、恶心、电解质失调等情况。

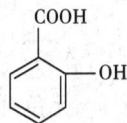
水杨酸

问题 水杨酸属于哪一类有机物？它具有哪些性质？

羧酸分子中烃基上的氢原子被其他原子或原子团取代后的生成物称为取代羧酸。常见的有卤代酸、羟基酸、羰基酸、氨基酸等。取代羧酸属多官能团化合物。在性质上除具有羧酸的性质外，还有其他官能团的性质，另外还具有不同官能团之间相互影响而产生的一些特殊性质。本节主要讨论卤代酸、羟基酸和羰基酸中的酮酸。

一、卤代酸

卤代酸是指分子中同时含有卤素原子（—X）和羧基（—COOH）的化合物。例如：

$$CH_3-\underset{\underset{Cl}{|}}{\overset{\overset{CH_3}{|}}{C}}-COOH \qquad Cl-\underset{\underset{Cl}{|}}{\overset{\overset{Cl}{|}}{C}}-COOH$$

（一）命名

卤代酸的系统命名是以羧酸为母体，卤素原子作取代基，并用阿拉伯数字或希腊字母标明所在位次。

$$H_2C-COOH \qquad CH_3-\underset{\underset{Cl}{|}}{\overset{\overset{Cl}{|}}{C}}-COOH \qquad Cl-\underset{\underset{Cl}{|}}{\overset{\overset{Cl}{|}}{C}}-COOH$$

$\qquad$ α-氯乙酸 $\qquad\qquad$ 2,2-二氯丙酸 $\qquad\qquad$ 三氯乙酸

（二）性质

1. 酸性 由于 X—C 具有吸电子诱导效应，处于 α 位的卤素能使羧酸的酸性明显增强，而且卤素原子的数目越多，酸性越强。处于 β 位的卤素，增强羧酸酸性的作用明显下降，在 γ 位的卤素作用已很小，处于第四个碳上的卤素几乎无影响。

2. 水解反应 卤代酸在稀碱溶液中，加热容易被水解成为羟基酸。例如：

$$CH_3-\underset{\underset{Cl}{|}}{\overset{\overset{CH_3}{|}}{C}}-COOH + H_2O \xrightarrow[\triangle]{稀OH^-} CH_3-\underset{\underset{OH}{|}}{\overset{\overset{CH_3}{|}}{C}}-COOH + HCl$$

（三）氯乙酸

无色或白色晶体，熔点 61~63℃，沸点 189℃。有较强吸湿性。易溶于水，可溶于苯、乙醇等，加热分解，生成有毒氯化物。氯乙酸常用作染料、医药、农药、树脂及其他有机合成的中间体。制药工业中用于合成咖啡因、巴比妥、肾上腺素、维生素 B_6、氨基乙酸、丙二酸酯等药物和中间体。

二、羟基酸

（一）分类和命名

1. 分类 羟基酸包括醇酸和酚酸，前者羟基连在脂肪烃基上，后者羟基连在芳环上。

$$CH_3CHCOOH \qquad\qquad\qquad$$
$$\underset{OH}{|} \qquad\qquad\qquad$$

$\qquad$ 醇酸 $\qquad\qquad\qquad\qquad\qquad\qquad\qquad$ 酚酸

2. 命名 羟基酸的系统命名是以羧酸为母体，羟基作取代基，并用阿拉伯数字或

希腊字母标明所在位次；酚酸中羟基与羧基的相对位置可用阿拉伯数字或邻、对、间来表示。由于许多羟基酸来源于天然产物，因而多使用俗名。

$$
\begin{array}{c}
CH_3CHCOOH \\
\vert \\
OH
\end{array}
$$

α–羟基丙酸
（乳酸）

$$
\begin{array}{c}
HOOCCHCH_2COOH \\
\vert \\
OH
\end{array}
$$

羟基丁二酸
（苹果酸）

$$
\begin{array}{c}
HOOCCH——CHCOOH \\
\vert \quad\quad \vert \\
OH \quad OH
\end{array}
$$

2,3–二羟基丁二酸
（酒石酸）

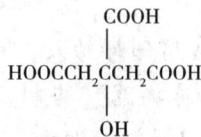

$$
\begin{array}{c}
COOH \\
\vert \\
HOOCCH_2CCH_2COOH \\
\vert \\
OH
\end{array}
$$

3–羟基–3–羧基戊二酸
（枸橼酸）

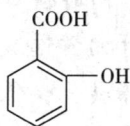

邻羟基苯甲酸
（水杨酸）

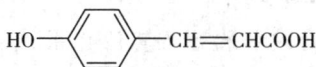

对羟基苯丙烯酸
（香豆酸）

请你想一想

写出 2–羟基–4–甲基苯甲酸的结构简式。

（二）醇酸

1. 性质 醇酸一般是晶体，少数为黏稠状液体；醇酸分子中的羟基和羧基都能与水形成氢键，因而比相应的羧酸更易溶于水，而在乙醇中的溶解度则较小。

（1）**酸性** α–醇酸的酸性比相应的羧酸强。羟基数目越多，酸性越强。随羟基和羧基距离的增大，羟基对酸性的影响逐渐减弱。

（2）**脱水反应** γ或δ–羟基酸受热，发生分子内的酯化反应，分别生成五元或六元环状内酯。

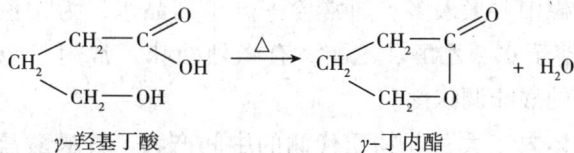

γ–羟基丁酸 $\xrightarrow{\triangle}$ γ–丁内酯 $+ H_2O$

2. 重要的醇酸

（1）**乳酸** 乳酸系统名称为α–羟基丙酸，最初从酸牛奶中得到。为无色或淡黄色黏稠液体，熔点18℃，有很强的吸湿性和酸味，能溶于水和乙醇。

乳酸有消毒防腐作用，用作消毒防腐剂。加热蒸发乳酸的水溶液，可以进行空气消毒。许多食品和饮料中都含有乳酸。医药上常用乳酸钠纠正酸中毒，用乳酸钙可治疗因缺钙而引起的佝偻病等。

乳酸是人体内糖代谢的产物。人体剧烈运动一段时间后，糖原分解生成乳酸，乳酸存积在肌肉里使肌肉感到酸胀。经休息后，一部分乳酸又转化为糖原，另一部分脱氢氧化生成丙酮酸。

你知道吗

乳酸在食品行业的用途

乳酸有很强的防腐保鲜功效，可用在果酒、饮料、肉类、食品、糕点制作、蔬菜（橄榄、小黄瓜、珍珠洋葱）腌制以及罐头加工、粮食加工、水果的贮藏，具有调节pH值、抑菌、延长保质期、调味、保持食品色泽、提高产品质量等作用。

调味方面，乳酸独特的酸味可增加食物的美味，在色拉、酱油、醋等调味品中加入一定量的乳酸，可保持产品中微生物的稳定性、安全性，同时使口味更加温和。由于乳酸的酸味温和适中，还可作为精心调配的软饮料和果汁的首选酸味剂。缓冲型乳酸可应用于硬糖、水果糖及其他糖果产品中，酸味适中且糖转化率低。乳酸是一种天然发酵酸，可令面包具有独特口味，在面包、蛋糕、饼干等焙烤食品的制作中用于调味和抑菌，并能改进食品的品质，保持色泽，延长保质期。乳酸粉末可用于各类糖果的上粉，作为粉状的酸味剂，也是生产荞头的直接酸味调节剂。天然乳酸是乳制品中的天然固有成分，它有着乳制品的口味和良好的抗微生物作用，已广泛用于调配酸奶、奶酪、冰淇淋等食品，成为倍受青睐的乳制品酸味剂。

在酿造啤酒时，加入适量乳酸既能调整pH值促进糖化，有利于酵母发酵，提高啤酒质量，又能增加啤酒风味，延长保质期。在白酒、清酒和果酒中用于调节pH值，防止杂菌生长，增强酸味和清爽口感。

（2）苹果酸　系统名称为羟基丁二酸。苹果酸因在未成熟的苹果中含量较多而得名。天然苹果酸为无色针状晶体，熔点100℃，易溶于水和乙醇。苹果酸的钠盐可作为禁盐患者的食盐代用品。

（3）柠檬酸　又名枸橼酸，系统名称为3-羟基-3-羧基戊二酸。柠檬酸存在于柑橘等水果中，以柠檬中含量最多。通常含一分子结晶水，为无色透明晶体。无水枸橼酸熔点153℃，易溶于水、乙醇、乙醚，有强烈酸味，常用于清凉饮料、果汁、果酱、水果糖和罐头等的酸味调味剂。

柠檬酸也是生物体内三大营养物质代谢的中间产物。柠檬酸盐可作药用。例如枸橼酸钠有防止血液凝固和利尿的作用，临床上用作抗凝剂；枸橼酸铁铵是常用的补血剂，用于治疗缺铁性贫血。

（三）酚酸

1. 性质

（1）与$FeCl_3$显色反应　酚酸含有酚羟基，能与$FeCl_3$水溶液发生颜色反应。例如

$FeCl_3$ 与水杨酸呈紫色，与没食子酸显蓝黑色。

（2）酰化反应　水杨酸和乙酸酐在浓硫酸中共热，发生酰化反应，可以得到乙酰水杨酸。

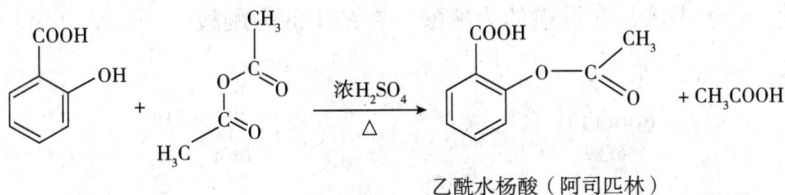

乙酰水杨酸（阿司匹林）

你知道吗

阿司匹林简介

水杨酸的衍生物乙酰水杨酸俗称阿司匹林，具有解热、镇痛和抗风湿作用，是内服的解热镇痛药，内服对胃肠的刺激性较水杨酸小。常用镇痛药复方阿司匹林（又称APC），就是由阿司匹林、咖啡因和非那西丁三者配伍的复方制剂。近年来，阿司匹林多用于治疗和预防心、脑血管疾病，是典型的老药新用例子。

2. 重要的酚酸

（1）水杨酸　系统名称为邻羟基苯甲酸。存在于柳树及杨树皮中，为白色针状晶体，熔点159℃，微溶于冷水，易溶于热水和乙醇。水杨酸分子中含有酚羟基，遇氯化铁溶液呈现紫色。

水杨酸具有杀菌、防腐作用，为外用消毒防腐药，水杨酸钠可作食物防腐剂。

（2）没食子酸　又称为五倍子酸，系统名称为3,4,5-三羟基苯甲酸。大量存在于五倍子中，漆树、茶树等植物叶中也有存在。没食子酸为白色固体，熔点253℃，几乎不溶于苯、三氯甲烷及石油醚，易溶于水。没食子酸在空气中易被氧化成棕色，具有强还原性，可用作抗氧剂和照相显影剂；其水溶液与三氯化铁溶液作用析出蓝黑色沉淀，是蓝黑墨水的原料。

没食子酸加热到210℃以上会脱羧，生成焦性没食子酸（1,2,3-苯三酚），又称没食子酚，是重要的化工、医药中间体，在食品保鲜、彩色印刷制版、稀有金属分析、照相显影等行业有广泛应用。

三、羰基酸

（一）分类和命名

1. 分类 分子中羰基在链端的为醛酸，在链中的为酮酸。

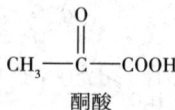

$$HOOCCHO$$
醛酸

$$CH_3-\overset{\overset{O}{\|}}{C}-COOH$$
酮酸

2. 命名 系统命名时以含羰基和羧基的最长碳链为主链，称为某醛酸或某酮酸；命名酮酸时，需标明羰基的位置。

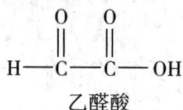

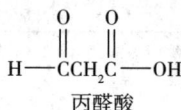

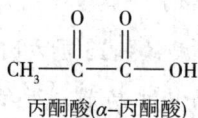

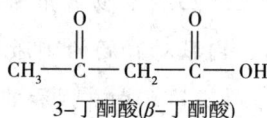

$$H-\overset{\overset{O}{\|}}{C}-\overset{\overset{O}{\|}}{C}-OH$$
乙醛酸

$$H-CH_2\overset{\overset{O}{\|}}{C}-OH$$
丙醛酸

$$CH_3-\overset{\overset{O}{\|}}{C}-\overset{\overset{O}{\|}}{C}-OH$$
丙酮酸(α-丙酮酸)

$$CH_3-\overset{\overset{O}{\|}}{C}-CH_2-\overset{\overset{O}{\|}}{C}-OH$$
3-丁酮酸(β-丁酮酸)

（二）重要的酮酸

1. 丙酮酸 是最简单的酮酸，为无色液体，与水混溶，酸性比乳酸强。

丙酮酸是人体内糖、脂肪、蛋白质代谢的中间产物，在体内酶的催化下，易脱羧氧化成为乙酸，亦可被还原生成乳酸。

2. 乙酰乙酸 又名 β-丁酮酸，为人体内脂肪代谢的中间产物。纯品为无色黏稠液体，酸性比醋酸强，性质不稳定，受热易发生脱羧反应生成丙酮和二氧化碳。

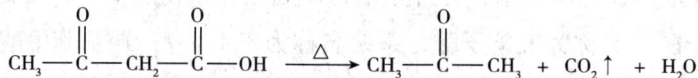

$$CH_3-\overset{\overset{O}{\|}}{C}-CH_2-\overset{\overset{O}{\|}}{C}-OH \xrightarrow{\triangle} CH_3-\overset{\overset{O}{\|}}{C}-CH_3 + CO_2\uparrow + H_2O$$

乙酰乙酸被还原，生成 β-羟基丁酸。

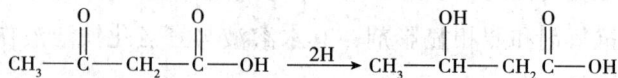

$$CH_3-\overset{\overset{O}{\|}}{C}-CH_2-\overset{\overset{O}{\|}}{C}-OH \xrightarrow{2H} CH_3-\overset{\overset{OH}{\|}}{CH}-CH_2\overset{\overset{O}{\|}}{C}-OH$$

你知道吗

脂肪代谢中间产物——酮体

β-丁酮酸、β-羟基丁酸和丙酮三者在医学上合称为酮体。酮体是人体内脂肪代谢的中间产物，在正常情况下能进一步分解。正常人血液中只含微量酮体。糖尿病患者由于代谢发生障碍，血液和尿中的酮体含量增高。酮体呈酸性，血液中酮体含量增加，血液的酸性增强，有可能发生酸中毒，严重时可导致患者昏迷甚至死亡。酮体遇亚硝酰铁氰化钠 $Na_2[Fe(CN)_5NO]$ 溶液和氨水即显紫色，临床上通常利用此性质检验酮体。

目标检测

一、选择题

（一）单项选择题

1. 丙酮酸属于

　　A. 酮　　　　　　　B. 羰基酸　　　　　C. 羟基酸　　　　　D. 氨基酸

2. 水杨酸与乙酸酐发生酰化反应的产物是

　　A. 乙酸　　　　　　　　　　　　　B. 4 - 乙酰基苯甲酸

　　C. 乙酰水杨酸　　　　　　　　　　D. 乙醛酸

3. 羟基丁二酸也被称为

　　A. 苹果酸　　　　　B. 乳酸　　　　　　C. 柠檬酸　　　　　D. 酒石酸

4. 医学上的酮体指的是

　　A. β - 丁酮酸和 β - 羟基丁酸　　　　B. β - 丁酮酸和丙酮

　　C. β - 羟基丁酸和丙酮　　　　　　　　D. β - 丁酮酸、β - 羟基丁酸和丙酮

（二）多项选择题

1. 下列物质属于取代羧酸的有

　　A. 卤代酸　　　　　B. 氨基酸　　　　　C. 羟基酸　　　　　D. 石炭酸

2. 下列物质中能与三氯化铁溶液发生显色反应的有

　　A. 乳酸　　　　　　B. 没食子酸　　　　C. 水杨酸　　　　　D. 苯酚

3. 下列物质属于羟基酸的有

　　A. 乳酸　　　　　　B. 丁烯酸　　　　　C. 水杨酸　　　　　D. 苹果酸

二、判断题

1. 苹果中的苹果酸，柠檬中的柠檬酸都属于羧酸衍生物。

2. 卤代酸在稀碱溶液中加热容易被水解成为羟基酸。

3. 水杨酸能使三氯化铁溶液变紫色是因为分子结构中含有酚羟基。

4. 乳酸和水杨酸都具有防腐作用，因此它们的化学性质相同。

三、用系统命名法命名下列化合物

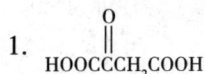

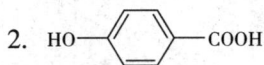

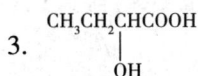

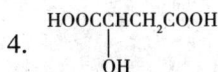

1. $\underset{\text{HOOCCCH}_2\text{COOH}}{\overset{\overset{\displaystyle O}{\|\|}}{}}$

2. HO——◯——COOH

3. $\underset{\qquad\quad \text{OH}}{\text{CH}_3\text{CH}_2\text{CHCOOH}}$

4. $\underset{\qquad\quad \text{OH}}{\text{HOOCCHCH}_2\text{COOH}}$

四、写出下列化合物的结构式

1. 乳酸　　　　　2. 酒石酸　　　　　3. 水杨酸　　　　　4. β - 丁酮酸

五、完成下列反应式

1. $CH_3CHCH_2CH_2COOH \xrightarrow{\triangle}$
　　　$\overset{|}{OH}$

2. 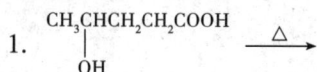 $+$ 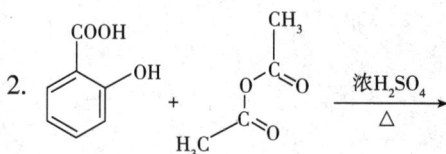 $\xrightarrow[\triangle]{浓H_2SO_4}$

3. 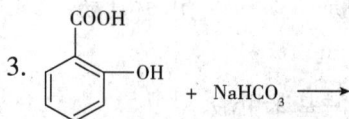 $+ NaHCO_3 \longrightarrow$

六、用化学方法鉴别下列化合物

1. 苯甲酸、水杨酸、苯甲醇
2. 乙酰水杨酸、水杨酸、苯酚

书网融合……

ⓔ微课

目划重点

自测题

ⓔ苯酚与三氯化铁显色反应

ⓔ乙醛与氢氧化铜的反应

ⓔ银镜反应

第三章 知晓与医药联系紧密的含氮有机物

含氮有机物是指分子中含有氮元素的有机化合物。含氮有机物范围广，种类多，与生命活动和人类日常生活关系密切。临床上很多药物都是含氮化合物，如甲硝唑、普鲁卡因、青霉素、头孢菌素、巴比妥类镇静催眠药、乙酰苯胺类解热镇痛药及多种维生素等。本章我们就一起来知晓一些与医药联系紧密的含氮有机物。

第一节 硝基化合物

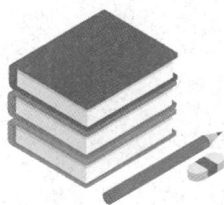

PPT

学习目标

知识要求

1. **掌握** 硝基化合物的结构、命名、化学性质。
2. **熟悉** 硝基化合物的分类、物理性质。
2. **了解** 重要的硝基化合物。

能力要求

会书写硝基化合物的典型反应方程式。

实例分析

实例 2007 年 8 月 9 日晚 8 时许，某高校实验室李某在准备处理一瓶四氢呋喃时，没有仔细核对，误将一瓶硝基甲烷当作四氢呋喃加到氢氧化钠中。约过了一分钟，试剂瓶中冒出了白烟。李某立即将通风橱玻璃门拉下，此时瓶口的烟变成黑色泡沫状液体。李某叫来同实验室的一名博士后请教解决方法，爆炸就发生了，玻璃碎片将二人的手臂割伤。

问题 1. 这起事故的发生原因是什么？

2. 硝基甲烷是一类什么样的物质？这类物质有哪些性质？

一、硝基化合物的结构、分类和命名

1. 硝基化合物的结构 硝基化合物可以看作烃分子中的氢原子被硝基（—NO_2）取代后生成的化合物。硝基（—NO_2）是它的官能团。通式为：

$$（Ar）R—H \qquad\qquad （Ar）R—NO_2$$

$$\text{烃} \qquad\qquad\qquad \text{硝基化合物}$$

2. 硝基化合物的分类和命名　在硝基化合物中，碳原子和氮原子相连接，根据分子中所连接硝基的多少可以将硝基化合物分为一硝基化合物和多硝基化合物。

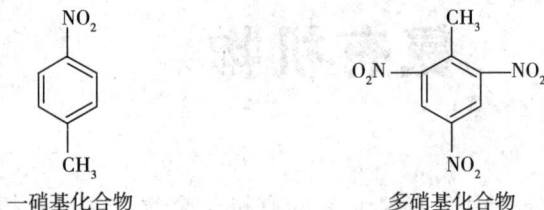

一硝基化合物　　　　　　　　　　　多硝基化合物

根据氮原子所连接碳原子的类型不同又可分为伯、仲、叔硝基化合物。

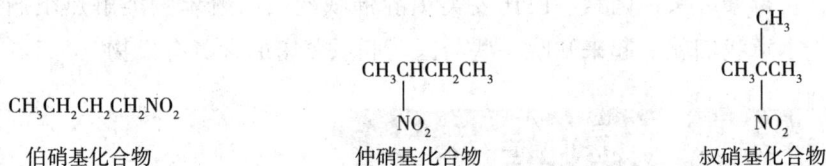

伯硝基化合物　　　　　　　　仲硝基化合物　　　　　　　　叔硝基化合物

根据硝基所连接烃基的不同，还可分为脂肪族硝基化合物和芳香族硝基化合物。

脂肪族硝基化合物　　　　　　　　　芳香族硝基化合物

硝基化合物的命名，是以烃为母体，将硝基作为取代基来命名。如：

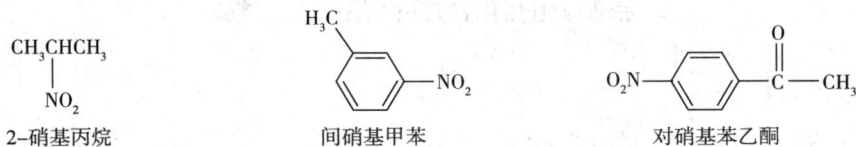

2-硝基丙烷　　　　　　　　　间硝基甲苯　　　　　　　　对硝基苯乙酮

二、硝基化合物的物理性质

因硝基化合物中的—NO_2是一个强极性基团，因此硝基化合物具有较大的极性，其沸点比相应卤代烃还要高。硝基化合物的相对密度都大于1，比水重，不溶于水，溶于有机溶剂。脂肪族硝基化合物是无色而具有香味的液体，但其应用较少（硝基甲烷等少数化合物除外）。大部分芳香族硝基化合物都是淡黄色固体，分子中硝基数目增加，热稳定性减小，多硝基化合物通常具有爆炸性，可用作炸药；有的多硝基化合物有强烈香味，可作香料，如：二甲苯麝香（人造麝香）具有类似麝香的气味；有的可用作药物合成原料或中间体。此外，多硝基化合物有毒，能使血红蛋白变性失去携带氧气的功能而引起中毒症状。

三、硝基化合物的化学性质

1. $\alpha-H$ 的酸性

请你想一想

　　向三支试管中分别加入几滴硝基甲烷、2-硝基丙烷和硝基苯，然后分别加入适量的蒸馏水，振荡摇匀，观察实验现象，再缓慢逐滴的加入适量的氢氧化钠溶液，边加边振荡，观察实验现象。

试管编号	1号	2号	3号
试剂1	硝基甲烷	2-硝基丙烷	硝基苯
试剂2	蒸馏水	蒸馏水	蒸馏水
试剂3	氢氧化钠溶液	氢氧化钠溶液	氢氧化钠溶液

观察与思考

　　在三支试管中加入蒸馏水后，观察到了什么实验现象？继续加入强碱氢氧化钠溶液，摇匀后观察到了什么实验现象？说明了什么？

　　通过实验我们发现3支试管中加入蒸馏水后均分层，继续加入氢氧化钠后，1号和2号试管里的硝基化合物能逐渐溶于强碱溶液中，3号试管则无此现象，这是因为含 $\alpha-H$ 的脂肪族硝基化合物表现出明显的酸性，这是由于硝基是吸电子的取代基，导致其 $\alpha-H$ 有明显的酸性。所以，不溶于水的这类硝基化合物可与强碱氢氧化钠反应生成钠盐而溶于氢氧化钠水溶液中。

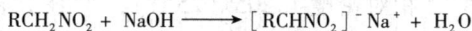

$$RCH_2NO_2 + NaOH \longrightarrow [RCHNO_2]^- Na^+ + H_2O$$

用盐酸酸化后，重新生成硝基化合物。

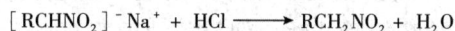

$$[RCHNO_2]^- Na^+ + HCl \longrightarrow RCH_2NO_2 + H_2O$$

　　具有 $\alpha-H$ 的伯、仲硝基化合物都有这个性质，叔硝基化合物没有这种氢原子，因此没有这个性质。

　　2. 还原反应　硝基是个很容易被还原的基团，尤其是连接在苯环上的硝基，更容易被还原，反应条件及介质对还原反应产物有较大的影响。硝基化合物可催化氢化或在酸性还原系统中（Fe、Zn、Sn 和盐酸）可还原为胺，工业上常用此法制备芳伯胺。

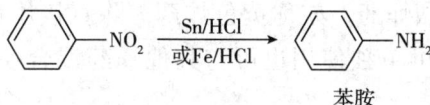

苯胺

　　3. 芳香族硝基化合物苯环上的取代反应　硝基是个强吸电子基团，它对苯环上取代基特别是邻、对位取代基的性质有很大的影响。卤苯型化合物中的卤素很不活泼，难以发生取代反应，但当卤素的邻、对位有硝基存在时，卤原子活性增加，硝基越多，取代反应越容易进行。例如：

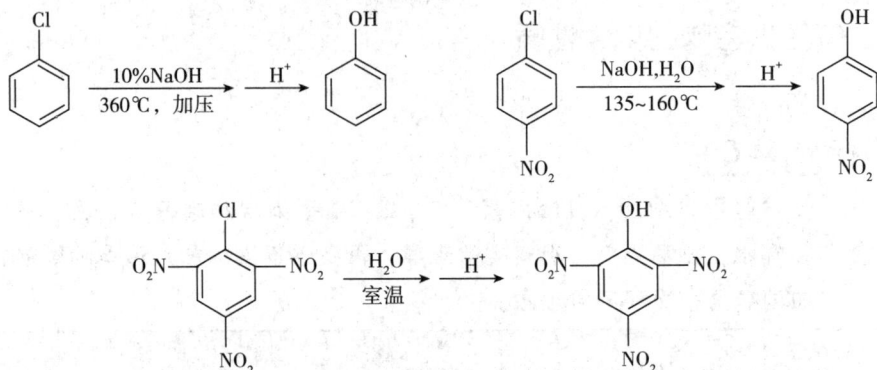

请你想一想

硝基对苯酚的酸性有何影响，下面四种物质的酸性是如何变化的？ 为什么？

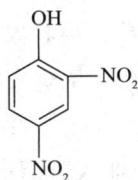

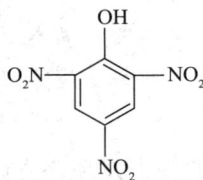

四、重要的硝基化合物

1. 硝基苯（$C_6H_5NO_2$）　又名密斑油，无色或淡黄色具有苦杏仁味的油状液体，熔点 5.7℃，沸点 210.9℃，相对密度 1.205（25℃），难溶于水，密度比水大；易溶于乙醇、乙醚、苯和油。能通过呼吸道和皮肤进入血液中，破坏血红蛋白输送氧的能力，有很大的毒性。遇明火、高热会燃烧、爆炸。硝基苯是重要的硝基化合物，常用作有机合成的中间体，是合成苯胺、联苯胺、偶氮苯的重要原料。

2. 2,4,6-三硝基甲苯（$C_7H_5(NO_2)_3$）　俗称 TNT，白色或淡黄色针状晶体，无臭，有吸湿性，相对密度为 1.65，几乎不溶于水，微溶于乙醇，溶于苯、甲苯和丙酮。有毒，可引起肝、肾、晶状体、生殖系统、免疫和血液系统等相关疾病，可致突变，部分致病机理尚不明确，空气中最大允许浓度为 $1mg/m^3$。

TNT 是一种重要的炸药，熔点较低，熔融方便，易同其他成分混合，易灌注弹壳内，是既便宜又安全的猛烈炸药，亦称黄色炸药。除直接用作炸药外，它还是许多炸药及其中间体的原料，即可单独使用也可与其他炸药混合使用，还可用于制造染料、药品等。

3. 2,4,6-三硝基苯酚（$C_6H_2OH(NO_2)_3$）　又名苦味酸，是黄色针状或块状晶体，熔点为 121.8℃，沸点大于 300℃，相对密度为 1.76，有毒，味极苦。能溶于热水、乙醇、苯及乙醚，难溶于冷水，水溶液呈酸性。

苦味酸用于制造硫化染料及炸药。由于它的酸性很强，会腐蚀弹壳，且生成的铁盐对震动和摩擦特别敏感，作炸药使用很不安全。由于其酸性足以与有机碱（如胺，含氮杂环和生物碱等）生成稳定的难溶性盐类，可作生物碱的沉淀剂。因它能使蛋白质凝固，故可用作蛋白质的沉淀剂，可用于丝和毛的染色。苦味酸还有杀菌止痛功能，医药上可作治疗烧伤的药物。

你知道吗

尼群地平

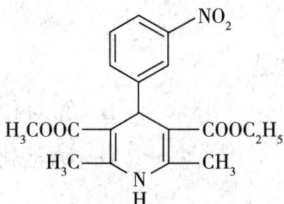

尼群地平为黄色结晶或结晶型粉末，无臭无味，遇光易变质。它在水中几乎不溶解，略溶于甲醇和乙醇中，易溶于丙酮和三氯甲烷中，是一种抗高血压药，主要用于原发性高血压、继发性高血压及冠心病的治疗，尤其是患有这两种疾病的患者，也可用于充血性心力衰竭的治疗。

目标检测

一、选择题

（一）单项选择题

1. 下列结构属于叔硝基化合物的是

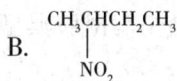

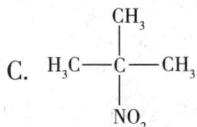

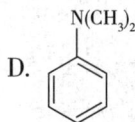

   A. $CH_3CH_2CH_2NO_2$

   B. $CH_3CHCH_2CH_3$ / NO_2

   C. $H_3C-C(CH_3)(CH_3)-NO_2$

   D. 苯环-$N(CH_3)_2$

2. 下列物质属于芳香硝基化合物的是

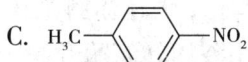

   A. CH_3NO_2

   B. $(CH_3)_2CHNO_2$

   C. H_3C-苯环$-NO_2$

   D. 苯环$-COCH_3$

3. 硝基苯跟铁粉的盐酸溶液反应可以生成

   A. 苯胺　　　　B. 甲苯　　　　C. 氯苯　　　　D. 苯甲酸

4. 下列化合物酸性最强的是

   A. 苯酚　　　　　　　　　　　B. 2,4,6 – 三硝基苯酚

C. 对硝基苯酚 　　　　　　　　 D. 2,4 – 二硝基苯酚

（二）多项选择题

1. 下列硝基化合物能与 NaOH 反应的是

A. $CH_3CH_2CH_2NO_2$

B.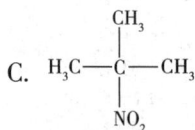

C.

D.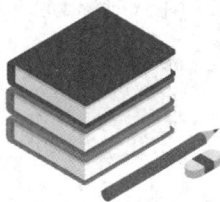

2. 关于硝基下列描述正确的是

A. 强吸电子基 　　　　　　　　 B. 邻对位定位基

C. 钝化基团 　　　　　　　　　 D. 硝基化合物的官能团

二、判断题

1. 硝基化合物比水轻，不溶于水。

2. 2,4,6 – 三硝基氯苯室温下水解可生成苦味酸。

3. 硝基容易被还原，尤其是直接连接在苯环上的硝基，更容易被还原。

第二节　酰胺

PPT

学习目标

知识要求

1. **掌握**　酰胺的结构、命名、化学性质。

2. **熟悉**　重要的酰胺及其衍生物。

能力要求

会书写酰胺典型的反应方程式。

实例分析

　　实例　2000 年 7 月，宁波一家主要生产维纶袋的小织造公司为了能及时完成一份生产订单，临时招用了 4 名民工从事染色工作，所用的染浆配料中含有二甲基甲酰胺，车间内无机械通风。上岗前，公司只是简单介绍了所接触的化学物质有毒，应戴防毒口罩和橡皮手套操作。他们开始操作后，不时摘下口罩抽烟、喝水，公司管理人员看见也未加劝阻。工作到第 4 天，他们已经不戴口罩作业，其中 1 人还赤膊工作。工作的第 5 天，4 名民工陆续出现头痛、恶心、呕吐等症状，血中谷丙转氨酶升高，其中 1 名出现黄疸，最后确认为二甲基甲酰胺中毒。

　　问题　二甲基甲酰胺属于哪一类物质？这类物质具有哪些性质？

一、酰胺的结构和命名

在结构上，酰胺可看作是羧酸分子羧基中的羟基被氨基或烃氨基（—NHR 或—NR$_2$）取代而成的化合物；也可看作是氨或胺分子中氮原子上的氢被酰基取代而成的化合物。所以，酰胺既可看成是羧酸的衍生物，又可看成是氨或胺的衍生物。

酰胺可以用以下的通式来表示。

$$R—\overset{\overset{O}{\|}}{C}—NH_2 \qquad R—\overset{\overset{O}{\|}}{C}—NHR \qquad R—\overset{\overset{O}{\|}}{C}—NR_2$$

其中的 R 可以是脂肪烃基或芳香烃基，可以相同，也可以不同。

酰胺的命名是根据相应的酰基名称，并在后面加上"胺"或"某胺"，称为"某酰胺"或"某酰某胺"。当酰胺中氮上连有烃基时，可将烃基的名称写在酰基名称的前面，并在烃基名称前加上"$N-$"表示该烃基是与氮原子相连的。例如：

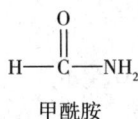

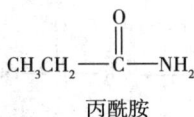

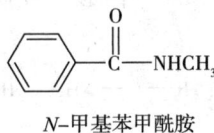

$$H—\overset{\overset{O}{\|}}{C}—NH_2 \qquad CH_3CH_2—\overset{\overset{O}{\|}}{C}—NH_2 \qquad \text{苯}—\overset{\overset{O}{\|}}{C}—NHCH_3$$

　　　甲酰胺　　　　　　　　丙酰胺　　　　　　　　$N-$甲基苯甲酰胺

> **请你想一想**
>
> 给下列化合物命名
>
> $$H_3C—\overset{\underset{\overset{|}{CH_3}}{N}}{\,}—\overset{\overset{O}{\|}}{C}H \qquad \text{苯}—NHCOCH_3 \qquad CH_3\overset{\overset{O}{\|}}{C}—NHCH_2CH_3$$

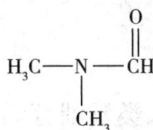

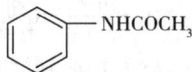

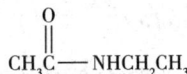

二、酰胺的性质

1. 近中性　酰胺一般是近中性的化合物。

2. 水解　酰胺可以发生水解反应。在酸或碱的存在下加热时，则可加速反应，但比羧酸酯的水解慢得多。$N-$取代酰胺同样可以水解，生成羧酸和胺。

酰胺在酸性条件下水解：

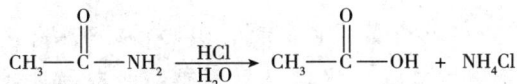

$$CH_3—\overset{\overset{O}{\|}}{C}—NH_2 \xrightarrow[H_2O]{HCl} CH_3—\overset{\overset{O}{\|}}{C}—OH + NH_4Cl$$

酰胺在碱性条件下水解：

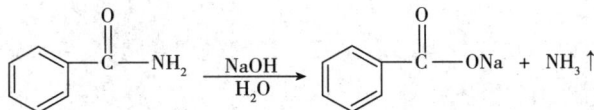

$$\text{苯}—\overset{\overset{O}{\|}}{C}—NH_2 \xrightarrow[H_2O]{NaOH} \text{苯}—\overset{\overset{O}{\|}}{C}—ONa + NH_3\uparrow$$

你知道吗

β–内酰胺类抗生素

β–内酰胺类抗生素是指化学结构中具有β–内酰胺环的一大类抗生素，包括临床最常用的青霉素与头孢菌素，以及新研制的头霉素类、硫霉素类、单环β–内酰胺类等其他非典型β–内酰胺类抗生素。此类抗生素具有杀菌能力强、毒性低、适应范围广的优点。β–内酰胺环遇水、光、热、酸、碱、酶等不稳定，β–内酰胺环断开生成β–氨基丙酸，活性降低或消失。

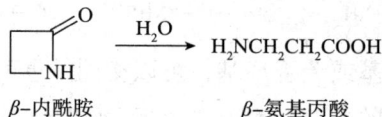

$$\underset{\beta-\text{内酰胺}}{\overset{\displaystyle O}{\bigsqcup_{NH}}} \xrightarrow{\;H_2O\;} \underset{\beta-\text{氨基丙酸}}{H_2NCH_2CH_2COOH}$$

所以，临床要将青霉素制成粉针剂，而且注射时需现用现配。

3. 与亚硝酸反应　酰胺与亚硝酸作用生成相应的羧酸，并放出氮气。

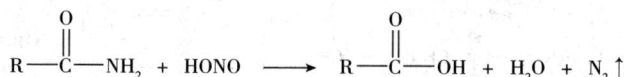

$$R-\overset{\displaystyle O}{\overset{\|}{C}}-NH_2 + HONO \longrightarrow R-\overset{\displaystyle O}{\overset{\|}{C}}-OH + H_2O + N_2\uparrow$$

三、重要的酰胺及其衍生物

1. 尿素　又叫碳酰二胺，简称脲。其结构式如下。

$$NH_2-\overset{\displaystyle O}{\overset{\|}{C}}-NH_2$$

尿素的外观是白色晶体或粉末，易溶于水和乙醇。它是人类及哺育动物体内蛋白质代谢的最终产物。尿素具有弱碱性，在酸、碱或尿素酶的催化下容易水解，也可发生缩合反应。

（1）水解反应　在酶的催化作用下，尿素水解的反应式为：

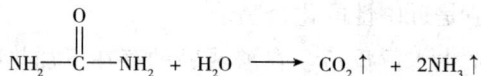

$$NH_2-\overset{\displaystyle O}{\overset{\|}{C}}-NH_2 + H_2O \longrightarrow CO_2\uparrow + 2NH_3\uparrow$$

（2）缩合反应和缩二脲反应

请你想一想

在一支干燥试管中加入少量固体尿素，用酒精灯加热，把湿润的红色石蕊试纸靠近试管口。待试管中固体经熔化后再重新变成固体时停止加热。观察红色石蕊试纸颜色的变化，嗅闻产生的气体。

观察与思考

1. 气体有什么气味？红色石蕊试纸颜色的是否变化？气体的酸碱性如何？

2. 白色固体是什么物质？

实验结果表明：加热固体尿素，可以明显嗅到刺激性气味，该气体可以使湿润的红色石蕊试纸变蓝色，说明该反应产生的气体是氨气。两分子尿素间脱去一个 NH_3 分子，生成缩二脲的反应称为尿素的缩合反应。反应式如下。

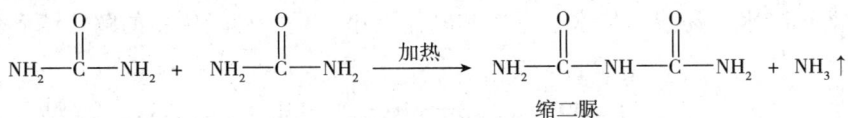

缩二脲是白色固体，难溶于水，易溶于碱溶液中。

请你想一想

待上述试管冷却后，加入 2ml 2mol/L NaOH 溶液，振荡，使缩二脲溶解，再加入 1~2 滴 0.1mol/L $CuSO_4$ 溶液，观察溶液颜色的变化。

观察与思考

上述实验的现象是什么？该反应有什么用途？

实验结果表明：在缩二脲的碱性溶液中加入少量硫酸铜溶液，立即呈现紫红色。这个颜色反应称为缩二脲反应。该反应能够鉴别含有 2 个或 2 个以上酰胺键结构的化合物。如多肽和蛋白质。

尿素在医药上具有软化角质、利尿脱水等作用。

2. 丙二酰脲及巴比妥类药物　尿素与丙二酸二乙酯在乙醇钠催化下缩合，生成丙二酰脲。丙二酰脲是无色结晶，熔点 245℃，微溶于水。在水溶液中存在下列酮式和烯醇式互变异构现象。

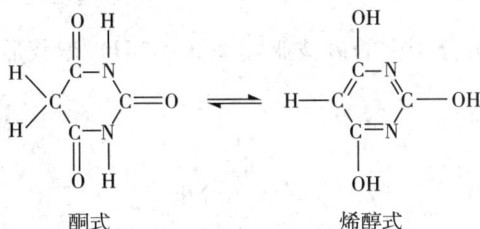

酮式　　　　　　烯醇式

烯醇式显示较强的酸性（ pKa 为 3.98，25℃），又称为巴比妥酸。

丙二酰脲分子中亚甲基上的 2 个氢原子都被烃基取代的衍生物，是一类催眠镇静药，统称为巴比妥类药物。其结构通式为：

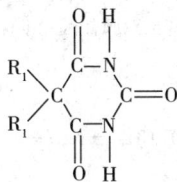

这类药物因互变异构而显弱酸性，能与强碱作用生成盐。巴比妥类药物的钠盐易

溶于水，把钠盐配制成水溶液可供注射用。在生化检验中用巴比妥酸及其钠盐配制缓冲溶液。

3. 对乙酰氨基酚　又称对羟基乙酰苯胺，是白色结晶或结晶性粉末，在空气中较稳定，微溶于冷水，易溶于热水，毒性和副作用小，是一种较优良的解热镇痛药。

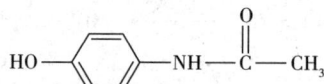

对乙酰氨基酚（扑热息痛）

4. 磺胺类药物　磺胺类药物的基本结构是对氨基苯磺酰胺，简称磺胺。

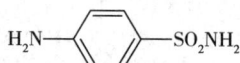

对氨基苯磺酰胺

对氨基苯磺酰胺本身有抑菌作用，是磺胺药物中最简单的一种，但因其副作用大，现仅供外用。当氨基上的氢原子被某些基团取代时，能增加其抑菌作用，有较好的疗效和较低的毒性。

磺胺类药物为白色或淡黄色的结晶粉末，无臭，几乎无味或微苦味，难溶于水，易溶于酸性及碱性溶液中。具有抗菌谱广、性质稳定、口服吸收良好等优点，是一类治疗细菌性感染的重要药物。磺胺类药物有很多，如磺胺嘧啶（SD）、磺胺甲基异噁唑（新诺明，SMZ）等。

磺胺嘧啶(SD)

磺胺甲基异噁唑(新诺明，SMZ)

5. 胍　可认为是尿素分子中的氧被亚氨基（＝NH）取代后的衍生物。其结构简式如下。

胍为无色结晶，易溶于水，具有强碱性。含有胍结构的药物很多，一般都制成稳定的盐类使用。如糖尿病药苯乙双胍盐酸盐（又称降糖灵）、降血压药硫酸胍氯酚等。

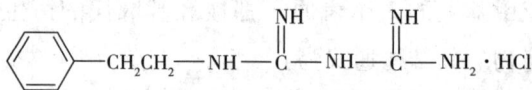

苯乙双胍盐酸盐(降糖灵)

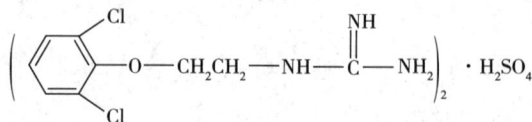

硫酸胍氯酚(降血压药)

目标检测

一、选择题

（一）单选题

1. 下列物质中，哪一个属于酰胺

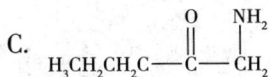

A. $CH_3CH_2COONH_2$

B. CH_3NH_2

C.
$$H_3CH_2CH_2C-\overset{\overset{\displaystyle O}{\|}}{C}-\overset{\overset{\displaystyle NH_2}{|}}{CH_2}$$

D.
$$H_3CH_2CH_2C-\overset{\overset{\displaystyle O}{\|}}{C}-NH_2$$

2. 下列物质中显酸性的有

A. 苯甲酰胺　　　B. 乙酰胺　　　　C. 丙二酰脲　　　D. 尿素

3. 下列结构属于酰基的是

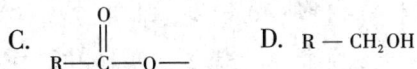

A.
$$R-\overset{\overset{\displaystyle O}{\|}}{C}-$$
B. $-COOH$
C.
$$R-\overset{\overset{\displaystyle O}{\|}}{C}-O-$$
D. $R-CH_2OH$

4. 下列化合物能发生水解反应的是

A. 硝基苯

B. 乙酰苯胺

C. 硝基甲烷

D. 2 – 硝基丙烷

（二）多选题

1. 下列关于酰胺的性质错误的是

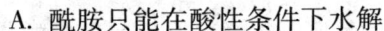

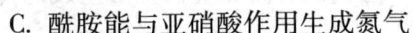

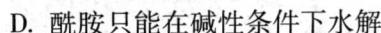

A. 酰胺只能在酸性条件下水解

B. 酰胺显酸性

C. 酰胺能与亚硝酸作用生成氮气

D. 酰胺只能在碱性条件下水解

2. 关于尿素性质的叙述正确的是

A. 有弱酸性

B. 易溶于水

C. 能发生缩二脲反应

D. 在一定条件下水解

二、判断题

1. 酰胺中有氨基，因此一般显碱性。

2. 胍具有强碱性。

3. 在缩二脲的碱性溶液中加入少量硫酸铜溶液，立即呈现蓝色。

三、给下列物质命名

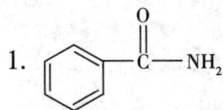

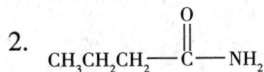

1.
$$\overset{\overset{\displaystyle O}{\|}}{\underset{\bigcirc}{}}C-NH_2$$

2.
$$CH_3CH_2CH_2-\overset{\overset{\displaystyle O}{\|}}{C}-NH_2$$

四、写出下列物质的结构简式

1. 缩二脲

2. 对乙酰氨基酚

3. 脲

4. 对氨基苯磺酰胺

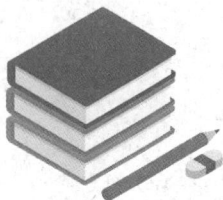

第三节　胺和季铵化合物

PPT

学习目标

知识要求

1. **掌握**　胺的结构、命名、化学性质。
2. **熟悉**　胺的分类、物理性质。
3. **了解**　重要的胺及季铵化合物。

能力要求

1. 会书写胺的典型反应方程式。
2. 能用化学方法鉴别伯、仲、叔胺。

实例分析

实例　19 世纪 40 年代，非洲流行疟疾。奎宁是治疗疟疾的特效药，但天然提取的奎宁产量少，不能满足需要。英国化学家霍夫曼就想从煤焦油提取物中制奎宁，没有如愿。他的助手柏琴在试验过程却意外获得了一种美丽的紫色染料——苯胺紫。接下来的几年，霍夫曼等化学家又以苯胺为基础合成了多种美丽的染料。

问题　苯胺属于哪类化合物？这类化合物具有怎样的结构和性质呢？

一、胺的结构、分类和命名

1. 胺的结构　胺可以看作氨分子（NH_3）中的氢原子被烃基取代后生成的化合物。胺的官能团以氨基（$—NH_2$）为代表：

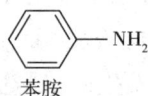

$$CH_3CH_2NH_2 \qquad CH_3NHCH_3 \qquad CH_3CH_2NHCH_3$$
乙胺　　　　　　　二甲胺　　　　　　甲乙胺　　　　　　苯胺

2. 胺的分类和命名　胺按照氨分子中的氢原子被烃基取代的数目不同分为（R 为烃基）。

$$NH_3 \qquad\qquad RNH_2 \qquad\qquad R_2NH \qquad\qquad R_3N$$
氨　　　　　　　伯胺　　　　　　　仲胺　　　　　　　叔胺

应注意，由于伯、仲、叔胺与伯、仲、叔醇的分类依据不同，所以叔丁醇是叔醇，而叔丁胺是伯胺。

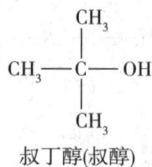

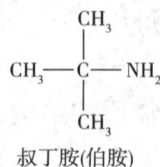

叔丁醇(叔醇)　　　　　　　　　　　　　叔丁胺(伯胺)

胺也可以根据分子中氮原子所连接烃基的不同，将胺分为脂肪胺和芳香胺。氮原子直接与脂肪烃基相连的胺称为脂肪胺，氮原子直接与芳环相连的胺称为芳香胺。

胺还可以根据胺分子中所含氨基（—NH$_2$）的数目不同而将胺分为一元胺、二元胺、多元胺。

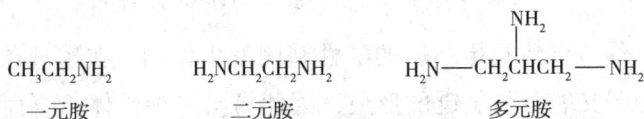

$$CH_3CH_2NH_2 \qquad H_2NCH_2CH_2NH_2 \qquad H_2N{-}CH_2CHCH_2{-}NH_2$$
一元胺 　　　　　二元胺 　　　　　多元胺

胺的命名：简单的胺是以胺作母体，烃基作为取代基，命名时将烃基的名称和数目写在母体胺的前面，"基"字一般可以省略。

$$CH_3CH_2NH_2 \qquad CH_3NHCH_3 \qquad CH_3CH_2NHCH_3 \qquad$$
乙胺 　　　　二甲胺 　　　　甲乙胺 　　　　苯胺

当氮原子上同时连有芳香烃基和脂肪烃基时则以芳香胺作为母体，命名时在脂肪烃基前加上字母"N"，表示该脂肪烃基是直接连在氮原子上。

$$H_3C{-}{-}NHCH_2CH_3$$
4-甲基-N-乙基苯胺　　　　　N-甲基-N-乙基苯胺

比较复杂的胺，是以烃作为母体，氨基作为取代基来命名。

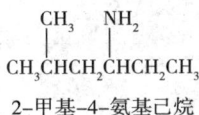

$$CH_3CHCH_2CHCH_2CH_3$$
2-甲基-4-氨基己烷

命名时注意"氨""胺""铵"的含义，在表示基团时用"氨"；表示 NH$_3$ 的烃基衍生物时用"胺"；表示铵盐或者季铵化合物时用"铵"。

二、胺的性质

（一）胺的物理性质

胺有难闻的气味，许多脂肪胺有鱼腥臭，丁二胺与戊二胺有腐烂肉的臭味，他们又分别被称为腐胺与尸胺。许多胺有一定的生理作用：气态胺对中枢神经系统有轻微抑制作用；苯胺有毒；β–萘胺和联苯胺是能引起恶性肿瘤的物质。

（二）胺的化学性质 微课

1. 碱性　胺具有碱性，这是由于氮原子上的孤对电子易与水中的质子相结合的缘故。胺在水中存在下列平衡：

$$RNH_2 + H_2O \rightleftharpoons RNH_3^+ + OH^-$$

胺能与大多数酸作用成盐。

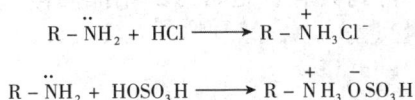

$$R{-}NH_2 + HCl \longrightarrow R{-}NH_3Cl^-$$

$$R{-}NH_2 + HOSO_3H \longrightarrow R{-}NH_3\,OSO_3H$$

胺的碱性较弱，其盐与氢氧化钠溶液作用时，又能释放出游离胺。

胺在水溶液中的碱性强弱为：

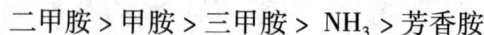

$$二甲胺 > 甲胺 > 三甲胺 > NH_3 > 芳香胺$$

胺具有碱性，易与核酸及蛋白质的酸性基团发生作用。在生理条件下，胺易形成铵离子，其中氮原子又能参与氢键的形成，因此易与多种受体结合而显示出多种生物活性。

你知道吗

难溶于水的氨基类药物的制备

在制药过程中，常把难溶于水的含有氨基、亚氨基或次氨基的药物变成可溶于水的盐，以供药用。如局部麻醉药普鲁卡因，在水中的溶解度较小，所以常把它制成普鲁卡因盐酸盐，成盐后易溶于水便于制成注射液。

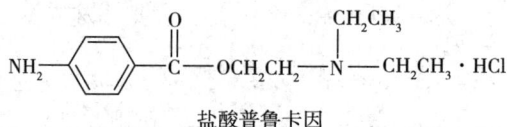

$$H_2N-\langle benzene \rangle-C(=O)-OCH_2CH_2-N(CH_2CH_3)(CH_2CH_3) \cdot HCl$$

盐酸普鲁卡因

请你想一想

比较下列化合物的碱性强弱

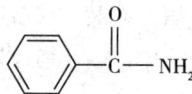

$(CH_3)_3N$ C_2H_5OH 苯胺($-NH_2$)   环己胺($-NH_2$)   苯甲酰胺($C(=O)-NH_2$) NH_3

---

2. 酰化反应 伯胺和仲胺能与酰卤、酸酐等酰化试剂反应生成酰胺。

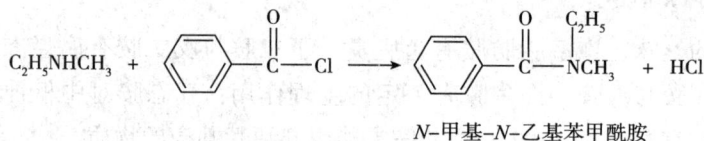

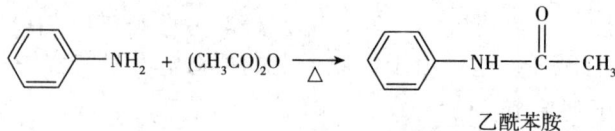

$$C_2H_5NHCH_3 + \langle benzene \rangle-C(=O)-Cl \longrightarrow \langle benzene \rangle-C(=O)-N(C_2H_5)(CH_3) + HCl$$

N-甲基-N-乙基苯甲酰胺

$$\langle benzene \rangle-NH_2 + (CH_3CO)_2O \xrightarrow{\triangle} \langle benzene \rangle-NH-C(=O)-CH_3$$

乙酰苯胺

叔胺分子中的氮原子上没有氢原子，所以不能进行酰化反应。能够进行酰化反应的伯胺、仲胺经酰化反应后得到具有一定熔点的结晶固体，因此酰化反应可用来检验伯胺和仲胺。

你知道吗

酰基化反应在药物合成中的应用

酰基化反应在药物合成中有着广泛的应用，可用于药物中间体的合成；通过酰基化反应可保护氨基，防止其反应过程受破坏；在药物分子中引入酰基可增加药物的稳定性和脂溶性，降低药物的毒性。例如：对氨基苯酚有解热止痛作用，但是毒性较大，不能应用于临床，将其与乙酐反应，可制得毒副作用小的解热镇痛药对乙酰氨基酚。

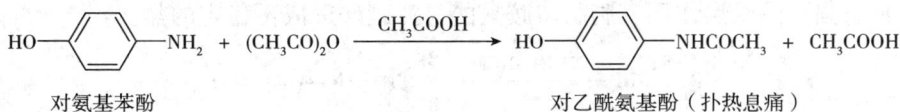

$$HO-\text{〈〉}-NH_2 + (CH_3CO)_2O \xrightarrow{CH_3COOH} HO-\text{〈〉}-NHCOCH_3 + CH_3COOH$$

对氨基苯酚　　　　　　　　　　　　　对乙酰氨基酚（扑热息痛）

3. 磺酰化反应　伯胺、仲胺在碱存在下与苯磺酰氯作用，生成苯磺酰胺。伯胺生成的苯磺酰胺，氨基上的氢原子受磺酰基的影响呈弱酸性，能溶于碱而生成水溶性的盐。仲胺所生成的苯磺酰胺，氨基上没有氢原子不显酸性，不能溶于碱溶液中。叔胺与苯磺酰氯不起反应，可溶于酸。所以常利用苯磺酰氯（或对甲基苯磺酰氯）来分离、鉴别三种胺类化合物。这个反应称为兴斯堡（Hinsberg）反应。

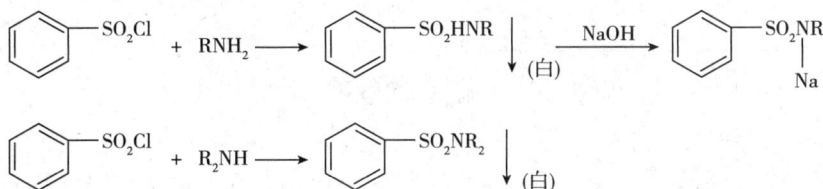

$$\text{〈〉}-SO_2Cl + RNH_2 \longrightarrow \text{〈〉}-SO_2HNR \downarrow_{(白)} \xrightarrow{NaOH} \text{〈〉}-SO_2NR\ |\ Na$$

$$\text{〈〉}-SO_2Cl + R_2NH \longrightarrow \text{〈〉}-SO_2NR_2 \downarrow_{(白)}$$

请你想一想

下列化合物中，哪些能和苯磺酰氯发生磺酰化反应，哪些不能？

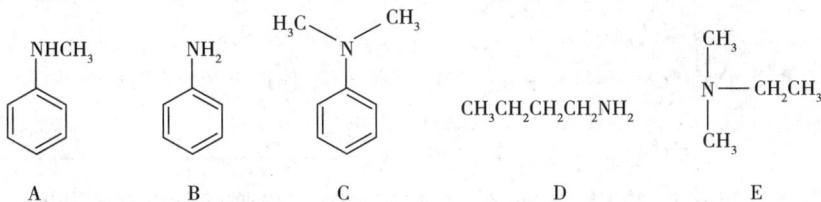

A　　　B　　　C　　　D　　　E

4. 与亚硝酸反应　脂肪伯胺在强酸存在下与亚硝酸反应，能定量地放出氮气。此反应常用于脂肪伯胺与和其他有机物中氨基的含量测定。

$$RCH_2CH_2NH_2 \xrightarrow[低温]{NaNO_2 + HCl} RCH_2CH_2N_2^+ Cl^- \xrightarrow{分解} RCH_2CH_2OH + N_2\uparrow + Cl_2$$

重氮盐

芳香伯胺与亚硝酸在常温下的反应与脂肪伯胺相似，生成酚并放出氮气。

但若在强酸性溶液中和低温条件下（0~5℃），与亚硝酸作用则生成重氮盐。

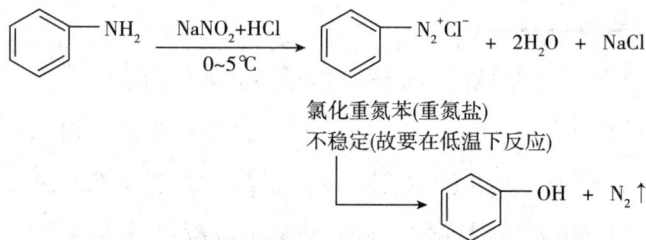

脂肪仲胺和芳香仲胺都能与亚硝酸反应生成 N – 亚硝基胺，为黄色不溶于水的油状物，具有强烈的致癌作用。脂肪叔胺只能与亚硝酸形成不稳定的盐。

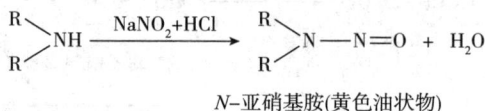

N–亚硝基胺(黄色油状物)

芳香叔胺可以在芳环上发生亚硝化反应，生成芳环上有亚硝基的化合物。

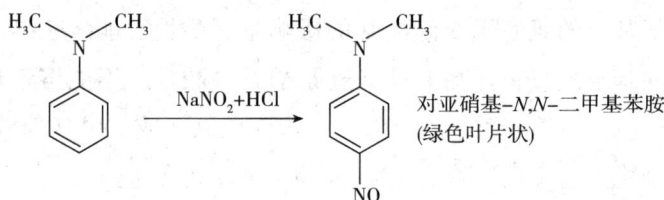

对亚硝基–N,N–二甲基苯胺
(绿色叶片状)

你知道吗

亚硝胺的危害

亚硝胺是四大食品污染物之一。迄今为止，已发现的亚硝胺有300多种，其中90%左右可以诱发动物不同器官的肿瘤。大量实验证明：烟熏或腌制的鱼和肉含有较多的亚硝胺类，霉变的食品中也有亚硝胺的形成，其中有的是食品中天然形成的，有的是生产过程中添加亚硝酸盐而形成的。人体可经消化道、呼吸道等途径接触这些致癌物。

要预防亚硝胺中毒，首先要在食品加工中防止微生物污染，降低食品中亚硝胺含量；同时加强对肉制品的监督、检测，严格控制亚硝酸盐的使用；少吃或不吃隔夜剩饭菜，因为剩菜中的亚硝酸盐含量明显高于新鲜制作的菜；少吃或不吃咸鱼、咸蛋、咸菜。

5. 芳环上的取代反应　氨基是邻、对位定位基，当苯环上连有氨基时，易发生亲电取代反应。

芳胺与氯或溴很容易发生取代反应。例如，苯胺与溴水反应，立即生成2,4,6 – 三溴苯胺的白色沉淀。

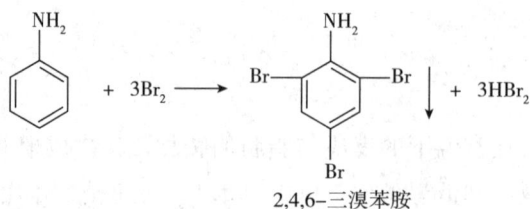

2,4,6–三溴苯胺

此反应能定量地完成，故可用于苯胺的定性和定量分析。

三、重要的胺及其衍生物

1. 苯胺（$C_6H_5NH_2$） 是最简单也是最重要的芳香伯胺，是合成药物，染料等的重要原料，如可以合成磺胺类药物等。苯胺为油状液体，沸点184℃，微溶于水，易溶于有机溶剂。新蒸馏的苯胺无色，但久置会因氧化而颜色变深。苯胺有毒，能透过皮肤或吸入蒸气使人中毒，可引起皮肤起疹、恶心、视力不清、精神不安，使用时谨防中毒。

2. 乙二胺（$H_2NCH_2CH_2NH_2$） 主要用于环氧树脂固化剂、农药、医药、低分子量聚酰胺树脂、螯合剂、表面活性剂、润滑油添加剂等领域。乙二胺可用于生产20余种药物，主要有氨茶碱、甲硝羟基唑等，多为传统药物。

3. 乙二胺四乙酸及盐（EDTA）

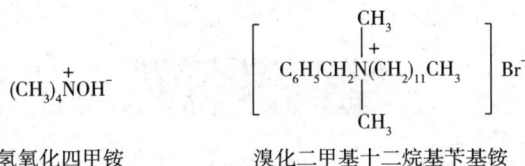

EDTA二钠盐

EDTA及其盐类在分析化学中具有重要的应用，它具有强烈的配位作用，能与碱土金属和重金属形成非常稳定的螯合物，从而防止其被溶液中的其他成分所沉淀。

四、季铵盐和季铵碱

季铵化合物是氮原子上连有四个烃基的化合物，在结构上可以看作是铵离子NH_4^+中的4个氢都被烃基所取代而生成的化合物。季铵化合物分为季铵盐和季铵碱。

季铵盐与季铵碱的命名与卤化铵和氢氧化铵的命名相似。但命名时需要将四个烃基名称写在"铵"字之前，烃基不同时，则按基团顺序由小到大排列写出。

$$(CH_3)_4N^+OH^-$$

氢氧化四甲铵

$$\left[C_6H_5CH_2\overset{\overset{\displaystyle CH_3}{|}}{\underset{\underset{\displaystyle CH_3}{|}}{N}}(CH_2)_{11}CH_3 \right] Br^-$$

溴化二甲基十二烷基苄基铵

1. 季铵盐（$R_4N^+X^-$，R 为烃基） 是白色结晶固体，能溶于水，不溶于非极性有机溶剂。主要作为阳离子表面活性剂，具有去污、杀菌、消毒等功效。

你知道吗

新洁尔灭

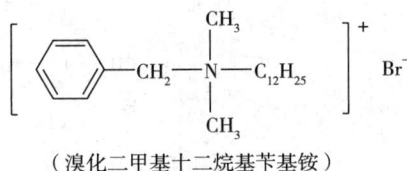

（溴化二甲基十二烷基苄基铵）

在常温下，新洁尔灭为微黄色的黏稠液，吸湿性强，易溶于水和醇。水溶液呈碱性。新洁尔灭是具有长链烷基的季铵盐，属阳离子型表面活性剂，也是消毒剂。临床上用于皮肤、器皿手术前的消毒。

2. 季铵碱（$R_4N^+OH^-$，R 为烃基） 　是强碱，碱性和氢氧化钠相近，分子结构与氢氧化铵（NH_4OH）相似，可看作是 NH_4OH 中氢原子被取代而得到的衍生物。季铵碱易潮解，易溶于水并完全电离。最简单的季铵碱是氢氧化四甲铵 $(CH_3)_4NOH$。

你知道吗

胆　碱

胆碱是一种季铵碱。它可以和盐酸作用生成盐。其结构式如下：

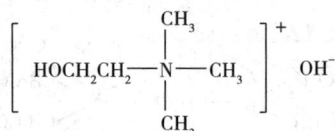

胆碱普遍存在于生物体中，在脑组织和蛋黄中含量较多，是卵磷脂的组成部分。胆碱为白色结晶，吸湿性强，易溶于水和乙醇，而不溶于乙醚和三氯甲烷等。它在体内参与脂肪代谢，有抗脂肪肝的作用。在生物体内，胆碱多以乙酰胆碱的形式存在。

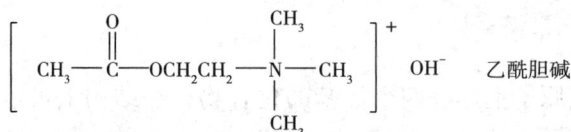

乙酰胆碱是相邻的神经细胞之间，通过神经节传导神经刺激的重要物质，神经冲动过程中生成的乙酰胆碱立即受胆碱酯酶的催化作用而迅速发生水解，重新生成胆碱。

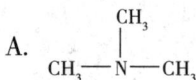

一、选择题

（一）单选题

1. 下列物质中，碱性最强的是

　　A. 甲胺　　　　　　B. 三甲胺　　　　　　C. 苯胺　　　　　　　D. 二甲胺

2. 下列结构属于叔胺的是

　　A. $CH_3-\overset{\overset{\displaystyle CH_3}{|}}{N}-CH_3$

　　B. $CH_3-\overset{\overset{\displaystyle CH_3}{|}}{\underset{\underset{\displaystyle CH_3}{|}}{C}}-NH_2$

　　C. $CH_3CH_2NH_2$

　　D. CH_3NHCH_3

3. 下列物质属于芳香胺的是

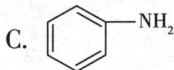

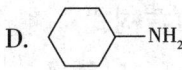

A. CH_3NHCH_3

B. $CH_3CH_2NH_2$

C. ![苯胺]$-NH_2$

D. ![环己胺]$-NH_2$

4. 下列化合物中碱性最强的是

A. $(CH_3)_2NH$

B. CH_3NH_2

C. $(CH_3)_4N^+OH^-$

D. $(CH_3)_3N$

5. 下列属于季铵盐的是

A. $(CH_3)_4N^+Cl^-$

B. $(CH_3)_3N^+HCl^-$

C. $(CH_3)_2N^+H_2Cl^-$

D. $CH_3N^+H_3Cl^-$

6. 关于苯胺性质的叙述错误的是

A. 易被空气中的氧气氧化

B. 能与盐酸作用生成季铵盐

C. 能与酸酐反应生成酰胺

D. 能与溴水作用产生白色沉淀

（二）多选题

1. 与苯磺酰氯作用生成白色沉淀的是

A. 甲胺

B. 二甲胺

C. 三甲胺

D. 乙胺

2. 能与乙酰氯或乙酸酐发生酰化反应的是

A. 苯胺

B. 乙胺

C. 二乙胺

D. 三乙胺

3. 下列化合物在室温下能跟溴水作用生产白色沉淀的是

A. 苯胺

B. 苯酚

C. 硝基苯

D. 苯甲酸

4. 下列化合物碱性强于氨水的是

A. 苯胺

B. 三甲胺

C. 甲胺

D. 二甲胺

5. 下列化合物碱性弱于氨水的是

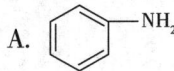

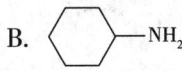

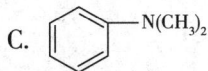

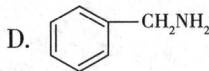

A. ![苯胺]$-NH_2$

B. ![环己胺]$-NH_2$

C. ![N,N-二甲基苯胺]$-N(CH_3)_2$

D. ![苄胺]$-CH_2NH_2$

二、判断题

1. 胺都能与酰卤、酸酐等酰化试剂反应生成酰胺。

2. 脂肪胺在水溶液中碱性按照伯、仲、叔胺依次增强。

3. 季铵碱是强碱，与氢氧化钠的碱性相近。

三、写出下列物质的结构式

1. 乙二胺

2. 乙胺

3. N,N - 二甲基苯胺

4. 氢氧化四甲铵

书网融合……

　　　微课　　　　　划重点　　　　　自测题

第四章 探索有机物的立体结构

同分异构现象在有机化合物中普遍存在。有机化合物的异构现象分为构造异构和立体异构。构造异构是指分子中原子相互连接的方式和次序不同所引起的一类异构。立体异构是指分子的构造相同，只是分子中原子或基团在空间的排列方式不同而引起一类异构。

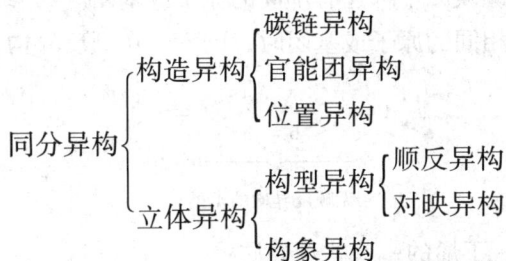

本章我们一起来探索有机物立体异构中的构型异构。

第一节 顺反异构

PPT

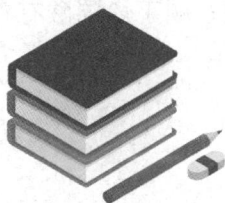

学习目标

知识要求

1. **掌握** 顺反异构的定义、产生条件和构型表示法。
2. **熟悉** 次序规则。
3. **了解** 顺反异构体的性质差异。

能力要求

会判断顺反异构的构型。

实例分析

实例 2006 年 6 月 13 日，被称为"食物 POLICEMAN"的美国消费者权利组织"公共利益科学中心"曾把肯德基连锁快餐店告上法庭，要求肯德基停止使用会导致食物中反式脂肪酸含量过高的烹调油。公共利益科学中心在诉状中表示，一些肯德基食品由部分氢化食用油烹制而成，其反式脂肪酸含量"高得惊人"，会令消费者的身体健康承受极大的风险。此事件再次引起人们对"洋快餐"食品安全问题的关注。

问题 什么是反式脂肪酸？反式脂肪酸摄入量过多会对身体产生什么影响？

一、碳碳双键化合物的顺反异构

由于双键中有一个 π 键不能自由旋转，当双键的两个碳原子各连接两个不同的原子或原子团时，就能产生顺反异构体。

顺-2-丁烯　　　　　　　　　反-2-丁烯

这种由于组成双键的两个碳原子连接的基团在空间的位置不同而形成不同构型的现象称为顺反异构现象。相同的原子或基团在双键的同一侧，称为顺式构型（可用 *cis* - 表示）；相同的原子或基团在双键的异侧，称为反式构型（可用 *trans* - 表示）。

产生顺反异构体的必要条件：每个双键碳原子都连有不同的原子或基团。

当双键上其中一个碳原子上连有两个相同的原子或基团时，则不存在顺反异构。

有顺反异构的类型　　　　　　　　　　　　无顺反异构的类型

顺反异构体的物理性质有差别，如 2 - 丁烯的一些物理性质：

异构体	沸点/℃	熔点/℃	相对密度
顺 - 2 - 丁烯	3.5	-139.3	0.621
反 - 2 - 丁烯	0.9	-105.5	0.604

顺反异构体的化学性质基本相同，但与空间排列有关的性质差别很大。

顺反异构体不仅在理化性质上有差别，而且他们的生理活性也有很大不同，因而药理作用差别也很大。例如，顺巴豆酸味辛辣，而反巴豆酸味甜；顺丁烯二酸有毒，而反丁烯二酸无毒。

你知道吗

顺反异构与人工激素

研究发现雌激素雌二醇的两个羟基是活性官能团，是生理作用所必需的。己烯雌酚为人工合成的非甾族雌激素，己烯雌酚有顺反异构，在反式己烯雌酚中，两个羟基的距离是 1.45nm，这与雌二醇两个羟基的距离近似，表现出较强的药理作用，反式己烯雌酚的口服药效为雌二醇的 2～3 倍；而顺式己烯雌酚两个羟基的距离是 0.72nm，与雌二醇两个羟基的距离相差较大，药理作用大大减弱。

雌二醇　　　　　　　　反式己烯雌酚　　　　　　　　顺式己烯雌酚

二、顺反异构体的命名

1. 顺、反命名法　命名时在其名称前冠以"顺"或"反"字。例如：

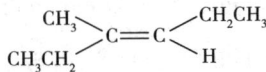

顺–2–戊烯　　　　　　　　　反–3–甲基–3–己烯

顺、反命名法有局限性，即在两个双键碳原子上所连接的两个基团彼此应有一个是相同的，彼此无相同基团时，则无法确定其是顺式或反式。例如：

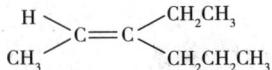

2. Z、E 命名法　为解决上述构型难以用顺反将其命名的难题，国际纯粹与应用化学联合会（简称IUPAC）规定，用Z、E命名法来标记顺反异构体的构型。一个化合物的构型是 Z 型还是 E 型，要由"次序规则"来决定。Z、E命名法的具体内容如下。

按"次序规则"分别比较两个双键碳原子上各自连接的两个原子或基团的次序大小，如果两个次序比较大的原子或基团位于双键的同侧，称为 Z 构型，反之称为 E 构型。

次序规则的要点如下。

（1）比较与双键碳原子直接连接的原子的原子序数，序数大的为"大"，序数小的为"小"。

例如：$I > Br > Cl > S > P > F > O > N > C > H$

　　　　$—Br > —OH > —NH_2 > —CH_3 > H$

（2）如果与双键碳原子直接连接的基团的第一个原子相同时，则要依次比较第二、第三顺序原子的原子序数，来决定基团的大小顺序。

例如：$CH_3CH_2— > CH_3—$（因第一顺序原子均为 C，故必须比较与碳相连基团的大小）

$CH_3—$中与碳相连的是 H、H、H。

$CH_3CH_2—$中与碳相连的是 C、H、H。

同理：$(CH_3)_3C— > CH_3CH_2(CH_3)CH— > (CH_3)_2CHCH_2— > CH_3CH_2CH_2CH_2—$

（3）对于含有双键和叁键的基团，把双键看成连有两个相同原子，把三键看成连有三个相同原子来进行次序大小比较。

例如：

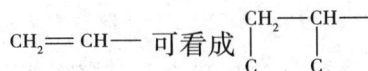

$$Br\underset{CH_3}{\overset{}{C}}=C\underset{Cl}{\overset{H}{}} \qquad Br > CH_3—$$
$$\qquad\qquad Cl > H \qquad (E)\text{-}1\text{-氯}\text{-}2\text{-溴丙烯}$$

$$CH_3\underset{CH_3CH_2}{\overset{}{C}}=C\underset{CHCH_3}{\overset{CH_2CH_2CH_3}{}} \qquad CH_3CH_2— > CH_3—$$
$$\qquad\qquad\underset{CH_3}{} \qquad (CH_3)_2CH— > CH_3CH_2CH_2—$$
$$\qquad\qquad (Z)\text{-}3\text{-甲基}\text{-}4\text{-异丙基}\text{-}3\text{-庚烯}$$

$$Br\underset{Cl}{\overset{}{C}}=C\underset{H}{\overset{Cl}{}} \qquad Br > Cl$$
$$\qquad\qquad Cl > H \qquad (Z)\text{-}1,2\text{-二氯}\text{-}1\text{-溴乙烯}$$

应注意：顺、反式和 Z、E 型没有对应关系。

请你想一想

写出下列化合物的顺反异构体，并分别用顺反命名法和 Z、E 命名法命名。

2－戊烯　　　　3－甲基－2－戊烯

三、脂环烃的顺反异构

在脂环烃化合物中，由于环的存在限制了环上碳-碳 σ 键的自由旋转。当环上有两个或两个以上碳原子，各自连有两个不同的原子或基团时，也可以产生顺反异构现象。

例如 1,2－二甲基环丙烷的顺反异构体如下。

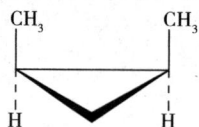

顺-1,2-二甲基环丙烷　　　反-1,2-二甲基环丙烷

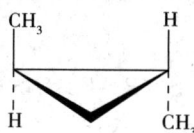

在上式中，两个甲基在环平面同侧的称为顺式，在异侧的称为反式。

你知道吗

油脂的氢化与反式脂肪酸

不饱和脂肪酸的油脂通过加氢可转变为饱和度更高的脂肪酸的油脂，这样制得的油脂称为氢化油或硬化油。氢化油性质稳定，不易酸败且便于运输、储存，可用作工业制肥皂、脂肪酸、人造奶油的原料。

天然植物中的不饱和脂肪酸大多是顺式脂肪酸，氢化植物油和人造奶油中含有较多的反式不饱和脂肪酸。有研究显示，饱和脂肪酸会增加人体内 LDL（低密度脂蛋白，即"坏胆固醇"）的含量，而氢化后的反式脂肪酸在增加"坏胆固醇"含量的同时，还会降低人体内 HDL（高密度脂蛋白，即"好胆固醇"）的含量。有数据表明，摄入反式脂肪酸量超过总热能6%的，血液的凝集程度会比摄入量为2%的人有较明显增高，会引发脑血栓、动脉硬化等心脑血管疾病。荷兰的研究表明，反式脂肪酸增加两个百分点，患心血管疾病的危险性就会增加25%。

孕产妇摄入较多反式脂肪酸后，会造成胎儿和婴儿的必需脂肪酸缺乏，从而影响生长发育，还可造成大脑脂质缺乏，影响其智力发育。此外，反式脂肪酸摄入过量还可能引发女性的2型糖尿病，会减少男性荷尔蒙分泌，对精子产生负面影响，还可能诱发老年痴呆、肿瘤（乳腺癌等）、哮喘、过敏等疾病。

食品包装上标注着人工黄油（奶油）、人造植物黄油（奶油）、人造脂肪、麦淇淋、氢化油、起酥油等不同名称的，都含有反式脂肪酸。方便面、苏打饼干、蛋卷中反式脂肪酸含量都较高。

我国居民与西方发达国家饮食习惯不同，据国家食品安全风险评估中心2013年发布的评估报告，我国居民通过膳食摄入的反式脂肪酸所提供的能量占膳食总能量的0.16%，北京、广州这样的大城市居民也仅为0.34%，远低于世界卫生组织建议的1%限值。

目标检测

一、选择题

（一）单项选择题

1. 下列物质中，存在顺反异构体的是

   A. 丙烯　　　　　B. 2 - 丁烯　　　　　C. 1 - 丁烯　　　　　D. 乙烯

2. 下列化合物的构型是顺式的是

   A. 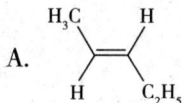　　　　　B.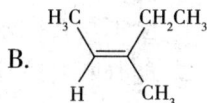

   C. 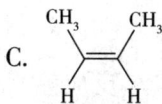　　　　　D.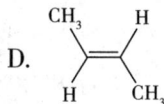

3. 下列物质中，存在顺反异构体的是

   A. $CH_3CH{=}CHBr$　　　　　　　　B. $CH_3CH{=}C(CH_3)_2$

   C. $CH_2{=}C(CH_3)CH_2CH_3$　　　　D. $CCl_2{=}C(CH_3)CH_2CH_3$

（二）多项选择题

1. 下列化合物的构型是 E 型的有

   A. 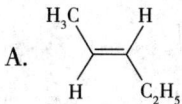　　　　　B.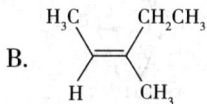

   C. 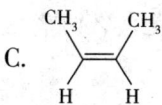　　　　　D.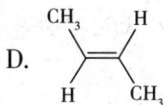

2. 下列物质中，存在顺反异构体的是

    A. $CH_2{=}C(CH_3)_2$ B. $CH_3CH_2CH{=}CHCOOH$

    C. $CH_3CCl{=}CClCH_3$ D. $CH_3CH{=}CHCH_2CH_3$

3. 顺反异构体的命名法有

    A. D、L 命名法   B. R、S 命名法

    C. 顺、反命名法   D. Z、E 命名法

二、判断题

1. 所有的烯烃都存在顺反异构。

2. 能用顺反式表示的构型也能用 Z、E 型表示。

3. 顺反异构体的化学性质、物理性质、生理活性都基本相同。

4. 顺、反命名法与 Z、E 命名法之间没有必然的对应关系。

第二节　对映异构

PPT

学习目标

知识要求

1. **掌握**　手性碳原子；含一个手性碳原子化合物的对映异构及其构型表示法。

2. **熟悉**　旋光度和比旋光度。

3. **了解**　对映异构体的性质差异。

能力要求

1. 会书写费歇尔投影式。

2. 能判断对映异构体的构型。

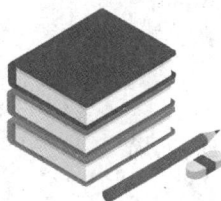

实例分析

    实例　1957 年—1962 年，手性药物沙利度胺（thalidomide，又名反应停）的服用造成数万名婴儿严重畸形，是全世界最重大的药物不良反应事件之一。后来研究发现，左式所代表的 R 型异构体有镇静作用并无致畸作用，其致畸作用是由右式所代表的无镇静作用的 S 型异构体所引起。

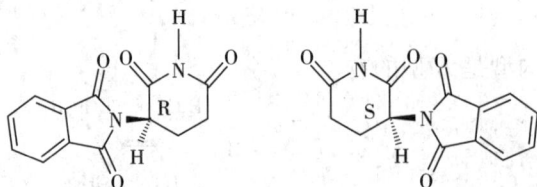

    问题　什么是手性药物？上述事件中涉及的 R、S 型异构体又是怎么回事呢？

一、对映异构现象

图4-1是乳酸的立体结构模型。

图4-1 两种乳酸分子的立体结构模型

这两个模型都是四面体，中心的碳原子都连着
—H、—CH$_3$、—OH、—COOH。那么他们代表的是否
是同一化合物呢？初看时，他们像是同样的，但是把
这两个模型叠在一起就会发现，无论把他们怎样放置，
都不能使他们完合重合，这两个模型的关系正像左手
和右手的关系一样，不能相互重合，互为实物与镜像
的关系（图4-2）。因此，一个物体若与自身镜像不
能重合，就叫作具有手性。这种与四个不相同的原子或基团相连接的碳原子称为手性
碳原子（用C*表示）。

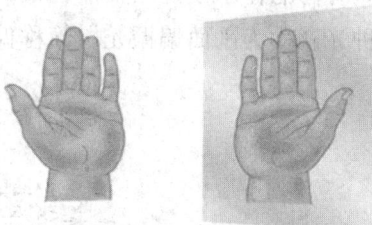

图4-2 左手与右手

请你想一想

判断下列化合物中有无手性碳原子，若有请写出其结构简式并用＊标示出
手性碳原子

1-丁醇　　　丙醇　　　1-氯丁烷　　　2-丁醇　　　2-氯丁烷

在立体化学中，把不能与镜像重合的分子叫称为手性分子。因而乳酸分子是手性
分子。凡是手性分子，必有互为镜像的两种构型。互为实物与镜像关系的两个异构体
称为对映异构体，简称对映体。一对对映体的构造相同，他们在结构上的差别仅在于
空间的排列方式不同。对映异构也是一类立体构型异构，它与化合物的一种特殊物理
性质——旋光性有关，因此，也称为旋光异构。

你知道吗

化学家路易斯·巴斯德对酒石酸钠铵的发现

1848年，巴斯德发现酒石酸钠铵有两种不同晶体，这两种晶体互呈实物与镜像的
关系，和左右手的关系一样，相似而不能重合。巴斯德细心地将这两种晶体分开，分
别溶于水，用旋光仪检查，发现一种是左旋光的，另一种是右旋光的，而旋光度却相
等。同时他还注意到左旋和右旋酒石酸钠铵的晶体外形是不对称的，并进一步联想到

其分子结构一定也是不对称的，即分子里原子在空间排列的方式也是不对称的，他们彼此互为实物与镜像的关系，不能重合；并且还指出，旋光异构现象是由于分子中原子在空间的不同排列所引起的。

二、对映异构体的旋光性

1. 偏振光和旋光性 光是一种电磁波，光波振动的方向与光的前进方向垂直，普通光的光波在各个不同的方向上都有振动，如图4-3所示。圆圈表示一束朝我们眼睛直射过来的普通光的横截面，↕表示光波振动的平面。如图让它通过一个尼科尔棱镜，只有与尼科尔棱镜晶轴平行的光才能通过，通过棱镜后的光只在一个平面上振动，这种光就称为平面偏振光，简称偏振光，偏振光的振动平面称为振动面。

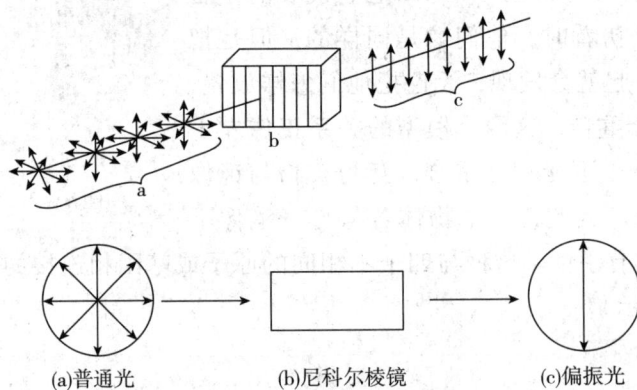

(a)普通光　　　　　　(b)尼科尔棱镜　　　　　　(c)偏振光

图4-3 偏振光的形成

若使偏振光射在第二个尼科尔棱镜上，只有第二个棱镜的晶轴与第一个棱镜的晶轴互相平行，偏振光才能透过第二个棱镜；若互相垂直则不能透过。如图4-4所示。

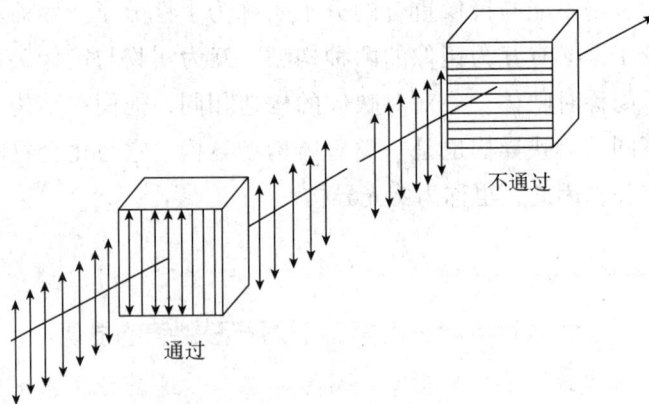

不通过

通过

图4-4 偏振光透过尼科尔棱镜情况

如果在晶轴平行的两个尼科尔棱镜之间，放置一支玻璃管，往玻璃管中分别放入不同的溶液，然后将光源从第一个棱镜向第二个棱镜的方向照射，并在第二个棱镜后面观察，可以发现，当放入的溶液不同时观察到的结果不同。有的溶液对偏振光没有作用，即偏振光仍在原平面上振动；而有的溶液却能使偏振光的振动平面发生旋转。如图4-5所示。

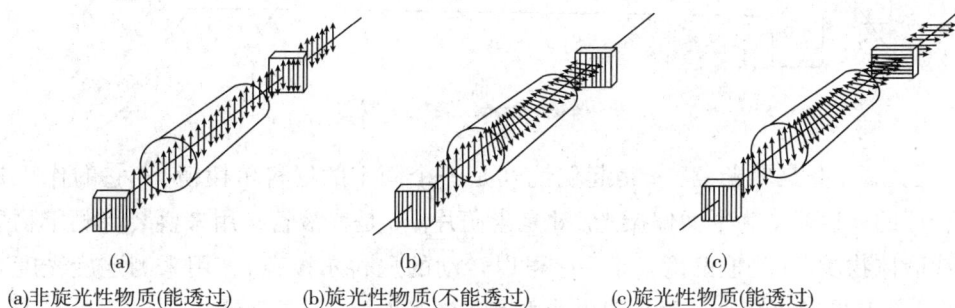

(a)非旋光性物质(能透过)　(b)旋光性物质(不能透过)　(c)旋光性物质(能透过)

图4-5　旋光性测定图解

因此，可以把物质分为两类：一类对于偏振光不产生影响；另一类则能使偏振光的振动平面旋转。使偏振光的振动平面旋转的性质称为旋光性或光学活性。具有旋光性的物质称为旋光性物质或光学活性物质。第二个棱镜旋转的方向就代表旋光性物质的旋光方向。对映异构体中能使偏振光的振动平面向逆时针方向旋转的旋光性物质称为左旋体，通常用"*l*"或"-"表示，能使偏振光的振动平面向顺时针方向旋转的称为右旋体，通常用"*d*"或"+"表示。将一对对映体等量混合后，就得到没有旋光性的混合物，这种混合物称为外消旋体，用（±）或 *dl* 表示。例如将（+）-乳酸和（-）-乳酸等量混合，由于旋光度大小相等，但方向相反，互相抵消，使旋光性消失，成为外消旋乳酸，用（±）-乳酸或 *dl* -乳酸表示。

对映体之间除旋光方向相反外，理化性质均相同，极为重要的区别在于他们对生物体的活性作用不同。在生物体中起活性作用的分子往往是对映体中的一种，如右旋维生素 C 对人体有显著药效，而其左旋体药效很低，左旋麻黄碱的升压作用是右旋体的4倍。

外消旋体和相应的左旋体或右旋体除旋光性能不同外，其他物理性质也有差异（如熔点、溶解度），但化学性质基本相同。在生理作用上，外消旋体仍能发挥其所含左旋体和右旋体的相似效能。此外，外消旋体与一般的混合物不相同。它通常有固定的熔点，并且熔点范围窄。

表4-1　乳酸对映体、外消旋体的性质

	来　源	熔点/℃	$[\alpha]_{25}^{D}$（水）	pKa（25℃）
（+）-乳酸	汗液、肌肉	53	+3.82°	3.79
（-）-乳酸	葡萄糖发酵	53	-3.82°	3.79
（±）-乳酸	酸牛奶	18	0°	3.79

2. 旋光度和比旋光度

（1）旋光度　偏振光振动平面旋转的角度，称为旋光度，用"α"表示。

测定物质旋光性的仪器叫旋光仪（图 4 - 6）。

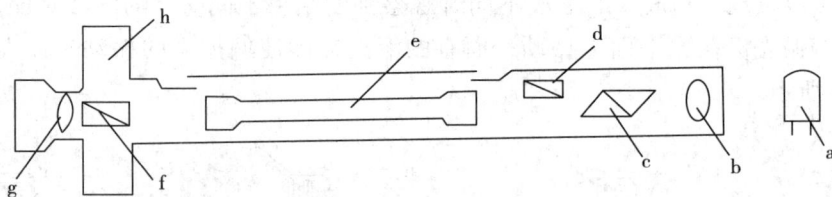

图 4 - 6　旋光仪结构示意图

a 是光源。b 是聚光镜。c 是起偏镜（是一个固定的尼科尔棱镜），它的作用是将来自光源的普通光变为平面偏振光。d 是半荫片。e 是盛液管，用来盛装待测定物质的溶液或液体物质。f 是检偏镜（是一个可以转动的尼科尔棱镜），用来测定旋光度和旋光方向。h 是旋转刻度盘，用来读出旋光度和旋光方向。g 是目镜。

（2）比旋光度　物质旋光度的大小除了与物质的分子结构有关外，还随测定时所用溶液的浓度、盛液管的长度、温度、光的波长以及溶剂的性质等而改变。若把这些影响因素予以固定，不同旋光性物质的旋光度各为一常数，通常用比旋光度 $[\alpha]_{\lambda}^{t}$ 来表示。旋光度与比旋光度之间的关系可用下式表示：

$$[\alpha]_{\lambda}^{t} = \frac{\alpha}{c \times l}$$

式中，α 是由旋光仪测得的旋光度；λ 是所用光源的波长；t 是测定时的温度；c 是溶液的浓度，以每毫升溶液中所含溶质的克数（g）表示；l 是盛液管的长度，以分米（dm）表示。当 c 和 l 都等于 1 时，$[\alpha]_{\lambda}^{t} = \alpha$。因此，在一定温度下，光源波长一定时，将 1ml 中含有 1g 溶质的溶液，放在 1dm 长的盛管中测出的旋光度称为比旋光度。

测定旋光度时，一般多用钠光灯作为光源，波长是 589.3nm，通常以 D 表示。例如，由肌肉中取得的乳酸的比旋光度 $[\alpha]_{D}^{20} = +3.8°$，表示该乳酸是在 20℃ ±0.5℃，以钠光灯作为光源时测得的旋光度，然后通过公式计算而得比旋光度 $[\alpha]_{D}^{20}$ 为右旋 3.8°。

如果待测的旋光性物质是液体，可直接放入盛液管中测定，不必配成溶液，但在计算比旋光度时，须把公式中的 c 换成该液体的密度 ρ。一定条件下的比旋光度是旋光性物质的特性常数，有关数据可在手册和文献中查到。测定物质比旋光度，可以鉴别药物，也可以反映药物的掺杂程度。

你知道吗

旋光法在药物分析中的应用

旋光法是利用药物与杂质旋光性的差异，通过测定旋光度或比旋光度来控制杂质限量的方法。如硫酸阿托品为外消旋体，无旋光性，而莨菪碱为左旋体。《中华人民共和国药典》（2020 年版）规定：取本品（硫酸阿托品），按干燥品计算，加水溶解并制成 50mg/ml 的溶液，依法测定，旋光度不得过 -0.40°。以此来控制莨菪碱的含量。

实例分析

实例 已知在20℃时蔗糖的比旋光度为 +66.5°，某蔗糖溶液在20℃及2dm长的盛液管中测得旋光度为 +10.75°，求该蔗糖溶液的浓度。

解 已知 $l = 2\text{dm}, \alpha = +10.75°, [\alpha]_D^{20} = +66.5°$

$\because [\alpha]_D^{20} = \dfrac{\alpha}{c \times l}$

$\therefore c = \dfrac{\alpha}{[\alpha]_D^{20} \times l} = \dfrac{10.75}{66.5 \times 2} \approx 0.081\,(\text{g/ml})$

答：该蔗糖溶液的浓度为 0.081g/ml。

三、对映异构体的构型表示法 微课

1. 投影式 对映体在结构上的区别仅在于原子或基团的空间排列方式的不同，用平面结构式无法表示，为了更直观、更简便地表示分子的立体空间结构，1891年德国化学家费歇尔（Fischer）提出了用投影方法来表示。投影的具体方法是：将立体模型所代表的主链置于竖线上，编号小的碳原子在上方，得到相交叉的两条实线连有4个原子或基团，交叉点代表手性碳原子。竖线连的2个原子或基团指向纸平面后方，其余2个与手性碳原子连接的横键就指向前方观察者。按此法进行投影，即可写出投影式。例如：乳酸的对映异构体投影方法如图4-7所示。

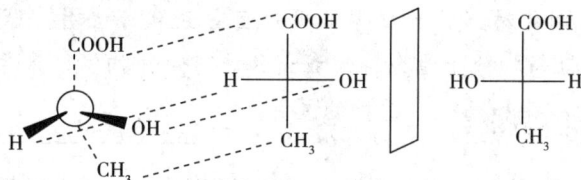

图4-7 乳酸对映异构体的费歇尔投影式

必须注意：投影式是用平面式代表立体结构的，为保持构型不变，投影式只许在纸上旋转90°的偶数倍，也不能离开纸面翻转。

2. D、L表示法 已知乳酸有两种构型，但是右旋乳酸是哪种构型，左旋乳酸是哪种构型，在1951年以前没有适当的方法测定。为了避免混乱，人为地以甘油醛为标准，规定手性碳原子的羟基在投影式的右边，氢原子在左边的为D型，它的对映体为L型，用D、L表示法命名其他物质时，通过该分子的对映异构体与标准甘油醛对比，来确定其构型。例如：

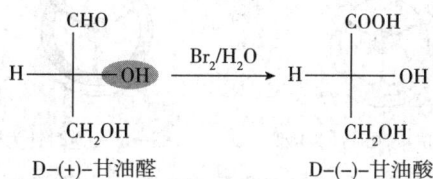

$$\underset{\substack{\text{CHO}\\ \text{HO}---\text{H}\\ \text{CH}_2\text{OH}}}{} \xrightarrow{\text{Br}_2/\text{H}_2\text{O}} \underset{\substack{\text{COOH}\\ \text{HO}---\text{H}\\ \text{CH}_2\text{OH}}}{}$$

L-(-)-甘油醛　　　　　　　L-(+)-甘油酸

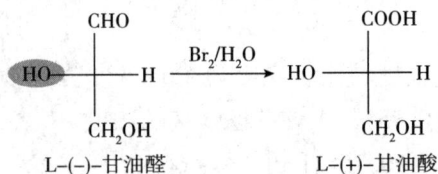

注意：D 和 L 分别表示构型，而"（+）"和"（-）"则表示旋光方向，两者没有必然联系。

由于 D、L 表示法对于含有多个手性碳原子的化合物有局限性，使用不方便，近年来逐步采用了 R、S 构型表示法。

你知道吗

对映异构对药效的影响

对映异构除旋光方向相反外，理化性质均相同，其生理活性的差别更能反映受体对药物的立体选择性。如 D-（-）-肾上腺素的血管收缩作用较 L-（+）-肾上腺素异构体强 12～20 倍；D-（-）-异丙肾上腺素的支气管扩张作用比 L-（+）-异丙肾上腺素异构体强 800 倍。除了药物受体对药物的光学活性的选择性外，由于生物膜上的蛋白质、血浆和组织上的受体蛋白和酶对药物进入机体后的吸收、分布和排泄过程均有立体选择性优先通过和结合的情况，因此导致药效上的差别。如胃肠道对 D-葡萄糖、L-氨基酸、L-（+）-维生素 C 等有立体选择性，可优先吸收，主动转运。在药物代谢过程中，代谢酶对药物的立体选择性可导致代谢差异。代谢酶多为光学活性大分子，和 D、L 手性药物分子结合，形成新的非对映异构体，产生理化性质上的新差别，导致代谢速率的差异和药效、毒性的差异。

3. R、S 表示法 具体规定是：首先，按次序规则由大到小对手性碳原子上连接的四个不同原子或基团排序为 a→b→c→d；然后，将最小的 d 摆在离观察者最远的位置；最后，绕 a→b→c 画圆，如果为顺时针方向，则该手性碳原子的构型为 R 型，如果为逆时针方向，则该手性碳原子的构型为 S 型。如图 4-8 所示。

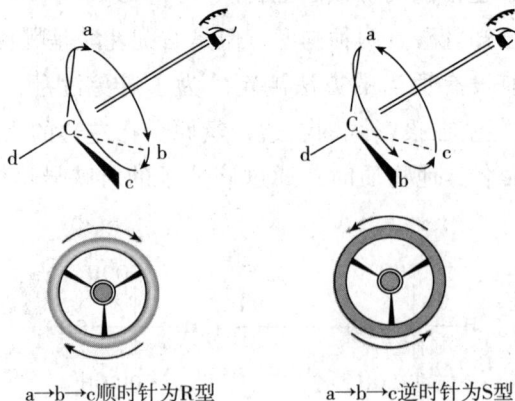

a→b→c顺时针为R型　　　　　a→b→c逆时针为S型

图 4-8　判断手性碳原子的 R、S 构型示意图

例如：

(R)-乳酸　　　　　　　　　　　(S)-乳酸

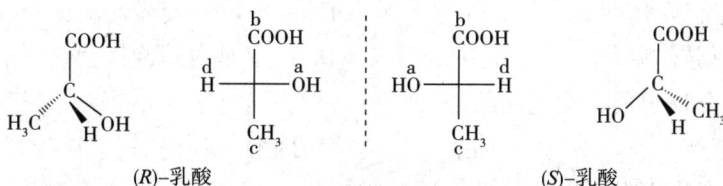

　　当化合物的构型以费歇尔投影式表示时，直接从费歇尔投影式的平面相对位置快捷判断其构型的方法是：①当最小基团位于横线时，若其余三个基团由 a→b→c 为顺时针方向，则此投影式的实际构型为 S，反之为 R；②当最小基团位于竖线时，若其余三个基团由 a→b→c 为顺时针方向，则此投影式的实际构型为 R，反之为 S。

基团次序 OH >CHO>CH_2OH>H
最小基团(H)位于横线
R-构型

基团次序 Br >Cl>CH_3>H
最小基团(H)位于横线
S-构型

基团次序 NH_2 >COOH>CH_3>H
最小基团(H)位于竖线
R-构型

基团次序　Cl >CH_2>CH-CH_3>CH_3
最小基团(CH_3)位于竖线
S-构型

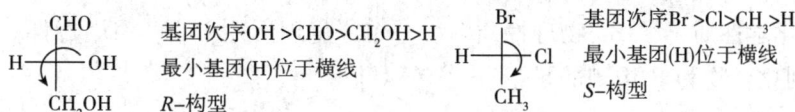

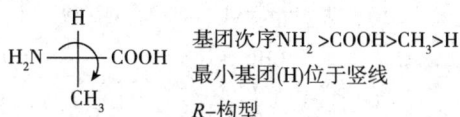

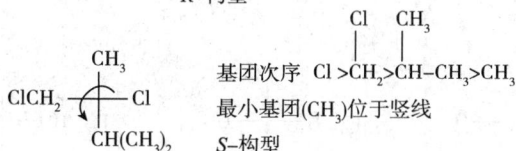

　　应注意：D、L 构型与 R、S 构型之间并没有必然的对应关系。例如，D－甘油醛和 D－2－溴甘油醛，若用 R、S 表示法，前者为 R 型，后者却为 S 型。

请你想一想

指出下列化合物的构型是 R 还是 S 构型

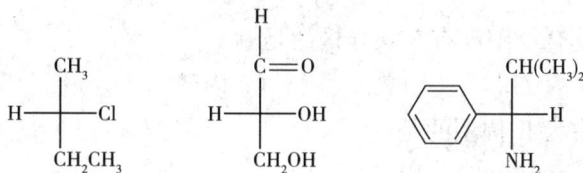

目标检测

一、选择题

（一）单项选择题

1. 下列化合物是手性分子的是

　　A. 乙酸　　　　　　B. 乳酸　　　　　　C. 乙醇　　　　　　D. 草酸

2. 关于含有一个手性碳原子的有机物的正确的说法是

    A. 一定有旋光性   B. 一定没有旋光性

    C. 不一定有旋光性   D. 一定是内消旋体

3. 下列化合物中具有旋光性的是

    A. 正丁醇   B. 2－丁醇   C. 丙醇   D. 乙醇

4. 下列化合物中有旋光性的是

    A. 丙酸   B. 丁醛   C. 水杨酸   D. 2－戊醇

5. 对映异构现象是一种重要的异构现象，它与物质的何种性质有关

    A. 溶解性   B. 活泼性   C. 旋光性   D. 可燃性

6. 下列性质中，旋光异构体几乎相同的是

    A. 化学性质   B. 物理性质   C. 生理活性   D. 毒性

7. 下列化合物为 R 构型的是

A. $HO\!-\!\overset{\displaystyle COOH}{\underset{\displaystyle CH_2NH_2}{\vert\ \vert}}\!-\!H$
B. $HO\!-\!\overset{\displaystyle COOH}{\underset{\displaystyle CH_2OH}{\vert\ \vert}}\!-\!H$
C. $H\!-\!\overset{\displaystyle COOH}{\underset{\displaystyle CH_3}{\vert\ \vert}}\!-\!Cl$
D. $Cl\!-\!\overset{\displaystyle COOH}{\underset{\displaystyle CH_3}{\vert\ \vert}}\!-\!H$

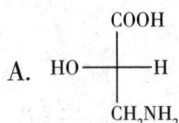

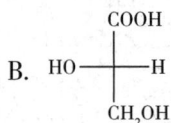

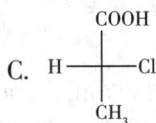

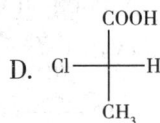

（二）多项选择题

1. 下列化合物为 L 型的是

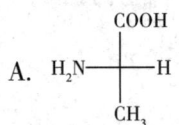

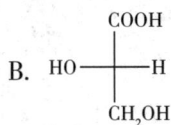

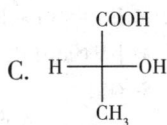

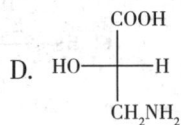

A. $H_2N\!-\!\overset{\displaystyle COOH}{\underset{\displaystyle CH_3}{\vert\ \vert}}\!-\!H$
B. $HO\!-\!\overset{\displaystyle COOH}{\underset{\displaystyle CH_2OH}{\vert\ \vert}}\!-\!H$
C. $H\!-\!\overset{\displaystyle COOH}{\underset{\displaystyle CH_3}{\vert\ \vert}}\!-\!OH$
D. $HO\!-\!\overset{\displaystyle COOH}{\underset{\displaystyle CH_2NH_2}{\vert\ \vert}}\!-\!H$

2. 下列化合物为 S 构型的是

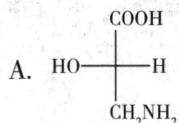

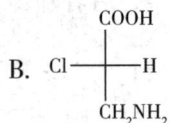

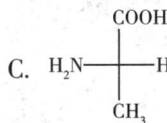

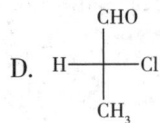

A. $HO\!-\!\overset{\displaystyle COOH}{\underset{\displaystyle CH_2NH_2}{\vert\ \vert}}\!-\!H$
B. $Cl\!-\!\overset{\displaystyle COOH}{\underset{\displaystyle CH_2NH_2}{\vert\ \vert}}\!-\!H$
C. $H_2N\!-\!\overset{\displaystyle COOH}{\underset{\displaystyle CH_3}{\vert\ \vert}}\!-\!H$
D. $H\!-\!\overset{\displaystyle CHO}{\underset{\displaystyle CH_3}{\vert\ \vert}}\!-\!Cl$

3. 下列有机物化合物中没有对映异构的是

    A. 乳酸   B. 1－丁醇   C. 丙醇   D. 1－氯丁烷

4. 下列化合物中为 R 构型的是

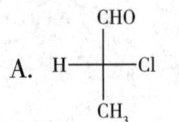

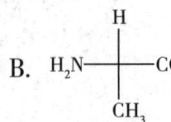

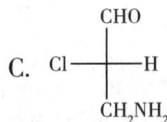

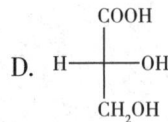

A. $H\!-\!\overset{\displaystyle CHO}{\underset{\displaystyle CH_3}{\vert\ \vert}}\!-\!Cl$
B. $H_2N\!-\!\overset{\displaystyle H}{\underset{\displaystyle CH_3}{\vert\ \vert}}\!-\!COOH$
C. $Cl\!-\!\overset{\displaystyle CHO}{\underset{\displaystyle CH_2NH_2}{\vert\ \vert}}\!-\!H$
D. $H\!-\!\overset{\displaystyle COOH}{\underset{\displaystyle CH_2OH}{\vert\ \vert}}\!-\!OH$

5. 下列化合物中具有旋光性的是

    A. 甘油醛   B. 2－丁醇   C. 2－氯丁烷   D. 丙醇

二、判断题

1. 对映异构和顺反异构都属于构型异构。

2. 对映异构又叫旋光异构，与物质的旋光性有关，可分为左旋体和右旋体。

3. 旋光异构体的构型命名法有 Z、E 命名法和 R、S 命名法。

4. 外消旋体可以拆分成左旋体和右旋体。

5. L 构型的物质一定是左旋体。

三、计算题

已知在 20℃时蔗糖的比旋光度为 +66.5°，某蔗糖溶液在 20℃及 1dm 长的盛液管中测得的旋光度为 +5.9°，求该蔗糖溶液的浓度。

书网融合……

微课　　　　　　　划重点　　　　　　　自测题

第五章 解密维系生命的有机物

生命是由一系列复杂、奇妙的化学过程维系着，食物中的营养物质为这一过程提供了原料。脂类、糖类和蛋白质是维持生命的三大营养物质，他们不仅为机体提供原料和能量，而且在生长发育、新陈代谢的各个环节都发挥着重要的作用，是生命活动中必不可少的有机物。本章里，就让我们一起来解密这些维系生命的有机物吧。

第一节 酯和脂类

PPT

学习目标

知识要求

1. **掌握** 酯的结构和主要性质。
2. **熟悉** 油脂的结构、主要性质及在生活中的应用。
3. **了解** 类脂。

能力要求

1. 能熟练地给酯命名。
2. 会书写酯的典型反应方程式。

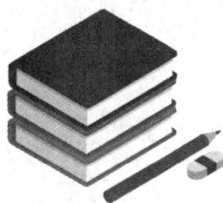

实例分析

实例 1921 年，香奈儿把总店开在巴黎的康邦街 31 号。这一年，香奈儿 5 号香水诞生，这是历史上第一瓶以设计师命名的香水——Chanel N°5。这种香水到现在依然受到追捧。它含有新伊兰花、苦橘、玫瑰花和茉莉花等新鲜花香，通过分析发现其中含有 130 多种的香精，这些香精的化学成分大多是一些酯类化合物。

其实很多植物的花、果实中都含有一些有香味的物质，其中多数是酯类化合物。例如玫瑰花中含有的甲酸香叶酯、乙酸香叶酯、丁酸香叶酯等酯类化合物；茉莉花含有乙酸苄酯、邻氨基苯甲酸甲酯等酯类化合物。

问题 查找资料，找出下列水果（图 5-1）的果香味具体是由哪些有机物产生的？

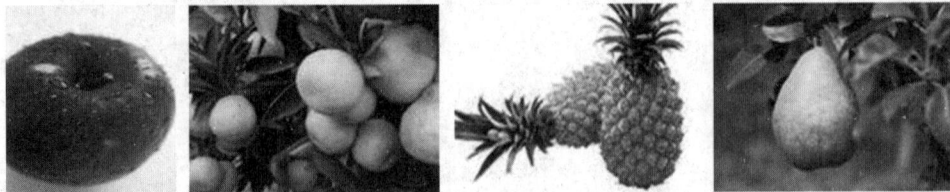

图 5-1 芳香诱人的水果

一、酯

酯的结构通式为：

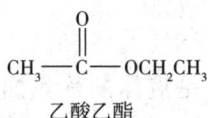

1. 酯的命名　酯是羧酸和醇作用后脱水的产物，所以酯的命名是根据羧酸和醇的名称而命名。即：把羧酸名称写在前面，醇的名称写在后面，并把"醇"字改为"酯"，称为"某酸某酯"。例如：

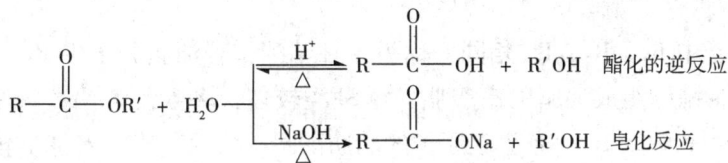

2. 酯的物理性质　低级的酯为无色液体，高级酯为蜡状固体。酯一般比水轻，难溶于水，易溶于有机溶剂。低级酯能溶解很多有机化合物，是很好的有机溶剂。酯的沸点比相对分子质量相近的羧酸要低，因其分子间不能形成氢键。

低级酯广泛存在于自然界中，具有芳香气味，许多水果和花草的香味都来源于酯。如苹果中含异戊酸异戊酯，桔子中含乙酸辛酯，菠萝中含乙酸甲酯，梨中含乙酸异戊酯，苯甲酸甲酯有茉莉花香味等。

3. 酯的化学性质　主要是水解反应，酯在酸性条件下水解是可逆的。在碱性条件下，水解反应可以进行到底。酯在碱性条件下的水解反应又称为皂化反应。

例如：

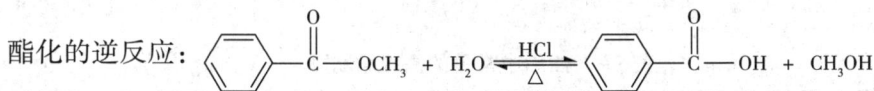

酯化的逆反应：

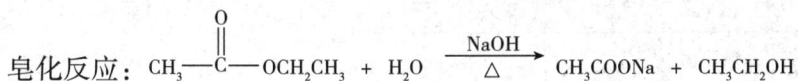

皂化反应：$CH_3COOCH_2CH_3 + H_2O \xrightarrow[\triangle]{NaOH} CH_3COONa + CH_3CH_2OH$

请你想一想

完成下列反应，并对反应物进行命名。

（1）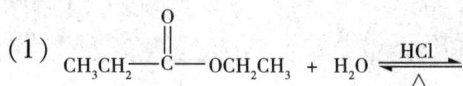

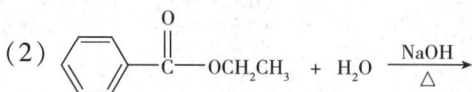

$$(2)\ \underset{\text{（苯基）}}{\bigcirc}\!\!-\!\!\overset{\displaystyle O}{\overset{\|}{C}}\!-\!OCH_2CH_3\ +\ H_2O\ \xrightarrow[\triangle]{NaOH}$$

4. 乙酸乙酯　化学式：$CH_3COOCH_2CH_3$，又称"醋酸乙酯"，无色液体，有水果香味，沸点77℃，与醇、醚互溶，微溶于水，比水轻，易燃，其蒸气与空气可形成爆炸性混合物，遇明火、高热能引起燃烧爆炸。可用作溶剂，也可用于制染料、药物、香料等。

二、油脂

油是不饱和高级脂肪酸甘油酯，脂肪是饱和高级脂肪酸甘油酯，统称为油脂，都是高级脂肪酸甘油酯。一般把常温下是液体的称作油，把常温下是固体或半固体的称作脂肪。油多数来源于植物，如芝麻油、花生油及豆油等；脂肪多数来源于动物，如牛脂、羊脂等。油脂还是许多脂溶性维生素等活性物质的良好溶剂，能促进人体对脂溶性维生素及胡萝卜素的吸收。

1. 油脂的结构及组成　油脂的主要成分是各种高级脂肪酸的甘油酯，结构如下：

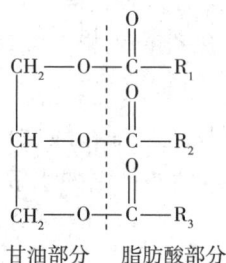

$$\begin{array}{l}
CH_2\!-\!O\!-\!\overset{\displaystyle O}{\overset{\|}{C}}\!-\!R_1\\[4pt]
CH\!-\!O\!-\!\overset{\displaystyle O}{\overset{\|}{C}}\!-\!R_2\\[4pt]
CH_2\!-\!O\!-\!\overset{\displaystyle O}{\overset{\|}{C}}\!-\!R_3
\end{array}$$

甘油部分　　脂肪酸部分

若油脂分子中 R_1、R_2、R_3 相同，称为单甘油酯；若油脂分子中 R_1、R_2、R_3 不相同，称为混甘油酯。组成油脂的高级脂肪酸种类较多，多数是含偶数碳原子的直链一元高级脂肪酸。其中以 16～18 个碳原子的脂肪酸最为常见，有饱和脂肪酸，也有不饱和脂肪酸。

表 5-1　油脂中常见的高级脂肪酸

种类	名称	结构简式
饱和高级脂肪酸	软脂酸（十六酸）	$C_{15}H_{31}COOH$
	硬脂酸（十八酸）	$C_{17}H_{35}COOH$
不饱和高级脂肪酸	油酸（9-十八碳烯酸）	$C_{17}H_{33}COOH$
	亚油酸（9，12-十八碳二烯酸）	$C_{17}H_{31}COOH$
	亚麻酸（9，12，15-十八碳三烯酸）	$C_{17}H_{29}COOH$
	花生四烯酸（5，8，11，14-二十碳四烯酸）	$C_{19}H_{31}COOH$

2. 油脂的物理性质　纯净的油脂为无色、无味、无臭的。一般油脂常因溶有维生素和色素而带有特殊气味和颜色。油脂比水轻且不溶于水，易溶于苯、三氯甲烷、乙

醚等有机溶剂。由于天然油脂是混合物，所以没有固定的熔点和沸点。

3. 油脂的化学性质　油脂属于酯，它具有酯的一般性质。含碳碳双键的不饱和油脂也具有烯烃的典型性质。

（1）皂化反应　油脂在一定条件下（酸、碱或酶）可发生水解反应。如用碱使油脂水解，得到甘油和高级脂肪酸的盐。

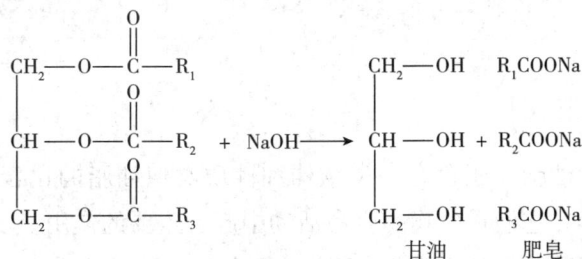

$$
\begin{array}{l}
CH_2-O-\overset{\displaystyle O}{\overset{\|}{C}}-R_1 \\[4pt]
CH-O-\overset{\displaystyle O}{\overset{\|}{C}}-R_2 \quad + \quad NaOH \longrightarrow \\[4pt]
CH_2-O-\overset{\displaystyle O}{\overset{\|}{C}}-R_3
\end{array}
\qquad
\begin{array}{l}
CH_2-OH \quad R_1COONa \\[4pt]
CH-OH \ + \ R_2COONa \\[4pt]
CH_2-OH \quad R_3COONa
\end{array}
$$

　　　　　　　　　　　　　　　　　　　　　　　　甘油　　　　肥皂

把油脂在碱性溶液中的水解反应称为皂化反应。通常 1g 油脂完全皂化时所需 KOH 的毫克数称为皂化值；皂化值和油脂的相对分子质量成反比，皂化值越大，油脂的平均相对分子质量就越小。

（2）加碘反应　在不饱和脂肪酸的油脂中由于含有碳碳双键，因此，不饱和的脂肪酸的甘油酯可以与碘发生加成反应。利用油脂与碘的加成可以测定油脂的不饱和程度。在工业上，100g 油脂所能吸收碘的克数称为该油脂的碘值。碘值越大，表示油脂的不饱和程度越高。

长期食用碘值低的油脂，易使动脉血管硬化。因此，老年人食用碘值较高的油脂如豆油等比较好。

（3）加氢反应　不饱和脂肪酸的油脂通过加氢转变为饱和脂肪酸的油脂，提高了其饱和度，此反应称为油脂的氢化，也称为硬化。这样制得的油脂称为人造脂肪或硬化油。硬化油性质稳定，不易酸败且便于运输、储存，可用作工业制肥皂、甘油、脂肪酸、人造奶油的原料。

（4）油脂的酸败　大多数油脂因含有不饱和脂肪酸，因而在空气中久放易发生氧化，颜色逐渐变深，并产生一种难闻的"哈喇"味，这种变化称为油脂的酸败。引起油脂酸败的主要原因是油脂受到空气中氧气、微生物或酶等作用，不饱和脂肪酸的碳碳双键断裂，被氧化生成过氧化物、酸、醛、酮等。光、热、水等可加速油脂的酸败，所以油脂应保存在干燥、不见光的密封容器中。

你知道吗 _____

油脂的营养价值

油脂是人的主要营养物质之一。它不仅给人体提供热量，而且可以合成细胞的主要成分：磷脂、固醇等。

油脂的营养价值取决于油脂中必需脂肪酸的含量。所谓必需脂肪酸是指在人体内不能合成但又必需的高级脂肪酸，如：亚油酸、亚麻酸和花生四烯酸等。必需脂肪酸在体内有多种生理作用，如促进发育、胃肠健康和参与胆固醇的代谢等。

深海鱼油是一种营养价值较高的油脂，人们经常将它作为保健品食用。深海鱼油含有两种不饱和高级脂肪酸，二十碳五烯酸（EPA）和二十二碳六烯酸（DHA）。EPA能降低人体内甘油三酯及胆固醇的浓度，从而降低血液黏度，防止动脉粥样硬化及心脑血管疾病、DHA 是大脑细胞生长的物质基础，有"脑黄金"美称。

三、类脂

在生物体中，除油脂外还含有一类结构和性质类似油脂的化合物称为类脂。重要的类脂有磷脂和蜡等，它们在生物的生命活动中起着重要的作用。

1. 磷脂　是一类含有磷的类脂化合物，在动植物的组织中分布较广，是构成细胞膜的重要成分。磷脂属于含磷的脂肪酸甘油酯，其结构、性质与油脂相似。磷脂水解后的产物为甘油、脂肪酸、磷酸和含氮的有机碱四类物质。其结构通式为：

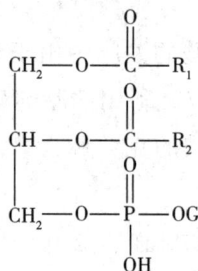

其中，G 代表含 N 的有机碱分子。根据 G 的成分不同，磷脂可分为卵磷脂、脑磷脂（卵磷脂、脑磷脂合称甘油磷脂）和神经磷脂等。

（1）卵磷脂与脑磷脂　卵磷脂又称为磷脂酰胆碱，G 为胆碱成分。结构式为：

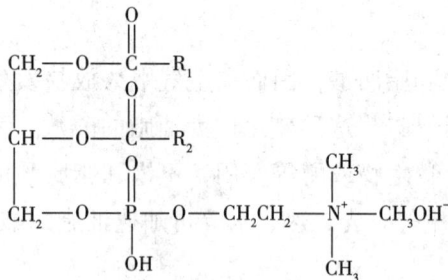

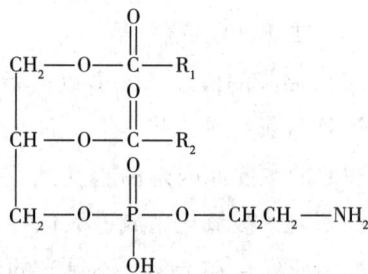

纯的卵磷脂为白色蜡状物，有较强的吸水性，在空气中因氧化而变为黄色或棕色。卵磷脂不溶于水及丙醇，易溶于乙醇、乙醚及三氯甲烷中。

脑磷脂主要存在于动物的脑组织中，它的结构和性质均与卵磷脂相似。脑磷脂不稳定易被氧化成棕黑色，可溶于热乙醇（难溶于冷乙醇），不溶于乙醚，因此，利用这一性质，可将卵磷脂与脑磷脂分离。

你知道吗

卵磷脂与脑磷脂的生理作用

卵磷脂在脑、肝脏、神经组织、肾上腺及红细胞中含量较多，蛋黄中含量较丰富（占 8% ~ 10%）。卵磷脂在脂肪的吸收和代谢过程中发挥着极为重要的作用，是体内花生四烯酸的主要来源，有助于油脂的转运、消化和吸收，具有抗脂肪肝的作用，可分解体内毒素，消除疲劳，用于防治脂肪肝，预防老年痴呆。

脑磷脂与血液凝固有关。凝血激酶是由脑磷脂与蛋白质组成的，它存在于血小板内，能促使血液凝固。

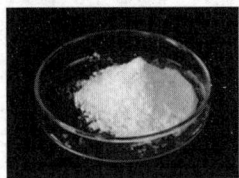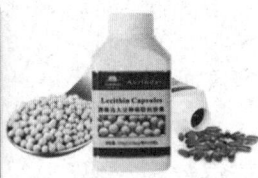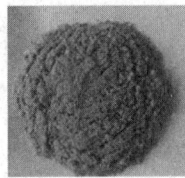

大豆卵磷脂　　　　　　　　　　　　　脑磷脂粉末

图 5 - 2　卵磷脂和脑磷脂

（2）神经磷脂　又被称作鞘磷脂，它不是磷脂酸的衍生物，而是由 N – 酰基鞘氨醇、磷酸、胆碱各一分子结合而成。其结构式为：

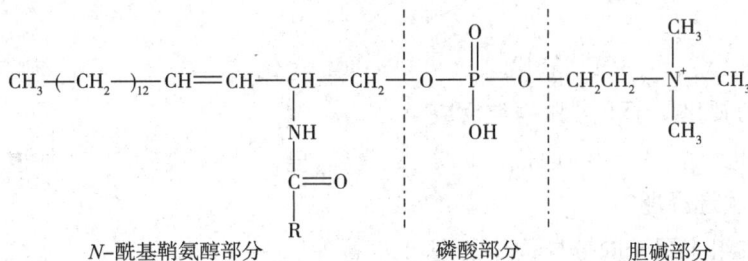

N–酰基鞘氨醇部分　　　　　　　　　磷酸部分　　　　　　　胆碱部分

神经磷脂常温下为白色晶体，较稳定，在空气不易被氧化。它是细胞膜的重要组成成分，主要存在脑和神经组织中。在机体不同组织中的所含脂肪酸的种类是不同的，他们水解得到的脂肪酸分别有软脂酸、硬脂酸、二十四碳酸、15 – 二十四碳烯酸等。

2. 蜡　是存在于自然界动植物体内的蜡状物质。它的主要成分是十六碳以上的偶数碳原子的羧酸和高级一元醇所形成的酯。蜡中往往还存在一些相对分子质量较高的游离的羧酸、醇以及高级的碳氢化合物和酮。几种重要的蜡见表 5 – 2 所示。

蜡的物理性质与石蜡相似，化学性质比油脂稳定，在空气中不变质。蜡可用于制造蜡纸、防水剂、上光剂和软膏的基质。

表 5 – 2　几种重要的蜡

主要组成	名　称	熔　点/℃	存　在
$C_{15}H_{31}COOC_{30}H_{61}$	蜂蜡	62～65	蜜蜂腹部
$C_{15}H_{31}COOC_{16}H_{33}$	鲸蜡	41～46	鲸鱼头部
$C_{25}H_{51}COOC_{30}H_{61}$	巴西蜡	83～90	巴西棕榈叶
$C_{25}H_{51}COOC_{26}H_{53}$	虫蜡	81.3～84	女贞树上白蜡虫的分泌物

目标检测

一、选择题

（一）单项选择题

1. 要使酯完全水解，条件是

　　A. 酸性　　　　　　B. 中性　　　　　　C. 碱性　　　　　　D. 均可

2. 油脂的主要成分是

　　A. 高级脂肪酸甘油酯　　　　　　B. 饱和高级脂肪酸

　　C. 不饱和高级脂肪酸　　　　　　D. 低级脂肪酸

3. 加热油脂与氢氧化钾溶液的混合物，可产生甘油和脂肪酸钾，这个反应称为油脂的

　　A. 酯化　　　　　　B. 氢化　　　　　　C. 皂化　　　　　　D. 酸败

4. 油脂的硬化属于下列哪一类反应

　　A. 酯化　　　　　　B. 取代　　　　　　C. 皂化　　　　　　D. 加成

（二）多项选择题

1. 下列各组中属于同分异构体的是

　　A. 乙酸和甲酸甲酯　　　　　　B. 乙酸和乙酸甲酯

　　C. 丙醇和乙酸甲酯　　　　　　D. 丙酸和甲酸乙酯

2. 下列关于油脂的叙述中，正确的是

　　A. 天然油脂没有固定的熔点、沸点

　　B. 油脂是高级脂肪酸的甘油酯

　　C. 油脂都不能使溴的四氯化碳溶液褪色

　　D. 油脂都可以发生皂化反应

3. 下列说法中正确的是

　　A. 油脂在人体内不能水解

　　B. 油脂是动植物体的重要成分

　　C. 油脂在人体内氧化时能产生大量热量

　　D. 油脂属于酯类

4. 下列各组物质中，前者为附着在容器内壁的物质，后者为选用的洗涤剂。其中搭配不合适的有

A. 银镜、氨水

B. 油脂、热碱液

C. 石蜡、NaOH 溶液

D. 油脂、水

二、判断题

1. 皂化值越大，油脂的平均相对分子质量就越大。

2. 碘值越大，表示油脂的不饱和程度越低。

3. 蜡与石蜡属于同一类有机物。

4. 油脂应保存在干燥、不见光的密封容器中。

5. 老年人食用碘值较高的油脂比较好。

第二节 糖类

PPT

学习目标

知识要求

1. **掌握** 葡萄糖、果糖的结构。

2. **熟悉** 单糖的化学性质。

3. **了解** 双糖和多糖的组成及结构特征；葡萄糖、果糖、蔗糖、淀粉、纤维素等重要糖类化合物在医药上的应用。

能力要求

会运用糖类的性质鉴别相关有机物。

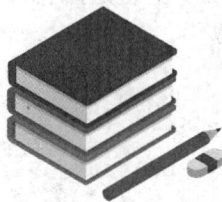

实例分析

实例 老李住院了，经化验患有糖尿病，医生嘱咐他今后一定要少吃糖，注意饮食均衡，在保证总热量的前提下，必须要严格控制每餐米、面等主食的摄入量，以防体内血糖的升高。

问题 1. 为什么医生要求控制每餐米面等主食的摄入量？

2. 还有哪些物质属于糖类化合物呢？他们又有哪些性质呢？

糖类是广泛存在于自然界的一类重要有机化合物，提供了人体所需能量的 70%。生物体内都含有糖类，动物乳汁中有乳糖，肝和肌肉中有糖原；糖类是构成植物组织的基础物质。与人类关系最为密切的糖类主要有葡萄糖、果糖、蔗糖、淀粉和纤维素等，由绿色植物通过叶绿素光合作用形成，并成为人类食物、衣着以及建筑、纺织和医药的原材料。

糖类化合物由碳、氢、氧三种元素组成，大多数糖类化合物中氢、氧原子的个数

比为 2∶1，恰如水的组成，可用分子式 $C_n(H_2O)_m$ 表示，所以糖类最早被称为"碳水化合物"。然而，随着科学的发展，发现有些糖类化合物中氢、氧原子的个数之比并不是 2∶1，如鼠李糖 $C_6H_{12}O_5$、脱氧核糖 $C_5H_{10}O_4$；而有些化合物（如甲醛 CH_2O、乙酸 $C_2H_4O_2$ 等）符合 $C_n(H_2O)_m$ 通式，但不属于糖类，因此，碳水化合物这个名称并不恰当，但因沿用已久，至今仍在使用。

从化学结构上看，糖类是多羟基醛、多羟基酮或他们的脱水缩合物。糖类根据其水解情况可分为单糖、低聚糖和多糖。不能水解的糖称为单糖，如葡萄糖、果糖等；能水解成 2~10 个单糖分子的糖称为低聚糖，低聚糖中常见的是双糖，如蔗糖、麦芽糖等；能水解成 10 个以上单糖分子的糖称为多糖，如：淀粉、纤维素等。

一、单糖

单糖从分子中所含碳原子的数目可分为丙糖、丁糖、戊糖、已糖等。从结构上可分为醛糖和酮糖，多羟基醛称为醛糖，多羟基酮称为酮糖。其中具有代表性的是葡萄糖和果糖，他们的分子式都是 $C_6H_{12}O_6$，互为同分异构体。

（一）重要的单糖

1. 葡萄糖　是自然界分布最广的单糖，在水果和蜂蜜中含量较多。它是无色或白色结晶粉末，有甜味，甜度仅为蔗糖的 74%，具有右旋性。

葡萄糖属已醛糖，为直链的五羟基已醛，其结构式为：

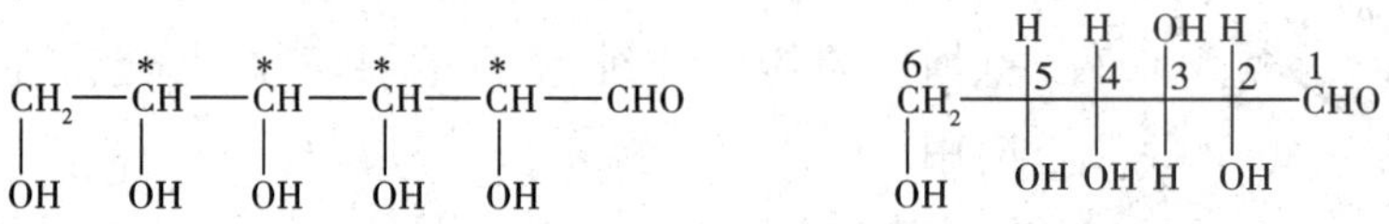

由于分子中含有四个不同的手性碳原子，故有 $2^4 = 16$ 种旋光异构体，天然存在的葡萄糖仅是其中的一个。经十九世纪德国著名化学家费歇尔以及后人的研究，确定了它的构型，按与甘油醛的构型关系，天然存在的葡萄糖为 D 型。

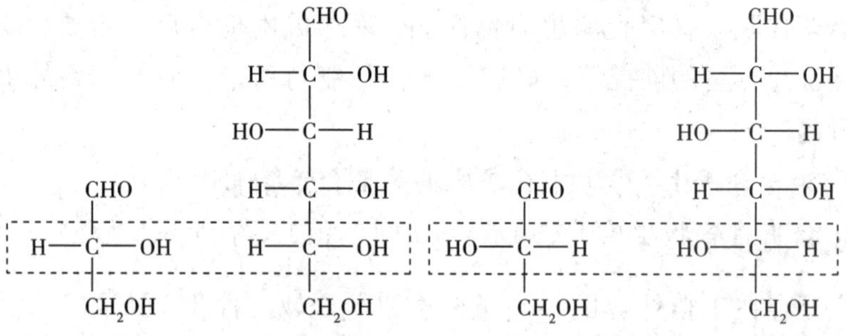

D-甘油醛　　　D-葡萄糖　　　L-甘油醛　　　L-葡萄糖

书写葡萄糖投影式时应将编号最小的醛基放在上端，其构型由距醛基最远的手性碳原子决定，天然葡萄糖 C_5 上的羟基位于碳链的右侧，与 D-甘油醛相同，因此天然葡萄糖也属于 D 型。天然葡萄糖是右旋物质，其全名是 D-（+）-葡萄糖。

通常用费歇尔投影式表示糖的开链结构，也可写成简式，即将碳链垂直放置，醛基或酮基放在上方，其中竖线代表碳链，短线"-"代表羟基，"△"代表醛基，"○"代表羟甲基（—CH₂OH）。D-(+)-葡萄糖的结构可以用费歇尔投影式或简式表示如下。

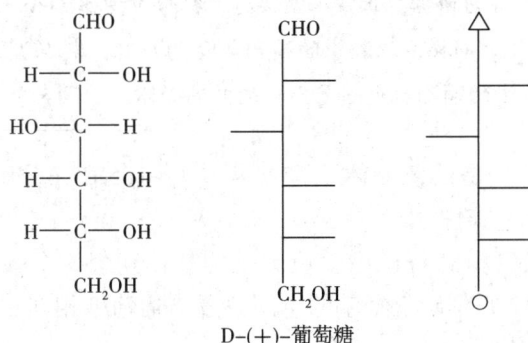

D-(+)-葡萄糖

由于葡萄糖分子中既含有醛基又含有羟基，两者之间会发生半缩醛反应，5 位碳原子上的羟基与 1 位碳原子上的醛基发生加成反应，产生的羟基被称为苷羟基。葡萄糖大的环状结构是由 1 个氧和 5 个碳形成的六元环，与含氧六元杂环吡喃相似，故称为吡喃型葡萄糖，苷羟基在左边，称为 β - 吡喃葡萄糖，是葡萄糖的主要构型；苷羟基在右边，称为 α - 吡喃葡萄糖。

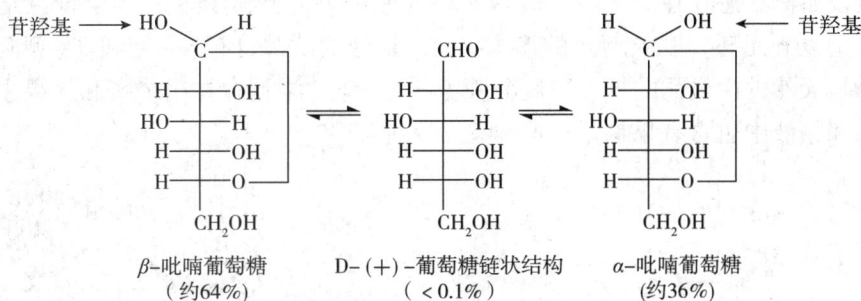

β-吡喃葡萄糖（约64%）　　D-(+)-葡萄糖链状结构（<0.1%）　　α-吡喃葡萄糖（约36%）

为更形象地表示葡萄糖分子在空间的环状结构，常用哈沃斯透视式来表示

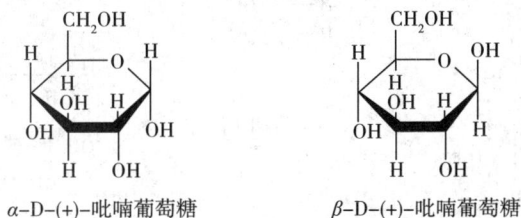

α-D-(+)-吡喃葡萄糖　　β-D-(+)-吡喃葡萄糖

葡萄糖是人类重要的营养物质，是人体所需能量的直接来源。人脑的功能完全依赖于葡萄糖分解产生的能量，在单位时间内需要恒定的葡萄糖供给，因此膳食中必须及时供给糖类来分解成葡萄糖；体弱患者和血糖过低的患者可利用静脉注射葡萄糖溶液的方式来迅速补充。葡萄糖还有强心、利尿、解毒的作用，临床上用于治疗水肿、低血糖、心肌炎等。在人体失水、失血时，葡萄糖用于补充体液，增加人体能量。

你知道吗

血糖

人体血液中的葡萄糖称为血糖，正常人空腹时血糖含量为3.9~6.1mmol/L，正常餐后2小时血糖含量为<7.8mmol/L。同样，尿液中的葡萄糖称为尿糖。糖尿病患者由于胰岛素调节失常，造成高血糖，其尿液中的葡萄糖也随着血糖的升高而增加，葡萄糖从尿液中大量流失。

2. 果糖　纯净的果糖是白色晶体。熔点为103~105℃（分解），易溶于水，可溶于乙醚及乙醇中，具有左旋性。

果糖是己酮糖，其开链式分子中2位碳是酮基，其余5个碳原子上各连有1个羟基，除1位碳外，3、4、5位碳上羟基的空间位置与葡萄糖相同。

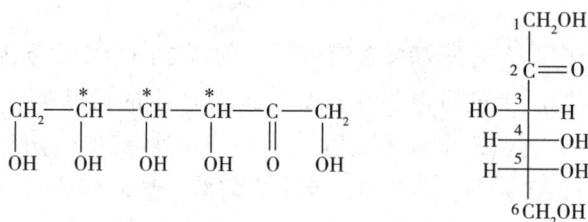

果糖以游离状态存在时，主要以六元环（吡喃型）形式存在；当果糖以结合状态存在时，则以五元环（呋喃型）的形式存在。果糖的结构也有 α – 型和 β – 型两种。

果糖是天然糖中最甜的糖，甜度为蔗糖的133%。果糖存在于蜂蜜和水果中。动物的前列腺和精液中也含有果糖。

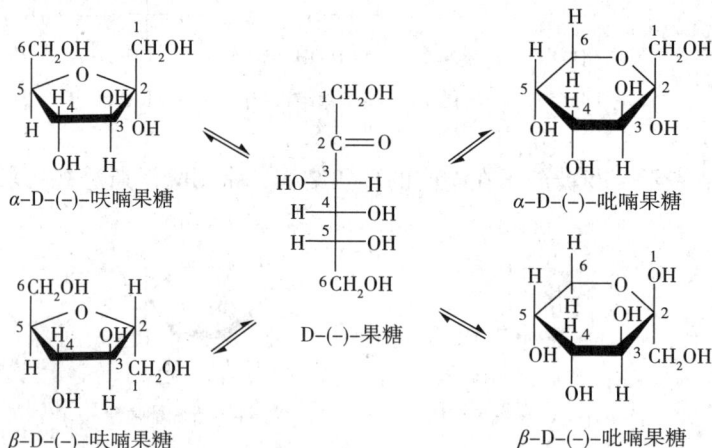

3. 核糖和脱氧核糖　核糖的分子式为 $C_5H_{10}O_5$，脱氧核糖的分子式为 $C_5H_{10}O_4$，他们都是戊醛糖。二者在结构上的差异在于：前者的2位碳原子上有1个羟基，而后者的2位碳原子上则没有羟基，只有2个氢原子，即脱氧核糖可以看作是核糖脱去2位碳上的羟基氧原子而成的。

核糖为片状结晶，是核糖核酸（RNA）的重要组成部分，脱氧核糖是脱氧核糖核酸（DNA）的重要组成部分。RNA参与蛋白质和酶的生物合成，DNA是传送遗传密码的要素，他们是人类生命活动中非常重要的物质。

4. 半乳糖 半乳糖为结晶体，熔点为 165～166℃。半乳糖与葡萄糖结合生成乳糖存在于哺乳动物的乳汁中。半乳糖也是脑苷和神经节苷的组分，这两种苷存在于大脑和神经组织中。

5. 氨基糖 单糖分子中醇羟基被氨基取代生成的化合物称为氨基糖，氨基糖常以结合态存在于体内的黏多糖中。链霉素、软骨素和甲壳素中都含有氨基糖。

（二）单糖的物理性质

单糖味甘，具有吸湿性，易溶于水，难溶于乙醇等有机溶剂。单糖（除丙酮糖外）有旋光性。

（三）单糖的化学性质 [e] 微课

单糖中都有醛基（或酮基）和羟基，其主要的化学性质有以下几个方面。

1. 氧化反应

（1）**银镜反应** 托伦试剂是硝酸银的氨水溶液，其主要成分银氨配离子具有弱氧化性，能被单糖还原生成单质银，产生银镜现象。因此，该反应也称为银镜反应。

（2）**班氏试剂反应** 班氏试剂是硫酸铜、碳酸钠和枸橼酸钠配成的碱性溶液，其主要成分是铜离子和柠檬酸根离子形成的配合物。班氏试剂和斐林试剂一样能被单糖还原成砖红色的氧化亚铜（Cu_2O）沉淀，但它比斐林试剂稳定，不需临时配制，使用方便。在临床上，常用这一反应来检测糖尿病患者的尿中是否含有葡萄糖。

果糖在碱性溶液中可以发生异构化反应而转变为葡萄糖，因此也能发生银镜反应、班氏试剂反应。

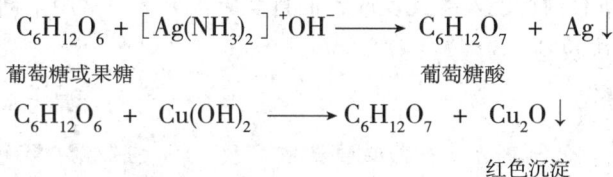

$$C_6H_{12}O_6 + \left[Ag(NH_3)_2\right]^+OH^- \longrightarrow C_6H_{12}O_7 + Ag\downarrow$$
葡萄糖或果糖 ⸻⸻⸻⸻ 葡萄糖酸

$$C_6H_{12}O_6 + Cu(OH)_2 \longrightarrow C_6H_{12}O_7 + Cu_2O\downarrow$$
红色沉淀

凡是能被托伦试剂或班氏试剂氧化的糖，都称为还原性糖，因此，可以用上述反应来区别还原性糖和非还原性糖。单糖都是还原性糖。

请你想一想

临床上常用尿样与班氏试剂反应，根据生成物呈现出的颜色深浅判断尿糖的含量。若比色为蓝色，说明尿中无糖，代表阴性结果，符号为"－"；呈绿色，为一个加号"＋"，说明每 100ml 尿中含糖量为 0.3～0.5 g；呈浅绿色，为两个加号"＋＋"，说明每 100ml 尿中含糖量为 0.5～1.0 g；呈橘黄色，为三个加号"＋＋＋"，说明每 100ml 尿中含糖量为 1～2 g；呈砖红色，为四个加号"＋＋＋＋"或以上，说明每 100ml 尿中含糖量为 2 g 以上。

观察与思考

1. 尿糖的测定原理是什么？反应生成的砖红色物质是什么？

2. 观察一份尿糖测定报告，说明"＋"号的意义。

（3）被溴水氧化　溴水是弱氧化剂，可将醛糖分子中的醛基氧化成为羧基，但不能氧化酮糖。因为溴水是酸性试剂，在溴水中酮糖不能发生异构化反应，即不能转变为醛糖。因此可根据能否使溴水是否褪色来区别酮糖和醛糖。

2. 生成糖脎　单糖分子中羰基与苯肼反应生成苯腙后，再继续与过量的苯肼作用生成糖脎。糖脎是难溶于水的黄色晶体。很稀的糖溶液加入苯肼，加热即可有糖脎析出。不同糖脎的晶体形状和熔点都不同，成脎所需时间也不同，因此可用成脎反应来鉴定糖类。

3. 颜色反应

（1）莫立许反应

请你想一想

取 2 支试管，分别加入 5% 的葡萄糖水溶液、5% 的果糖水溶液，再加入 10% 的 α - 萘酚的乙醇溶液 2 滴，摇匀，然后沿试管壁缓慢加入浓硫酸各 1ml，不要摇动试管，观察并记录现象。

观察对象	现象
5% 的葡萄糖水溶液	
5% 的果糖水溶液	

通过观察可以发现，在浓硫酸与糖溶液两层溶液的交界面将会出现一个紫色环，这就是莫立许反应。所有糖均能发生此反应，而且反应很灵敏，常用于糖类物质的鉴定。

（2）塞利凡诺夫反应

请你想一想

取 2 支试管，分别加入 1% 的葡萄糖水溶液、1% 的果糖水溶液各 1ml，再分别加入间苯二酚的浓盐酸溶液 2 ml，摇匀，放入沸水中加热 2 分钟，观察并记录现象。

观察对象	现象
1% 的葡萄糖水溶液	
1% 的果糖水溶液	

塞利凡诺夫试剂是间苯二酚的盐酸溶液。在酮糖（游离的酮糖或双糖分子中的酮糖，如蔗糖或果糖）的溶液中，加入塞利凡诺夫试剂，加热，很快出现红色。在相同的时间内，醛糖反应速率很慢，以致观察不出它的变化。所以，此反应可用于鉴别醛糖和酮糖。

4. 成苷反应　由于单糖多以环状结构存在，其中环状结构的苷羟基比较活泼，因此能够与另 1 分子糖或非糖中的羟基、氨基等脱水生成缩醛或缩酮，这类化合物称为糖苷（简称苷）。

糖苷是由糖和非糖部分通过苷键结合而成的一类化合物。糖的部分称为糖苷基，非糖部分称为配糖基，糖苷基和配糖基之间由氧原子连接而成的键称为糖苷键（或苷键）。糖苷不具有还原性。

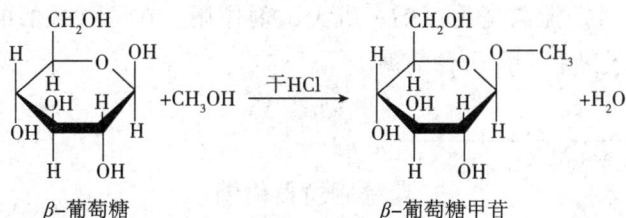

β-葡萄糖 ＋CH_3OH 干HCl → β-葡萄糖甲苷 ＋H_2O

糖苷广泛存在于植物体中，且大多数具有生物活性，是许多中草药的有效成分之一。皂苷是一类特殊的糖苷，人参、远志、桔梗、甘草、知母和柴胡等中草药的主要有效成分都含有皂苷。

二、双糖

低聚糖中最重要的是双糖，它是由 2 个单糖分子脱水缩合而成，将双糖水解可生成 2 分子单糖。常见的双糖有蔗糖、麦芽糖和乳糖，他们的分子式均为 $C_{12}H_{22}O_{11}$，互为同分异构体。

1. 蔗糖　就是普通食糖，甘蔗和甜菜中含量最多。蔗糖为白色晶体，甜味仅次于果糖，溶于水而难溶于乙醇，具有右旋性，其水溶液的比旋光度 $[\alpha]_D^{20} = +66.5°$。它是由 1 分子 α - 葡萄糖和 1 分子 β - 果糖结合而成的。

由于蔗糖分子中没有苷羟基，无还原性，属于非还原性双糖，与托伦试剂、班氏试剂不反应，也不能形成糖脲和糖苷。在酸和酶的作用下，水解成葡萄糖和果糖。

等量的葡萄糖与果糖的混合物常被称为转化糖。转化糖因为含有果糖，所以比蔗糖甜。

蔗糖在医药上用作矫味剂，制成糖浆应用。蔗糖加热生成褐色焦糖，在饮料（如可乐饮料）和食品（如酱油）中用作着色剂。

2. 麦芽糖　在自然界很少以游离态存在，主要存在于发芽的谷粒尤其是麦芽中，因此而得名。

麦芽糖分子是由 2 分子 α - 葡萄糖脱去 1 分子水缩合而成的。

纯净的麦芽糖为白色晶体，易溶于水，有甜味，甜度约为蔗糖的 70%，是饴糖的主要成分，可用作制糖果以及细菌的培养基。

麦芽糖分子中有苷羟基，因此，是还原性糖，它能与托伦试剂、班氏试剂作用，也能发生成苷反应，还能形成糖脲、糖苷等。

麦芽糖是淀粉水解的中间产物。在酸或酶的作用下，1 分子麦芽糖能水解生成 2 分子葡萄糖。

3. 乳糖　存在于哺乳动物的乳汁中，牛乳中含 40 ~ 50g/L，人乳中含 60 ~ 70g/L。乳糖是奶酪工业的副产品。

乳糖分子是由 1 分子 β - 半乳糖和 1 分子葡萄糖脱去 1 分子水缩合而成的。

纯净的乳糖是白色粉末，甜度较小，在水中溶解度小，没有吸湿性，医药上常用作散剂、片剂的填充剂。

乳糖具有还原性，能与托伦试剂、班氏试剂作用。在稀酸或酶的作用下，能水解生成 1 分子 β - 半乳糖和 1 分子葡萄糖。

你知道吗

乳糖的营养价值

乳糖存在于乳类及制品中，对婴儿的营养十分重要。乳糖在肠道中可以促进双歧杆菌的生长，有利于杀灭致病菌。母乳中乳糖含量较高，因此，母乳喂养婴儿较少腹泻。乳糖还可以促进膳食钙等物质的吸收。

三、多糖

多糖是多个单糖分子互相脱水缩合，通过苷键连接而成的天然高分子化合物。它不是纯净物，而是聚合程度不同的混合物。广泛存在于动植物体内。多糖没有甜味，大多数不溶于水。与人类关系最密切的是淀粉、糖原和纤维素，通式为 $(C_6H_{10}O_5)_n$，在酸或酶的作用下，能够水解，最终产物为单糖。

1. 淀粉　是绿色植物进行光合作用的主要产物。它广泛存在于植物的种子和块茎中，大米中含 75% ~ 80%，玉米中约为 65%，小麦中为 60% ~ 65%。淀粉是无色无味的白色粉状物，根据结构不同，淀粉可分为直链淀粉和支链淀粉。淀粉中直链淀粉约为 20%，支链淀粉约为 80%。直链淀粉存在于淀粉的内层，一般由数百个到数千个 α - D - 葡萄糖单元组成，不易溶于冷水，在热水中有一定的溶解度，不成糊状。支链淀粉存在于淀粉的外层，组成淀粉的皮质，一般由数千个到数万个 α - D - 葡萄糖单元组成，不溶于冷水，在热水中膨胀而成糊状。糯米之所以黏性较强，就是因为含支链淀粉较多。

直链淀粉遇碘显深蓝色。这个反应十分灵敏，加热蓝色即消失，冷却后又复现蓝色。支链淀粉与碘作用显蓝紫色。

淀粉在酸或酶的作用下，通过一系列水解，最后得到葡萄糖。

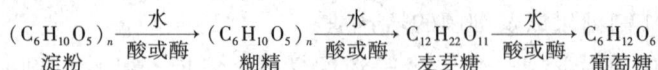

$$(\underset{\text{淀粉}}{C_6H_{10}O_5})_n \xrightarrow[\text{酸或酶}]{\text{水}} (\underset{\text{糊精}}{C_6H_{10}O_5})_n \xrightarrow[\text{酸或酶}]{\text{水}} \underset{\text{麦芽糖}}{C_{12}H_{22}O_{11}} \xrightarrow[\text{酸或酶}]{\text{水}} \underset{\text{葡萄糖}}{C_6H_{12}O_6}$$

2. 糖原　是人和动物体内储存葡萄糖的一种形式，又称肝糖或动物淀粉。糖原主要存在于肝脏和肌肉中，因此，有肝糖原和肌糖原之分。

糖原的组成单元是 α - 葡萄糖，结构与支链淀粉相似，但支链更多、更稠密、相对分子质量更大。

糖原是无定形粉末，不溶于水，易溶于热水成透明胶体溶液，与碘作用显红棕色。

糖原水解的最终产物是 α – 葡萄糖。

糖原对维持人体血糖浓度具有重要的调节作用。当血糖浓度增高时，在胰岛素的作用下，肝脏把多余的葡萄糖转变成糖原储存起来；当血糖浓度降低时，在体内高血糖素的作用下，肝糖原就分解成葡萄糖进入血液，以保持血糖浓度正常。

3. 非淀粉多糖　又称不可利用多糖，是不能被人体消化吸收的糖类，包括纤维素、半纤维素、果胶等。非淀粉多糖的结构与直链淀粉相似。

纤维素是自然界分布最广的多糖，其组成单元是 β – 葡萄糖，即葡萄糖以 β – 糖苷键结合。纤维素是构成植物细胞壁的基础物质，木材中含纤维素 50%～70%，棉花中含 90% 以上。

膳食纤维包括非淀粉多糖和木质素，它又可分为可溶性膳食纤维和不溶性膳食纤维。可溶性膳食纤维包括果胶、树胶、黏质和少量半纤维素，可吸水膨胀，并能被肠道微生物分解，具有吸水、黏滞作用和结合胆汁酸作用，具有防止胆结石形成、防止结肠癌、防止能量过剩和肥胖等作用。

果胶存在于植物的细胞壁和细胞内层，为内部细胞的支撑物质。果胶是聚半乳糖醛酸，组成和结构较复杂。柑橘、柠檬、柚子等果皮中约含 30% 的果胶，是果胶的最丰富来源。

不溶性膳食纤维素主要包括纤维素、大部分半纤维素和木质素，不溶于水，也不能被肠道微生物分解。木质素具有较强结合胆酸的作用，并将其排出体外，具有降血脂的作用。多吃蔬菜、水果以保持摄入一定量的膳食纤维对人类健康是有益的。

纤维素黏合力很强，可用作片剂的黏合剂、填充剂、崩解剂或润滑剂，片剂中的水溶性成分也可用微晶纤维素吸收，用脱脂棉制得的微晶纤维素是良好的赋形剂，其优点是可直接与药物混合后压片，免去制成颗粒的工序。

目标检测

一、选择题

（一）单项选择题

1. 支链淀粉与碘作用显
   A. 黄色　　　B. 褐色　　　C. 蓝色　　　D. 蓝紫色

2. 直链淀粉遇碘显
   A. 红棕色　　B. 蓝色　　　C. 褐色　　　D. 黄色

3. 临床上常用于检验糖尿病患者尿液中葡萄糖含量的试剂是
   A. 托伦试剂　B. Cu_2O　　C. 班氏试剂　　D. CuO

4. 下列物质中，不属于糖类的是
   A. 脂肪　　　B. 葡萄糖　　C. 纤维素　　D. 淀粉

5. 下列糖中，人体消化酶不能消化的是

    A. 纤维素   B. 核糖   C. 氨基糖   D. 冰糖

6. 麦芽糖水解的产物是

    A. 葡萄糖   B. 半乳糖和葡萄糖

    C. 葡萄糖和果糖   D. 果糖和核糖

7. 鉴别醛糖和酮糖的方法是

    A. 托伦试剂   B. 班氏试剂

    C. 斐林试剂   D. 塞利凡诺夫试剂

8. 淀粉水解的最终产物是

    A. 蔗糖   B. 葡萄糖   C. 乳糖   D. 果糖

9. 血糖通常指血液中的

    A. 蔗糖   B. 红糖   C. 葡萄糖   D. 果糖

（二）多项选择题

1. 糖类根据其水解情况可分为

    A. 单糖   B. 双糖   C. 低聚糖   D. 多糖

2. 下列说法不正确的是

    A. 糖都有甜味

    B. 糖都有还原性

    C. 糖类都含有 C、H、O 三种元素

    D. 糖都能发生银镜反应

3. 下列物质属于双糖的有

    A. 葡萄糖   B. 麦芽糖   C. 蔗糖   D. 乳糖

4. 纤维素黏合力很强，可用作片剂

    A. 黏合剂   B. 填充剂   C. 崩解剂   D. 润滑剂

5. 下列糖中属还原性糖的是

    A. 果糖   B. 麦芽糖   C. 乳糖   D. 蔗糖

6. 单糖能发生的化学反应有

    A. 银镜反应   B. 水解反应

    C. 成苷反应   D. 酯化反应

二、判断题

1. 糖类化合物都有甜味。

2. 糖类化合物的分子式都可用 $C_n(H_2O)_m$ 表示，所以也称为"碳水化合物"。

3. 醛糖就是还原性糖，酮糖就是非还原性糖。

4. 多糖、低聚糖水解后的最终产物都是葡萄糖。

5. 单糖都是还原性糖。

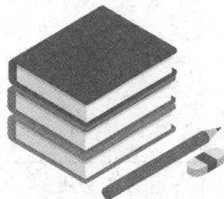

第三节　氨基酸

学习目标

知识要求

1. 掌握　氨基酸的结构特点。

2. 熟悉　氨基酸的分类、命名和主要性质。

3. 了解　多肽链和蛋白质。

能力要求

会运用氨基酸的性质鉴别相关有机物。

实例分析

实例　1965 年 9 月 17 日，中国科学院生物化学研究所等单位，经过六年多的艰苦工作，在世界上第一次用人工方法合成了具有生物活性的蛋白质——结晶牛胰岛素。牛胰岛素含有 2 条多肽链，α 链含有 21 个氨基酸，β 链含有 30 个氨基酸，2 条多肽链间由 2 个二硫键（二硫键是由两个 –SH 连接而成的）连接，在 α 链上也形成 1 个二硫键。蛋白质研究一直被喻为破解生命之谜的关键点，牛胰岛素人工合成的成功，标志着人类在揭开生命奥秘的道路上又迈出了一大步。

问题　查找资料，说出蛋白质、多肽链和氨基酸三者之间的关系。

蛋白质广泛存在于生物体内，是一切细胞的重要组成成分，是生命的物质基础。一切的生命现象和生命功能都与蛋白质密切相关。而氨基酸在体内不能水解，是构成蛋白质的基本物质，氨基酸在自然界主要以多肽或蛋白质的形式存在于动植物体内。

一、氨基酸的结构、分类和命名

1. 氨基酸的结构　氨基酸是一类既含有氨基又含有羧基的有机化合物。氨基（—NH_2）和羧基（—COOH）是氨基酸的官能团。氨基连在 α – 碳上的为 α – 氨基酸。天然氨基酸都是 α – 氨基酸。蛋白质水解的最终产物也是各种 α – 氨基酸。

α – 氨基酸的结构通式：

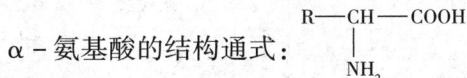

2. 氨基酸的分类

（1）根据分子中烃基的不同，把氨基酸分为脂肪族氨基酸、芳香族氨基酸和杂环氨基酸。

（2）根据分子中所含的羧基和氨基的相对数目，把氨基酸分为中性氨基酸（氨基和羧基数目相等）、酸性氨基酸（羧基数目多于氨基）和碱性氨基酸（氨基数目多于羧基）。

3. 氨基酸的命名　氨基酸多数根据其来源和性质采用俗名。如：门冬氨酸最初从天门冬植物中发现而得名；甘氨酸因具有甜味而得名。

　　氨基酸的系统命名法以羧酸为母体，将氨基看作取代基，称为"氨基某酸"，而氨基的位置，习惯用希腊字母 α、β、γ……ω（末位碳的编号为 ω）等表示。如：

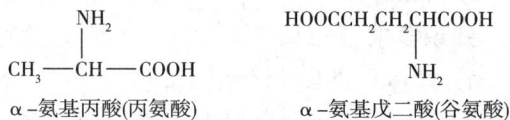

α–氨基丙酸(丙氨酸)　　　　α–氨基戊二酸(谷氨酸)

表5－3　常见的 α–氨基酸

名称	结构式	字母代号	等电点	主要应用
中性氨基酸				
甘氨酸	CH₂COOH / NH₂	G	5.97	治疗肌肉萎缩
丙氨酸	CH₃CHCOOH / NH₂	A	6.00	
*缬氨酸	CH₃CH——CHCOOH / CH₂ NH₂	V	5.96	
*亮氨酸	CH₃CHCH₂CHCOOH / CH₃ NH₂	L	6.02	
*异亮氨酸	CH₃CH₂CHCHCOOH / H₃C NH₂	I	5.98	
丝氨酸	CH₂CHCOOH / OH NH₂	S	5.68	
*苏氨酸	CH₃CHCHCOOH / OH NH₂	T	5.70	
半胱氨酸	CH₂CHCOOH / SH NH₂	C	5.07	抗辐射、解毒
*蛋氨酸	CH₂CH₂CHCOOH / SCH₃ NH₂	M	5.74	治肝炎、肝硬化
*苯丙氨酸	CH₂CHCOOH / NH₂	F	5.48	
酪氨酸	HO——CH₂CHCOOH / NH₂	Y	5.66	治肝昏迷

续表

名称	结构式	字母代号	等电点	主要应用
脯氨酸	(结构式) —COOH	P	6.30	
*色氨酸	(结构式) CH₂CHCOOH / NH₂	W	5.89	
酸性氨基酸				
门冬氨酸	CH_2—$CHCOOH$ / COOH NH₂	D	2.77	
谷氨酸	$CH_2CH_2CHCOOH$ / COOH NH₂	E	3.22	味精（钠盐）
碱性氨基酸				
*赖氨酸	$CH_2CH_2CH_2CH_2CHCOOH$ / NH₂ NH₂	K	9.74	
精氨酸	H_2N—C—$NHCH_2CH_2CH_2CHCOOH$ / NH₂	R	10.76	
组氨酸	(结构式) $CH_2CHCOOH$ / NH₂	H	7.59	

构成蛋白质的氨基酸有 20 多种，其中有 8 种（上表中带 * 号的）是人体不能合成的，必须从食物中摄取，称为人体必需氨基酸。

二、氨基酸的性质

α-氨基酸都是无色晶体，熔点较高，一般在 230～300℃之间，大多没有确切的熔点，熔融时分解并放出 CO_2。氨基酸大多能溶于强酸和强碱溶液中；除胱氨酸、酪氨酸外，均溶于水；除脯氨酸和羟脯氨酸外，均难溶于乙醇和乙醚中。各种 α-氨基酸的钠盐都溶于水。

1. 两性解离和等电点 氨基酸分子内既含有氨基又含有羧基，因此他们具有氨基和羧基的典型性质。但是，由于两种官能团在分子内的相互影响，又具有一些特殊的性质。

氨基酸分子与强酸或强碱都能作用生成盐，因此氨基酸为两性化合物。

$$R—CH—COOH + HCl \rightleftharpoons R—CH—COOH + Cl^-$$
$$\underset{NH_2}{|} \qquad \qquad \underset{^+NH_3}{|}$$

$$R—CH—COOH + NaOH \rightleftharpoons R—CH—COO^- + Na^+ + H_2O$$
$$\underset{NH_2}{|} \qquad \qquad \underset{NH_2}{|}$$

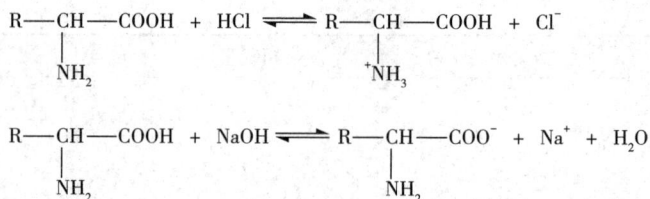

同一分子内的氨基和羧基也可作用生成盐，这种盐称为内盐。由于这种内盐形态的离子同时带有正电荷与负电荷，又称为两性离子。在一般情况下，氨基酸中羧基的解离程度和氨基的解离程度并不相等。因此纯净氨基酸的水溶液并不一定是中性。在中性氨基酸溶液中，由于羧基的电离程度稍大于氨基的电离度，故它的水溶液的 pH 一般略小于 7。酸性氨基酸水溶液的 pH 小于 7；碱性氨基酸水溶液的 pH 则大于 7。

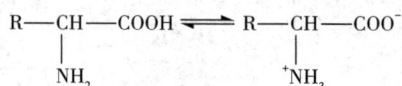

$$R—CH—COOH \rightleftharpoons R—CH—COO^-$$
$$\underset{NH_2}{|} \qquad \qquad \underset{^+NH_3}{|}$$

若将氨基酸的水溶液酸化，则两性离子与 H$^+$ 结合而成阳离子，若加碱于氨基酸的水溶液中，则两性离子变成阴离子。若将氨基酸水溶液的酸碱度加以适当调节，可使羧基与氨基的解离程度相等，也就是氨基酸带有的正、负电荷数目恰好相等，此时溶液的 pH 值称为该氨基酸的等电点，以 pI 表示。由于各种氨基酸分子中所含基团不同，所以每一个氨基酸的等电点亦不同（表 5 - 3）。中性氨基酸的等电点一般在 4.8 ~ 6.5 之间；酸性氨基酸为 2.7 ~ 3.2，碱性氨基酸为 7.6 ~ 10.7。在等电点时，氨基酸的溶解度最小，等电点是分离纯化氨基酸的重要依据。

氨基酸在酸碱性溶液中的变化，可表示如下：

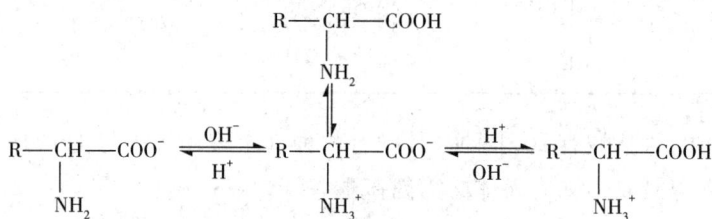

$$R—CH—COOH$$
$$\underset{NH_2}{|}$$

$$R—CH—COO^- \underset{H^+}{\overset{OH^-}{\rightleftharpoons}} R—CH—COO^- \underset{OH^-}{\overset{H^+}{\rightleftharpoons}} R—CH—COOH$$
$$\underset{NH_2}{|} \qquad \qquad \underset{NH_3^+}{|} \qquad \qquad \underset{NH_3^+}{|}$$

2. 与茚三酮的显色反应

请你想一想

> 取 1 支试管，加入 2ml 20g/L 甘氨酸溶液和 3 ~ 5 滴茚三酮溶液，水浴加热片刻。
>
> 观察与思考
>
> 甘氨酸溶液与茚三酮溶液共热，溶液颜色有什么变化？该反应有什么用途？

α - 氨基酸与茚三酮的水溶液共热时，能生成蓝紫色化合物。这个反应非常灵敏，常用来鉴别 α - 氨基酸。多肽和蛋白质也有此显色反应。

3. 成肽反应 两分子 α - 氨基酸（相同或不同）分子，在酸或酶存在的条件下，受热脱水生成二肽。二肽分子中含有的酰胺键称为肽键。二肽分子中的末端仍含有自由的氨基和羧基，因此还可以继续与氨基酸缩合成为三肽、四肽以至多肽。

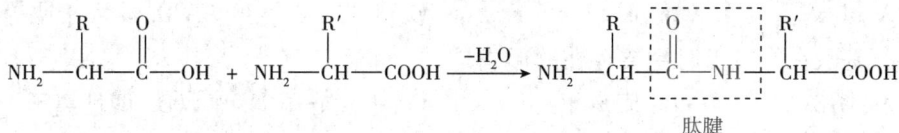

无论肽链有多长，在链的两端一端有游离的氨基（—NH_2），称为 N 端；链的另一端有游离的羧基（—COOH），称为 C 端。

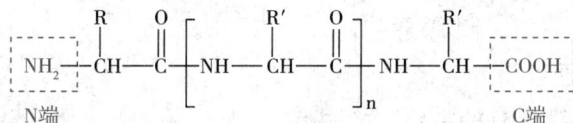

多种氨基酸分子按不同的顺序以肽键相互结合，可以形成成千上万种具有不同理化性质和生理活性的多肽链。相对分子质量在 10000 以上的，并且具有一定空间结构的多肽，称为蛋白质。有关蛋白质的知识我们将在生物化学中全面学习，本书不再详述。

你知道吗

合理膳食和平衡营养

食物营养是人类生存的基本条件，更是反映一个国家经济水平和人们生活质量的重要指标。随着人们生活水平的提高及饮食结构的不断调整，健康饮食已是目前饮食业的主流。

人体需要的营养素有六大类：水、无机盐、糖类、蛋白质、脂肪和维生素。要想得到足够的营养，每日食物应包括：谷类、薯类、豆类、果蔬类、肉蛋禽鱼类、奶类、油脂和水等。人体需要的营养素是多种多样的，他们分布在各种食物中，没有一种食物能完全满足人体所需的一切营养素，所以必须吃多样化的食物，机体内各种营养素之间可以相互补充、相互制约、共同调配，以求在体内之和谐。合理饮食的另一个要求是对任何一种营养素的摄入过多或过少，都会造成营养失调，以致体内营养平衡被打破，造成机体失调，发生某种营养素缺乏或导致某种营养素过剩，诱发多种疾病等。

合理膳食、营养平衡是人们维持生存、增强体质、预防疾病、保持旺盛的精力和延缓机体衰老的重要因素。保持健康的身体是提高国民幸福指数的基础。

目标检测

一、选择题

（一）单项选择题

1. 构成蛋白质的氨基酸中，人体必需氨基酸有

A. 6 种   B. 7 种   C. 8 种   D. 9 种

2. 中性氨基酸的等电点为

     A. pI = 7   B. pI < 7   C. pI > 7   D. pI 大于或等于 7

3. 氨基酸在等电点时主要存在的形式是

     A. 阴离子   B. 阳离子   C. 中性分子   D. 两性离子

4. 下列物质不能发生水解反应的是

     A. 氨基酸   B. 尿素   C. 纤维素   D. 乙酸乙酯

5. 已知门冬氨酸的 pI = 2.77，它在水中的主要存在形式为

     A. 中性分子   B. 阴离子   C. 阳离子   D. 两性离子

（二）多项选择题

1. 氨基酸中一般都含有的主要官能团有

     A. 羧基   B. 氨基   C. 羟基   D. 醛基

2. 与茚三酮的水溶液共热时，能生成蓝紫色化合物的

     A. α - 氨基酸   B. 多肽   C. 蛋白质   D. 淀粉

二、判断题

1. 中性氨基酸溶于纯水所得溶液的 pH 等于 7。

2. 天然氨基酸都是 α - 氨基酸。

3. 在等电点时，氨基酸的溶解度最大。

4. 氨基酸分子可与强碱作用生成盐，但不能与强酸作用生成盐。

书网融合……

         微课   划重点   自测题

第六章 认识一些天然有生理活性的有机物

本章我们一起来认识一些天然有生理活性的有机物，包括杂环化合物、生物碱、萜类化合物和甾体化合物。这些类型的有机物很多就是天然药物的有效成分，有很好的药理作用。

第一节 杂环化合物

PPT

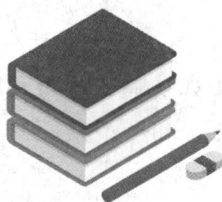

学习目标

知识要求

熟悉　重要杂环化合物的性质。

能力要求

1. 能判断杂环化合物的结构并能将其分类。
2. 能对简单的杂环化合物进行命名。

实例分析

实例　硝苯地平于 1969 年由德国拜耳公司研制成功，是第一个二氢吡啶类的钙拮抗剂，1975 年用于治疗冠心病心绞痛，并取得了令人满意的疗效，迄今仍是治疗心绞痛的主要药物之一。1980 年开始用于治疗高血压以来，也取得了显著疗效，为钙拮抗剂作为基本降压药奠定了基础。

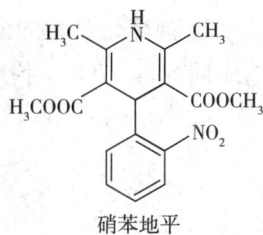
硝苯地平

问题　像硝苯地平这样成环原子除了碳原子外还有一个氮原子的化合物属于杂环化合物，杂环化合物有哪些性质呢？

在环状有机化合物中，构成环的原子除了碳原子外还含有其他原子，这种环状化合物就称为杂环化合物。除碳以外的其他原子称为杂原子。常见的杂原子有：氮、氧、硫。

杂环化合物种类繁多，广泛存在于自然界中，许多天然杂环化合物在动、植物体内起着重要的生理作用。例如：中草药的有效成分生物碱、血红蛋白、叶绿素、核酸的碱基等，都是含氮杂环化合物。为数不少的维生素、抗生素以及一些植物色素和植物染料都含有杂环。目前合成的杂环化合物也是为数众多、琳琅满目，不少合成染料、新型高分子材料也含有杂环结构。在药物中，杂环化合物也占了相当大的比重，中国药典收载的有机原料药中，含杂环结构的接近 50%。

本节将着重讨论与芳香环相似，环系比较稳定，具有一定程度芳香性的杂环化合物，其中以五元、六元杂环及其稠杂环化合物为重点。因这类化合物具有芳香化合物的特点，可通称为芳香杂环化合物，例如：

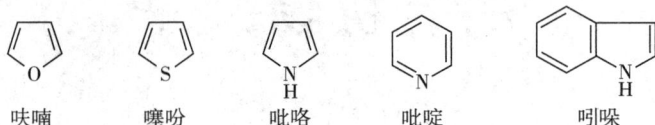

呋喃　　　噻吩　　　吡咯　　　吡啶　　　吲哚

一、杂环化合物的分类、结构和命名

1. 杂环化合物的分类　杂环化合物大体可分为单杂环和稠杂环两大类。最常见的单杂环有五元杂环和六元杂环。稠杂环是由苯环与单杂环或单杂环与单杂环稠合而成。

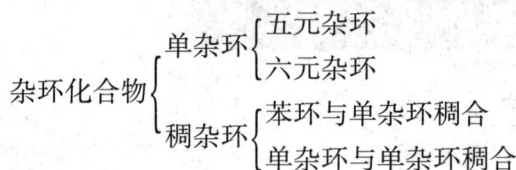

2. 杂环化合物的结构　据现代物理方法证明，五元单杂环分子如呋喃、噻吩和吡咯都具有平面结构，是一个平面的五元环结构，即成环的四个 C 原子和一个杂原子都在一个平面上。环上与苯环相似有一个闭合的大 π 键。

据现代物理方法证明，六元单杂环分子如吡啶也是与苯相似的平面结构，是一个平面的六元环结构，即分子中的五个碳原子和一个氮原子都在一个平面上。环上与苯环相似有一个闭合的大 π 键。

3. 杂环化合物的命名　杂环母核的命名常采用"音译法"，即按英文名称的读音，选用同音带"口"字旁的汉字来命名。下面是常见的杂环母核及其编号。

五元杂环：

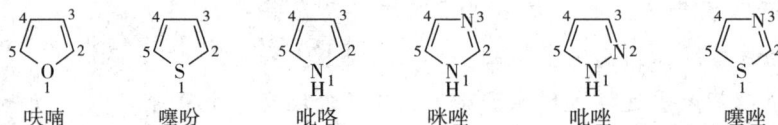

呋喃　　　噻吩　　　吡咯　　　咪唑　　　吡唑　　　噻唑

六元杂环：

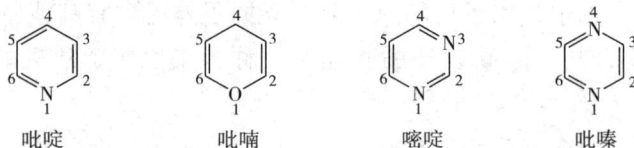

吡啶　　　　　吡喃　　　　　嘧啶　　　　　吡嗪

稠杂环：

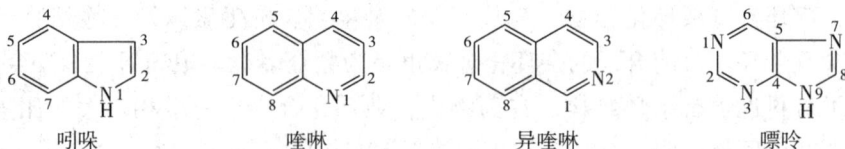

吲哚　　　　喹啉　　　　异喹啉　　　　嘌呤

当杂环上有取代基时，以杂环为母体，取代基的位次、数目和名称写在杂环母体名称的前面。杂环编号，一般从杂原子开始，顺环依次用 1、2、3……编号（或与杂原子相邻的碳原子为 α−位，顺次为 β−位，γ−位等）。环上有不同的杂原子时，则按 O、S、NH、N 的顺序编号，并使这些杂原子位次的数字之和为最小。例如：

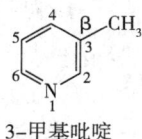

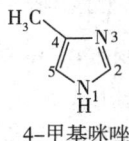

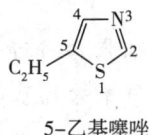

3−甲基吡啶　　　　　4−甲基咪唑　　　　　5−乙基噻唑

请你想一想

判断下列结构是否属于杂环化合物，并试着命名。

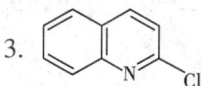

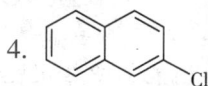

1.

2.

3.

4.

二、重要的杂环化合物

1. 呋喃　是最简单的含氧五元杂环化合物，是一种无色易挥发的液体，沸点 31.4℃，有三氯甲烷气味，略溶于水，易溶于乙醇、乙醚等有机溶剂，有麻醉和弱刺激作用，极易燃，吸入后可引起头痛、头晕、恶心、呼吸衰竭。呋喃蒸气遇盐酸浸润过的松木片呈绿色，可用此反应鉴定呋喃及其低级同系物。呋喃催化氢化生成四氢呋喃，是一种重要的溶剂。

杀菌剂呋喃妥因、抗血吸虫药呋喃丙胺、利尿药呋塞米等都含有呋喃环。

你知道吗

呋喃西林

呋喃西林，黄色结晶性粉末，无臭，味苦，熔点 236～240℃，1 份该品可溶于 4200 份水，590 份乙醇，几乎不溶于乙醚、三氯甲烷，日光下色渐变深。临床仅用作消毒防腐药，用于皮肤及黏膜的感染，如化脓性中耳炎、化脓性皮炎、急慢性鼻炎、烧伤、溃疡等。对组织无刺激，脓、血对其消毒作用无明显影响。

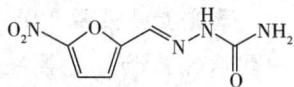

2. 吡咯　为无色液体，沸点 131℃，有弱的苯胺气味，易溶于乙醇和乙醚，100g 水能溶解 6g 吡咯。吡咯在空气中易被氧化，颜色迅速变深。吡咯的蒸气可使浸有盐酸的松木片呈红色，可用此反应鉴定吡咯及其低级同系物。

吡咯的衍生物广泛分布于自然界，叶绿素、血红蛋白、维生素 B_{12} 及许多生物碱中都含有吡咯环。

你知道吗

血红素

血红素，是血红蛋白分子上的主要稳定结构，为血红蛋白、肌红蛋白等的辅基。血红素中含有吡咯环。血红素与蛋白质结合成为血红蛋白，存在于哺乳动物的红细胞中，是运输氧气的物质。除了运载氧，血红素还可以与二氧化碳、一氧化碳、氰离子结合，结合的方式也与氧完全一样，所不同的只是结合的牢固程度，一氧化碳、氰离子一旦和血红素结合就很难离开，这就是煤气中毒和氰化物中毒的原理，遇到这种情况可以使用其他与这些物质结合能力更强的物质来解毒，比如一氧化碳中毒可以用静脉注射亚甲基蓝的方法来救治。

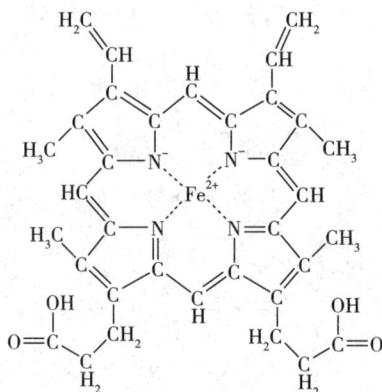

3. 噻唑 为无色具有腐败臭味的液体，沸点 116.8℃，微溶于水，溶于乙醇、乙醚等。噻唑具有弱碱性。噻唑是稳定的化合物，在空气中不会自动氧化。噻唑用于合成药物、杀菌剂和染料等。

噻唑的多种衍生物是重要的药物或具有生理活性的物质。如：青霉素分子中含有一个四氢噻唑的环系；维生素 B_1 分子中的噻唑部分是一个季铵盐的衍生物；重要的抑菌剂磺胺噻唑是 2 – 氨基噻唑与对乙酰氨基苯磺酰氯缩合后，再经水解反应得到的产物；抗溃疡药法莫替丁也含有噻唑环。

你知道吗

青霉素

青霉素是最常用的抗生素之一，是从青霉菌培养液中提取的药物，是第一种能够治疗人类疾病的抗生素。青霉素分子中含有一个四氢噻唑的环系。

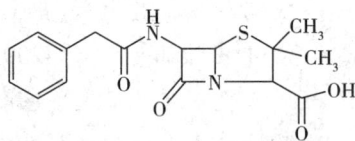

青霉素的发现者是英国细菌学家弗莱明。1928 年的一天，弗莱明在他的一间简陋的实验室里研究导致人体发热的葡萄球菌。由于盖子没有盖好，他发觉培养细菌用的琼脂上附了一层青霉菌。这是从楼上的一位研究青霉菌的学者的窗口飘落进来的。使弗莱明感到惊讶的是，在青霉菌的近旁，葡萄球菌忽然不见了。这个偶然的发现深深吸引了他，他设法培养这种霉菌进行多次试验，证明青霉素可以在几小时内将葡萄球菌全部杀死。弗莱明据此发明了葡萄球菌的克星——青霉素。

青霉素是一种有机酸，微溶于水，医药上将其制成钠盐或钾盐，以增大其水溶性。青霉素水溶液在室温下易分解，因此，医药上常使用其粉针剂。

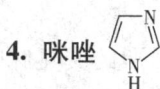

4. 咪唑 为无色晶体，熔点为 90~91℃，易溶于水和乙醇，微溶于苯，难溶于石油醚；咪唑能与强酸生成稳定的盐。组胺酸及其脱羧产物组胺、生物碱毛果芸香碱都是咪唑的衍生物。含咪唑环的药物有抗溃疡药西咪替丁、广谱驱虫药阿苯达唑、有多种药效的甲硝唑、抗真菌药咪康唑、益康唑、酮康唑、克霉唑等。

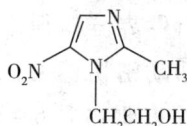

甲硝唑

5. 吡啶 为无色液体，有恶臭，有毒，触及人体易使皮肤灼伤。吡啶的沸点为 115.5℃，能与水、乙醇、乙醚等混溶。吡啶对酸或碱稳定，对氧化剂也相当稳定。同时又能溶解大多数极性及非极性的有机化合物，甚至可以溶解某些无机盐类，所以吡啶是一个有广泛应用价值的溶剂。维生素 PP（包括烟酸和烟酰胺）、维生素 B_6（包括吡哆醇、吡哆醛和吡哆胺）、呼吸中枢兴奋药尼可刹米、抗结核病药异烟肼都含有吡啶环。

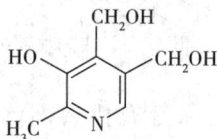

维生素 B_6

你知道吗

维生素 PP

3-吡啶甲酸（烟酸）

维生素 PP 包括了烟酸和烟酰胺。烟酸也称作尼克酸、抗癞皮病因子、维生素 B_3，耐热，能升华。它是人体必需的 13 种维生素之一，是一种水溶性维生素。

3-吡啶甲酰胺（烟酰胺）

烟酸在人体内转化为烟酰胺，烟酰胺是辅酶 I 和辅酶 II 的组成部分，参与体内脂质代谢、组织呼吸的氧化过程和糖类无氧分解的过程。

维生素 PP 有较强的扩张周围血管作用，可用作血管扩张药，临床用于治疗头痛、偏头痛、耳鸣、内耳眩晕症等；还用于抗糙皮病，大量用作食品饲料的添加剂；还作为医药中间体，用于异烟肼、烟酰胺、尼可刹米及烟酸肌醇酯等的生产。

若其缺乏时，可产生糙皮病，表现为皮炎、舌炎、口咽炎、腹泻及烦躁、失眠、感觉异常等症状。烟酸是少数存在于食物中相对稳定的维生素，即使经烹调及储存亦不会大量流失而影响其效力。

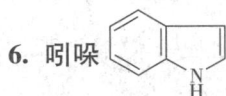

6. 吲哚 为白色晶体，熔点为52℃，吲哚浓时具有强烈的粪臭味，扩散力强而持久，高度稀释的溶液有香味，可以作为香料使用。吲哚能使浸有盐酸的松木片显红色。

天然吲哚广泛含于苦橙花油、甜橙油、柠檬油、白柠檬油、柑橘油、柚皮油、茉莉花油等精油中。吲哚的衍生物在自然界分布很广，许多天然化合物的结构中都含有吲哚环，有些吲哚的衍生物与生命活动密切相关，所以吲哚也是一个很重要的杂环化合物。哺乳动物及人脑中思维活动的重要物质5-羟基色胺、蛋白质的重要组分色氨酸、降压药利血平、消炎解热镇痛药吲哚美辛等都含有吲哚环。

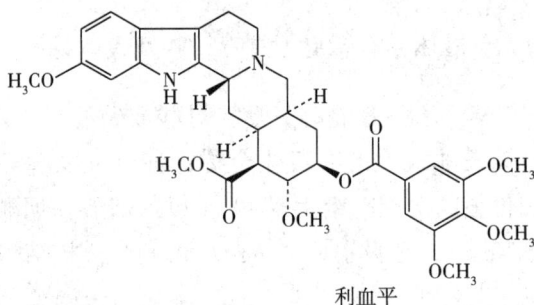

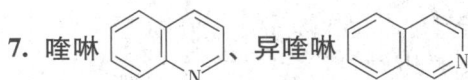

利血平

7. 喹啉、异喹啉 喹啉是无色油状液体，有特殊气味，沸点238℃，微溶于水，易溶于乙醇、乙醚等有机溶剂。异喹啉为无色低熔点固体或液体，沸点243℃，其气味与喹啉完全不同。二者都具有碱性，异喹啉比喹啉碱性更强。天然的金鸡纳碱和合成的多种抗疟剂，都是喹啉的衍生物。血管扩张和解痉药罂粟碱、镇痛及催眠药罗痛定中都含有异喹啉的结构。

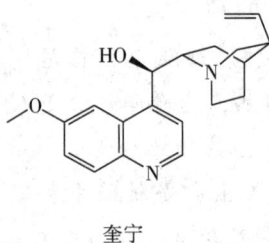

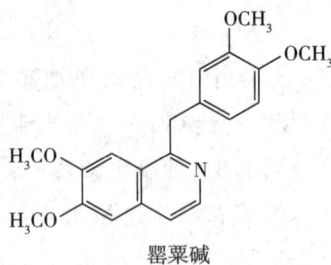

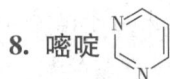

奎宁

罂粟碱

8. 嘧啶 嘧啶为无色结晶，熔点为20~22℃，易溶于水，有弱碱性，可与苦味酸、草酸等成盐。嘧啶的衍生物广泛存在于自然界，如核酸组成中的尿嘧啶、胞嘧啶和胸腺嘧啶都含有嘧啶环。

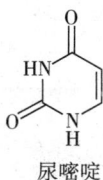

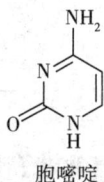

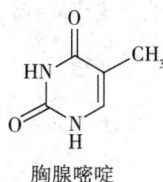

尿嘧啶　　　　　胞嘧啶　　　　　胸腺嘧啶

你知道吗

5-氟尿嘧啶

　　5-氟尿嘧啶为嘧啶类的氟化物，属于抗代谢抗肿瘤药，因为其结构类似于尿嘧啶，在癌细胞内，能使胸腺嘧啶核苷酸合成酶错误地与其生成的 5-氟尿嘧啶脱氧核苷酸结合，而不与正常的尿嘧啶脱氧核苷酸结合，因此使癌细胞不能合成其 DNA 合成所需的胸腺嘧啶脱氧核苷酸，从而达到抗癌的作用。临床用于结肠癌、直肠癌、胃癌、乳腺癌、卵巢癌、绒毛膜上皮癌、恶性葡萄胎、头颈部鳞癌、皮肤癌、肝癌、膀胱癌等。

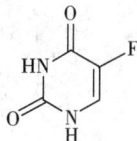

　　9. 嘌呤 为无色晶体，熔点 216~217℃，易溶于水，可与强酸或强碱成盐。嘌呤本身并不存在于自然界，但它的衍生物广泛存在于动植物体中。具有合成蛋白质和传递遗传信息作用的核酸（腺嘌呤和鸟嘌呤）和核苷酸、对代谢有重要作用的辅酶 A 及生物代谢产物尿酸中都含有嘌呤的结构。存在于咖啡和茶叶中具有兴奋作用的植物性生物碱咖啡因和茶碱的基本骨架就是嘌呤。利尿和冠状动脉扩张药可可豆碱、抗嘌呤药巯嘌呤也都含有嘌呤的结构。

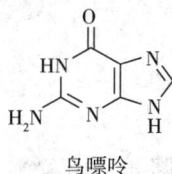

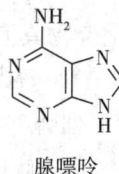

鸟嘌呤　　　　　　　　　　腺嘌呤

你知道吗

尿酸和痛风

　　尿酸是白色晶体，难溶于水，具有弱酸性，是哺乳动物体内嘌呤衍生物的代谢产物，随尿排出。在体检中，验血报告单有一个项目为尿酸，正常参考值范围为 150~440μmol/L。如果产生过多或排泄不出，尿酸囤积体内，会导致血液中尿酸值升高。血中尿酸浓度高到一定的程度时，称为高尿酸血症。尿酸过高，会在血液中积聚，导致身体各处出现尿酸结晶，包括皮肤及肾脏，又以关节最容易出现，一般是逐渐沉积在关节滑膜及软骨上，当浓度饱和，尿酸盐晶体便会释放到滑膜液中，诱发炎症，即是痛风。一般常见的症

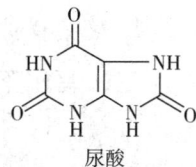

尿酸

状是关节处红肿、发热、关节变形、疼痛。如在关节内抽取少量液体，在显微镜下观察，可找到尿酸结晶。

目标检测

一、选择题

（一）单项选择题

1. 下列化合物属于芳香杂环化合物的是

A.   B.

C.   D.

2. 青霉素是下列哪种化合物的衍生物

A. 呋喃　　　　B. 噻唑　　　　C. 吡咯　　　　D. 噻吩

3. 维生素 PP 是下列哪种化合物的衍生物

A. 呋喃　　　　B. 噻唑　　　　C. 吡啶　　　　D. 噻吩

4. 尿酸是哺乳动物体内下列哪种化合物衍生物的代谢产物

A. 嘌呤　　　　B. 嘧啶　　　　C. 喹啉　　　　D. 呋喃

（二）多项选择题

1. 下列化合物属于杂环化合物的是

A. 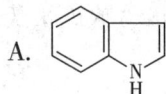   B.   C.   D.

2. 下列哪些杂环化合物具有碱性

A. 喹啉　　　　B. 青霉素　　　　C. 呋喃　　　　D. 异喹啉

3. 维生素 B₆ 包括下列哪些物质

A. 吡啶醇　　　　B. 吡哆醛　　　　C. 吡哆醇　　　　D. 吡哆胺

二、判断题

1. 呋喃蒸气遇盐酸浸润过的松木片呈红色。

2. 尿酸是白色晶体，难溶于水，显示弱碱性。

3. 嘧啶有弱碱性，可与苦味酸、草酸等成盐。

三、写出下列化合物的名称

1.   2.   3.

4.   5.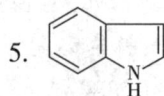

第二节　生物碱

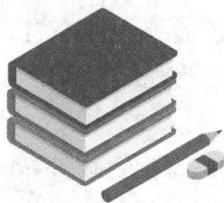

学习目标
知识要求
1. **熟悉**　生物碱的概念。
2. **了解**　生物碱的一般通性及重要的生物碱。
能力要求
能通过简单的化学反应鉴别生物碱。

PPT

实例分析

实例　烟民往往都有烟瘾，这是尼古丁长期作用的结果。尼古丁又称烟碱，少量使用对中枢神经有兴奋作用，可加快心跳，升高血压并降低食欲。大量则抑制中枢神经系统，会引起恶心、呕吐、头痛，严重时会导致死亡。尼古丁就像其他麻醉剂一样，刚开始吸食时并不适应，会引起胸闷、恶心、头晕等不适，但如果吸烟时间久了，血液中的尼古丁达到一定浓度，反复刺激大脑并使各器官产生依赖性，此时烟瘾就缠身了。若停止吸烟，会暂时出现烦躁、失眠、厌食等所谓的"戒断症状"。

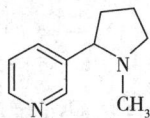

尼古丁

问题　尼古丁属于生物碱，生物碱还有哪些性质呢？

存在于生物体内，对生物体有强烈生理作用的含氮碱性有机化合物称为生物碱。生物碱能与酸反应生成盐类。生物碱的分子构造多数属于仲胺、叔胺或季铵类，少数为伯胺类。他们的构造中常含有杂环，并且氮原子在环内。生物碱常常是很多中草药的有效成分，例如，麻黄中的平喘成分麻黄碱、黄连中的抗菌消炎成分小檗碱（黄连素）和长春花中的抗癌成分长春新碱等。

生物碱大多数来自植物，少数也来自动物，如肾上腺素等。生物体内生物碱含量一般较低。至今分离出来的生物碱已有数千种，其中用于医药的有近百种。

一、生物碱的一般通性

1. 一般性状　游离的生物碱多为结晶性或非结晶性的固体，也有液体，如烟碱。多数生物碱无色，但有少数例外，如小檗碱和一叶萩碱为黄色。多数生物碱味苦，有旋光性，左旋体常有很强的生理活性。

2. 酸碱性　大多数生物碱具有碱性，这是由于他们的分子构造中都含有氮原子，而氮原子上又有一对未共用电子对，对质子有一定吸引力，能与酸结合成盐，所以呈碱性。各种生物碱的分子结构不同，特别是氮原子在分子中存在的状态不同，所以碱性强弱也不一样。分子中的氮原子大多数结合在环状结构中，以仲胺、叔胺及季铵碱三种形式存在，均具有碱性，以季铵碱的碱性最强。若分子中氮原子以酰胺形式存在时，碱性几乎消失，不能与酸结合成盐。有些生物碱分子中除含碱性氮原子外，还含有酚羟基或羧基，所以既能与酸反应生成盐，也能与碱反应生成盐。

3. 溶解性 游离生物碱极性较小，一般不溶或难溶于水，能溶于三氯甲烷、二氯乙烷、乙醚、乙醇、丙酮、苯等有机溶剂，在稀酸水溶液中溶解而成盐。生物碱的盐类极性较大，大多易溶于水及醇，不溶或难溶于苯、三氯甲烷、乙醚等有机溶剂；医药上利用此性质将生物碱类药物制成易溶于水的盐来应用。如硫酸阿托品、磷酸可待因、盐酸吗啡等。

生物碱及其盐类的溶解性也有例外的情况。季铵碱如小檗碱、酰胺型生物碱和一些极性基团较多的生物碱则一般能溶于水。习惯上常将能溶于水的生物碱称为水溶性生物碱。中性生物碱则难溶于酸。含羧基、酚羟基或含内酯环的生物碱等能溶于稀碱溶液中。某些生物碱的盐类如盐酸小檗碱则难溶于水，另有少数生物碱的盐酸盐能溶于三氯甲烷中。

生物碱的溶解性对提取、分离和精制生物碱十分重要。

4. 沉淀反应 大多数生物碱或其盐的水溶液，能与一些试剂生成难溶性的盐或配合物而沉淀。这些试剂称为生物碱沉淀剂。这种沉淀反应可用来鉴别、分离和精制生物碱。常用的生物碱沉淀剂有：碘化汞钾（$K_2[HgI_4]$）（与生物碱作用多生成白色或淡黄色沉淀）、碘化铋钾（$BiI_3 \cdot KI$）（与生物碱作用多生成红棕色沉淀）、碘-碘化钾（$KI \cdot I_2$）、鞣酸、苦味酸等。

5. 颜色反应 生物碱与一些试剂反应，呈现出不同的颜色，也可用于鉴别生物碱。例如，1%的钒酸铵-浓硫酸试剂遇吗啡显棕色、遇莨菪碱显红色、遇马钱子碱显血红色、遇奎宁显淡橙色、遇番木鳖碱显蓝紫色。甲醛-浓硫酸试剂遇可待因显蓝色、遇吗啡显紫红色。这些能使生物碱发生颜色反应的试剂称为生物碱显色剂。

请你想一想

生物碱有哪些特点？它与氢氧化钠等无机碱相比，其在结构、碱性的强弱、水溶性、鉴别方法等方面有何区别？

二、药物中常见的生物碱 微课

1. 莨菪碱和阿托品 属莨菪烷衍生物类生物碱。莨菪碱是由莨菪酸和莨菪醇缩合而形成的酯，莨菪醇是由四氢吡咯环和六氢吡啶环稠合而成的双环构造。莨菪碱在碱性条件下或受热时易消旋，其外消旋体即阿托品。

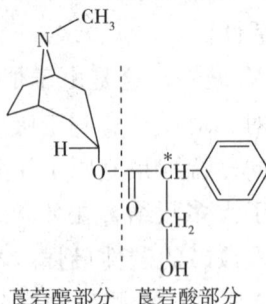

莨菪醇部分　莨菪酸部分

医药上常用硫酸阿托品作抗胆碱药，能抑制唾液、汗腺等多种腺体的分泌，并能扩大瞳孔；还用于平滑肌痉挛、胃和十二指肠溃疡病；也可用作有机磷、锑中毒的解毒剂。

除莨菪碱外，我国学者又从茄科植物中分离出两种新的莨菪烷系生物碱，即山莨菪碱和樟柳碱。两者均有明显的抗胆碱作用，并有扩张微动脉，改善血液循环的作用。用于散瞳、慢性气管炎的平喘等；也能解除有机磷中毒。其毒性比硫酸阿托品小。

2. 吗啡和可待因　罂粟科植物鸦片中含有 20 多种生物碱，其中比较重要的有吗啡、可待因等。这两种生物碱属于异喹啉衍生物类，可看作为六氢吡啶环（哌啶环）与菲环相稠合而成的基本结构。

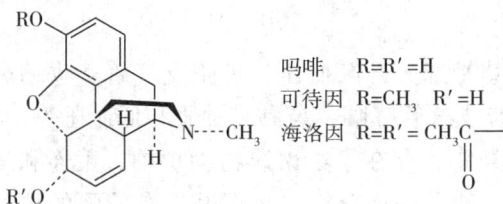

吗啡　R=R′=H
可待因　R=CH₃　R′=H
海洛因　R=R′= CH₃C—
　　　　　　　　　‖
　　　　　　　　　O

吗啡对中枢神经有麻醉作用，有极快的镇痛效力，但易成瘾，不宜常用。

可待因是吗啡的甲基醚（甲基取代吗啡分子中酚羟基的氢原子）。可待因与吗啡有相似的生理作用，镇痛作用比吗啡弱也能成瘾，主要用作镇咳药。

麻醉剂海洛因是吗啡的二乙酰基衍生物，即二乙酰基吗啡（两个乙酰基分别取代吗啡分子中两个羟基的氢原子）。

海洛因镇痛作用较大，并产生欣快和幸福的虚假感觉，但毒性和成瘾性极大，过量能致死。海洛因被列为禁止制造和出售的毒品。

你知道吗

珍爱生命　拒绝毒品

我国刑法规定，毒品是指鸦片、海洛因、甲基苯丙胺（冰毒）、吗啡、大麻、可卡因以及国家规定管制的其他能够使人形成瘾癖的麻醉药品和精神药品。

海洛因服用后极易成瘾，难以戒断，过量会呼吸抑制而死亡。去氧麻黄素，俗称冰毒，吸食一次就会上瘾，长期服用会损害心、肺、肝、肾及神经系统，严重者甚至死亡。近几年又有新型毒品"摇头丸"出现，服用后会使人摇头不止，行为失控，有暴力攻击倾向，易引发各种暴力犯罪。

毒品的泛滥直接危害人的身心健康，并给经济发展和社会进步带来巨大威胁。日趋严重的毒品问题已成为全球性的灾难，世界上没有哪一个国家和地区能够摆脱毒品之害。由贩毒、吸毒诱发的盗窃、抢劫、诈骗、卖淫和各种恶性暴力犯罪严重危害着许多国家和地区的治安秩序。有些地方，贩毒、恐怖、黑社会三位一体，已构成破坏国家稳定的因素。大量的毒品交易，巨额的毒资流动直接或间接地威胁国际经济的正常运转。至今为止毒品问题仍是世界的头等公害，据统计，全球每年因滥用毒品致死的人数高达 20 万，上千万人因吸毒丧失劳动能力。毒品带给人类的只会是毁灭。毒品摧毁的不仅是人的肉体，还有人的意志。毒品正危害着美好的社会和家庭，我们应珍惜生命，远离毒品。

3. 麻黄碱　是含于中药麻黄中的一种生物碱，又叫麻黄素。一般常用的麻黄碱系指左旋麻黄碱，它与右旋的伪麻黄碱互为旋光异构体。麻黄碱和伪麻黄碱都是仲胺类生物碱，没有含氮杂环，因此它们的性质与一般生物碱不尽相同，与一般的生物碱沉淀剂也不易产生沉淀。

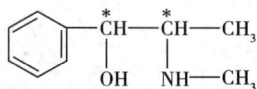

麻黄碱具有兴奋交感神经、升高血压、扩张支气管、收缩鼻黏膜及止咳作用，医药上常用盐酸麻黄碱治疗支气管哮喘、鼻黏膜肿胀和低血压等。

4. 小檗碱　又名黄连素，存在于小檗属植物黄柏、黄连和三颗针中，它属于异喹啉衍生物类生物碱，是一种季铵化合物。小檗碱具有较强的抗菌作用，医药上常用盐酸小檗碱治疗菌痢、肠炎等疾病。

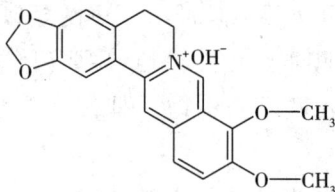

小檗碱(黄连素)

5. 喜树碱　是一种植物抗癌药物，是从中国中南、西南分布的珙桐科落叶植物喜树的种子或根皮中提取的一种生物碱，它能直接破坏 DNA 结构与 DNA 结合而使 DNA 易受内切酶的攻击，同时抑制 DNA 聚合酶而影响 DNA 的复制，主要对增殖细胞敏感，为细胞周期特异性药物。

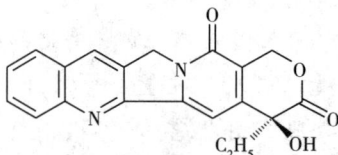

喜树碱

目标检测

一、选择题

（一）单项选择题

1. 生物碱不具有的特点是

    A. 分子中含氮原子　　　　　　　　B. 具有碱性

    C. 分子中都有苯　　　　　　　　　D. 有强烈的生理作用

2. 小檗碱的结构类型是

　　A. 喹啉类　　　　　　　　　　B. 异喹啉类

　　C. 哌啶类　　　　　　　　　　D. 吲哚类

3. 可鉴别吗啡与可待因的试剂是

　　A. 钒酸铵－浓硫酸

　　B. 碘化汞钾

　　C. 苦味酸

　　D. 甲醛－浓硫酸

（二）多项选择题

1. 下列关于生物碱表述正确的是

　　A. 生物碱是一类存在于生物体内具有明显生理活性的碱性含氮有机化合物

　　B. 黄连中的小檗碱、麻黄中的麻黄碱、阿托品、阿司匹林等药物都是生物碱

　　C. 生物碱的分子构造多数属于仲胺、叔胺或季胺类，少数为伯胺类

　　D. 大多数生物碱或其盐的水溶液，能与一些试剂生成难溶性的盐或配合物而
　　　沉淀

2. 下列属于亲水性生物碱的有

　　A. 小檗碱　　　　　　　　　　B. 阿托品

　　C. 吗啡　　　　　　　　　　　D. 酰胺型生物碱

3. 下列生物碱属于毒品的有

　　A. 海洛因　　　　　　　　　　B. 冰毒

　　C. 可待因　　　　　　　　　　D. 吗啡

二、判断题

1. 所有生物碱都有不同程度的碱性。

2. 含氮原子的杂环化合物都是生物碱。

3. 一般生物碱的旋光性都是左旋的。

4. 生物碱盐都易溶于水中。

5. 在所有生物碱中，季铵碱的碱性最弱。

第三节　萜类化合物

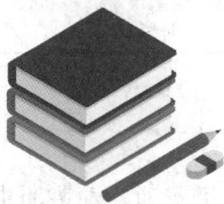

PPT

学习目标

知识要求

了解　重要的萜类化合物。

能力要求

能判断简单萜类化合物的结构并将其分类。

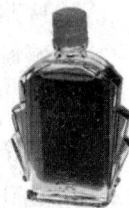

实例分析

实例 风油精其主要成分有薄荷脑、水杨酸甲酯、樟脑、桉油、丁香酚等。其中薄荷脑、樟脑、桉油都属于萜类化合物。萜类化合物有许多生理活性，如祛痰、止咳、祛风、发汗、驱虫、镇痛等。风油精因有消炎止痛、清凉止痒的功效，是居家、旅游常备保健良药。

问题 萜类的化合物的基本结构是怎样的呢？

图6-1 风油精

一、萜类的概念和分类

萜类化合物是指由多个异戊二烯结合而成的化合物及其衍生物。各种异戊二烯的低聚体及其氢化物、含氧衍生物都称为萜类化合物。萜类化合物广泛存在于自然界，是构成某些植物的香精、挥发油、树脂、色素等的主要成分。如玫瑰油、桉叶油、松脂等都含有多种萜类化合物。另外，某些动物的激素、维生素等也属于萜类化合物。曾被世界卫生组织称作是"世界上唯一有效的疟疾治疗药物"青蒿素也属于萜类化合物。

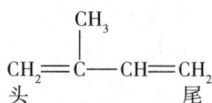

异戊二烯

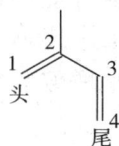

异戊二烯

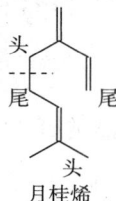

月桂烯

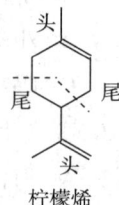

柠檬烯

根据分子中所含异戊二烯的单位数不同，萜类可以分为单萜、倍半萜、二萜、二倍半萜、三萜、四萜、多萜等，见表6-1所示。

表6-1 萜类化合物的分类

异戊二烯单元数	碳原子数	类别
2	10	单萜类
3	15	倍半萜
4	20	二萜类
5	25	二倍半萜
6	30	三萜类
8	40	四萜类
>8	>40	多萜类

二、重要的萜类化合物

1. 橙花醇和香叶醇 互为顺反异构体，他们存在于玫瑰油、橙花油、香茅油中，为无色的有玫瑰香气的液体，可用来制造香料。香叶醇是一种昆虫的性外激素，如当蜜蜂发现了食物时，它便分泌出香叶醇以吸引其他蜜蜂。

橙花醇　　　　　　香叶醇

2. 薄荷醇　为低熔点固体，熔点 43℃，存在于薄荷油中，具有芳香凉爽气味，有祛风、杀菌、防腐作用，并有局部止痛的效力。用于医药、化妆品及食品工业中，如清凉油、牙膏、糖果、烟酒等。

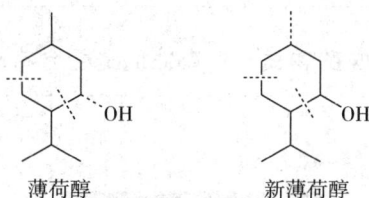

薄荷醇　　　　　　新薄荷醇

3. 维生素 A　体内缺少维生素 A 则引起眼角膜硬化，初期的症状就是夜盲症，此外会引起生殖功能衰退、骨骼成长不良及生长发育受阻等症状。

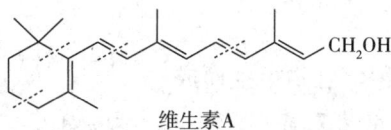

维生素A

4. 叶绿醇　是叶绿素的一个组成部分，用碱水解叶绿素可得到叶绿醇，叶绿醇是合成维生素 K 及维生素 E 的原料。

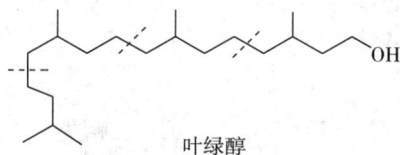

叶绿醇

5. α-蒎烯　是松节油的主要成分，主要用作油漆、蜡等的溶剂，是合成冰片、樟脑等的重要化工原料。松节油有局部止痛作用，可用作外用止痛药。

α-蒎烯

6. 樟脑　化学名称为 2-莰酮或 α-莰酮，是由樟科植物樟树中得到，并由此而得名。

樟脑   (+)樟脑   (−)樟脑

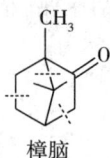

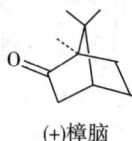

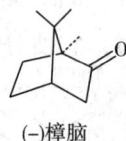

从樟树中得到的樟脑是右旋体，$[\alpha]_D^{20}$为 +43 ~ +44°（10% 乙醇），人工合成樟脑为外消旋体。樟脑为无色闪光结晶，熔点为 179℃，易升华、有香味、难溶于水、易溶于有机溶剂。

樟脑的气味有驱虫作用，可用于衣物的防虫剂。樟脑是呼吸及循环系统的兴奋剂，对呼吸或循环系统功能衰竭的患者，可作为急救药品。但由于水溶性低，在使用上受到限制。

请你想一想

列举你所知道的有香味的物质，查查他们是否含有萜类化合物。

目标检测

一、选择题

（一）单项选择题

1. 萜类化合物由下列哪种化合物衍生而成
   A. 戊二烯   B. 异戊二烯   C. 苯丙氨酸   D. 酪氨酸

2. 倍半萜含有的碳原子数目为
   A. 10   B. 15   C. 20   D. 25

3. 三萜的异戊二烯单位有
   A. 3 个   B. 4 个   C. 5 个   D. 6 个

4. 薄荷醇属于
   A. 单萜类   B. 倍半萜   C. 二萜类   D. 二倍半萜

（二）多项选择题

1. 属于单萜的是
   A. 樟脑   B. 橙花醇   C. 叶绿醇   D. α−蒎烯

2. 下列哪些物质中含有萜类化合物
   A. 挥发油   B. 树脂   C. 色素   D. 香精

3. 下列物质中属于萜类化合物的有
   A. 青蒿素   B. 维生素 A   C. 香叶醇   D. 青霉素

二、判断题

1. 所有的维生素都属于萜类化合物。

2. 橙花醇和香叶醇互为顺反异构体。

3. 叶绿素与碱作用水解可以得到叶绿醇。

4. 人工合成的樟脑是右旋体。

第四节　甾体化合物

PPT

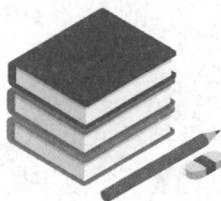

学习目标

知识要求

1. **掌握**　甾体化合物的基本结构和分类。

2. **了解**　重要的甾体化合物。

能力要求

能根据结构判断甾体化合物。

实例分析

实例　1948 年，美国梅奥研究所风湿病研究中心主任菲利浦·亨奇把 100mg 肾上腺提取物注射进一位患了严重的风湿性关节炎的患者体内，2 天之后患者的症状有了明显的好转，她居然能够自己行走了，而以前她只能坐轮椅。这是人类第一次用一种内源性的化学物质治好了一种不治之症，这预示着现代医学不但可以利用外来的杀菌剂（抗生素）来治病，还可想办法动员人体自身的抗病能力。这个肾上腺提取物被命名为可的松。亨奇因为发现可的松的疗效而于 1950 年与另两名科学家共同获得了诺贝尔生理学及医学奖，创下了诺贝尔奖颁发速度最快的纪录。

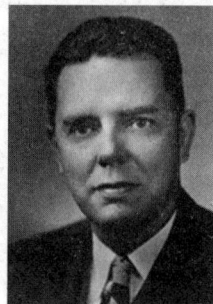

菲利浦·亨奇

可的松作为一个甾体化合物，可应用于肾上腺皮质功能减退症及垂体功能减退症的替代治疗，亦可用于过敏性和炎症性疾病。

问题　甾体化合物又有怎样的基本结构呢？

甾体化合物又称为类固醇化合物，广泛存在于动、植物体内，对动、植物的生命活动起着极其重要的调节作用。

一、甾体化合物的基本结构和分类

甾体化合物的基本碳架（甾核）及其碳原子的编号如下。

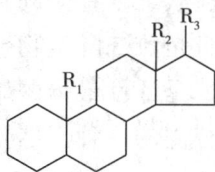

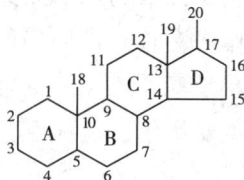

它是由环戊烷并多氢菲和三个侧链构成的。"甾"字很形象地表达了这种特征，"田"表示四个环，"ＣＣＣ"表示为三个侧链。R_1、R_2一般为甲基，称为角甲基，R_3为其他含有不同碳原子数的取代基。许多甾体化合物除这三个侧链外，甾核上还有双键、羟基和其他取代基。

甾体化合物的种类很多，结构复杂，根据甾体化合物的化学结构，可以分为甾醇类、胆甾酸类、甾体激素、强心苷类、甾体皂苷类和甾体生物碱类等。常见的甾体化合物，多以其来源或生理作用来命名。

二、重要的甾体化合物

1. 胆甾醇 又称胆固醇，存在于人及动物的血液、脂肪、脑髓及神经组织中。胆甾醇是无色或略带黄色的结晶，熔点 148℃，微溶于水，溶于乙醇、乙醚、三氯甲烷等有机溶剂。

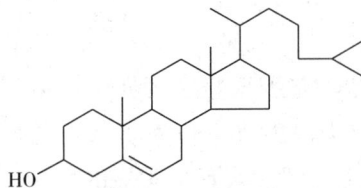

人体内发现的胆结石几乎全是由胆甾醇所组成的，胆固醇的名称也是由此而来的。人体中胆固醇含量过高是有害的，它可以引起胆结石、动脉硬化等症。

2. 胆甾酸 存在于动物的胆汁中，从人和牛的胆汁中分离出来的胆甾酸主要为胆酸。胆酸是油脂的乳化剂，其生理作用是使脂肪乳化，促进它在肠中的水解和吸收。故胆酸被称为"生物肥皂"。

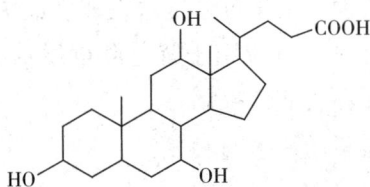

胆酸

3. 性激素 是高等动物性腺的分泌物，能控制性生理、促进动物发育、维持第二性征（如声音、体形等）的作用。他们的生理作用很强，很少量就能产生极大的影响。

性激素分为雄性激素和雌性激素两大类，两类性激素都有很多种，在生理上各有特定的生理功能。例如：睾酮是睾丸分泌的一种雄性激素，有促进肌肉生长，声音变低沉等第二性征的作用，它是由胆甾醇生成的，并且是雌二醇生物合成的前体。雌性激素包括雌激素和孕激素。雌二醇为卵巢的分泌物，是活性最强的雌激素，对雌性的第二性征的发育起主要作用。黄体酮是由卵巢黄体分泌的一种天然孕激素，为维持妊娠所必需。

睾酮　　　　　雌二醇　　　　　黄体酮

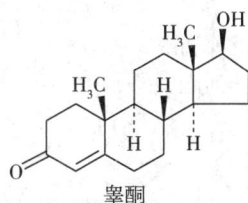

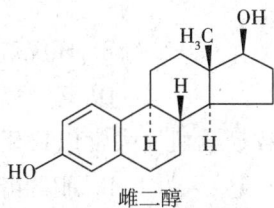

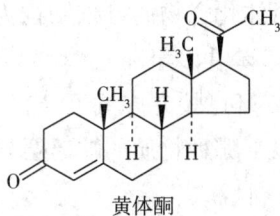

4. 肾上腺皮质激素　是哺乳动物肾上腺皮质分泌的激素，其重要功能是维持体液的电解质平衡和控制糖类的代谢。动物缺乏它会引起机能失常以至死亡。皮质醇、可的松、皮质酮等都属于此类激素。

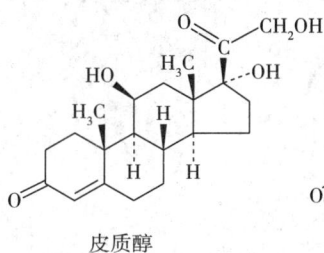

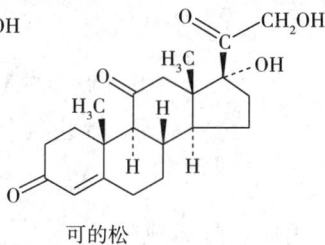

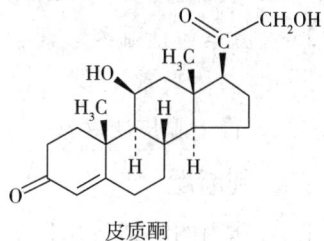

皮质醇　　　　　可的松　　　　　皮质酮

请你想一想

搜索含有激素的药物，并查查其中是否含有甾体化合物。

目标检测

一、选择题

（一）单项选择题

1. 下列结构中不是甾体化合物的是

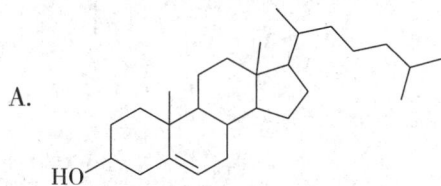

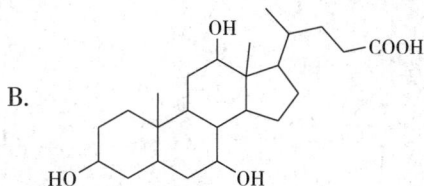

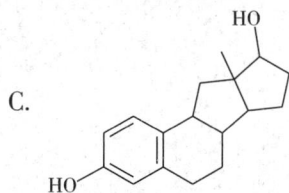

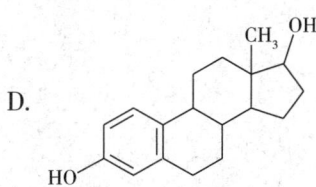

A.　　　　　B.

C.　　　　　D.

2. 能使脂肪乳化的是

A. 胆酸　　　B. 胆甾醇　　　C. 胆固醇　　　D. 甘氨酸

3. 甾体化合物的母核结构为
   A. 苯并多氢菲
   B. 环戊烷并多氢菲
   C. 环己烷并多氢蒽
   D. 环己烷并多氢菲

4. 以下哪种物质的缺乏会导致动物机能失常以致死亡
   A. 性激素
   B. 胆固醇
   C. 胆甾醇
   D. 肾上腺皮质激素

（二）多项选择题

1. 下列属于肾上腺皮质激素的有
   A. 黄体酮　　B. 可的松　　C. 皮质酮　　D. 皮质醇

2. 性激素包括哪些激素
   A. 甾体激素
   B. 雌性激素
   C. 肾上腺皮质激素
   D. 雄性激素

二、判断题

1. 人体内的胆结石几乎全是由胆甾醇组成的。

2. 胆甾醇又称为"生物肥皂"。

书网融合……

e 微课　　　　划重点　　　　自测题

第七章 浏览功能多样的高分子化合物

　　蛋白质、淀粉、纤维素在生物体的生命活动中起着十分重要的作用，他们都是天然高分子化合物。20 世纪初期出现了人工合成的高分子化合物，如三大合成材料——塑料、橡胶、合成纤维，近年又开发了特殊高分子、功能高分子、仿生高分子、医用高分子、高分子药物、高分子试剂及生物高分子等，目前高分子合成材料的使用远远超过了天然高分子材料，成为人们衣、食、住、行以及现代工业、农业、尖端科学技术不可缺少的应用材料。本章就让我们一起来浏览一下这些功能多样的高分子化合物。

第一节　高分子化合物概述

PPT

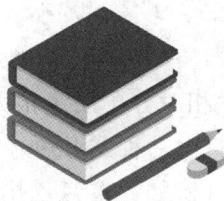

学习目标

知识要求

1. **熟悉**　高分子化合物的概念、结构及特性。
2. **了解**　高分子化合物的命名原则；三大合成材料的分类、应用。

能力要求

能对简单的高分子化合物进行命名。

实例分析

　　实例　药用高分子材料在药物制剂中可用作片剂（湿法制粒或直接压片）和一般固体制剂（胶囊剂）的崩解剂、黏合剂、赋形剂、外壳；用作控释、缓释制剂的骨架材料和包衣材料；用作液体制剂或半固体制剂的辅料；用作生物黏着性材料；用作可降解的高分子材料；用作新型给药装置的组件及药品的包装材料等。

　　高分子材料与相同体积的其他材料相比具有密度小、强度大，高弹性和可塑性等特点，因此，在越来越多的领域，合成高分子材料将取代金属及其他材料，成为人类应用最广泛的材料。

　　问题　1. 我们身边还有哪些物质是高分子材料？
　　　　　　2. 高分子和大家熟悉的小分子有什么区别？

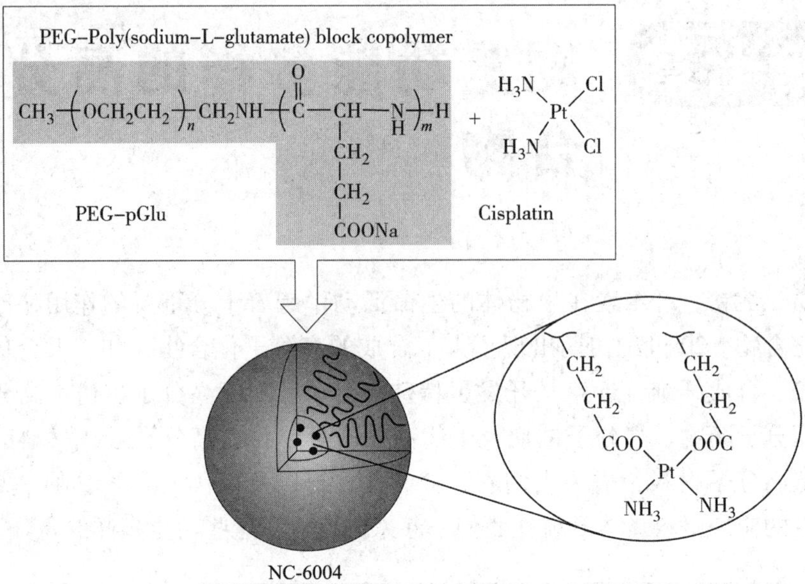

图7-1　聚乙二醇-聚（L-谷氨酸）嵌段共聚物-顺铂复合物的结构

一、高分子化合物 💻微课

（一）高分子化合物的概念

高分子化合物和小分子化合物是相对而言的，它们之间并无严格的界限。一般相对分子质量在10000以上的称为高分子化合物。高分子化合物虽然相对分子质量很大，但其组成和分子结构并不复杂，大多数具有规则的重复结构单元，由一种或几种小分子化合物单体聚合而成，故高分子化合物又称为高聚物或聚合物。例如，聚氯乙烯是由氯乙烯聚合而成的。

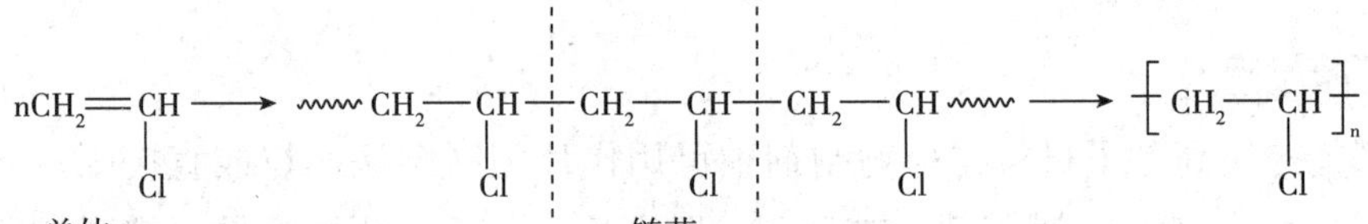

1. 单体　能够进行聚合反应，并构成高分子基本结构组成单元的小分子。即合成高分子聚合物的起始原料。如上面反应中的氯乙烯 $\overset{CH_2=CH}{\underset{Cl}{|}}$。

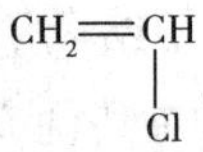

2. 链节　在大分子链中出现的以单体结构为基础的原子团，即构成大分子链的基本结构单元，如聚氯乙烯中的 $\left[\overset{CH_2-CH}{\underset{Cl}{|}}\right]$。

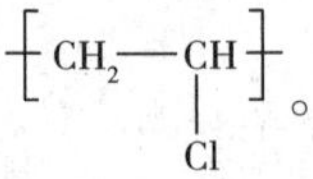

3. 聚合度　聚合物分子中的链节数目，用 n 表示。

高分子化合物的相对分子质量 M_r 是链节式量 M_o 与聚合度 n 的乘积，可用下式表示：$M_r = M_o n$。实际上，同一种高分子化合物是由许多链节相同而聚合度不同的化合物组成的混合物。也就是说，同一种高分子化合物中各个分子的相对分子质量是不同的，因此，高分子化合物的相对分子质量是指平均相对分子质量。

（二）高分子化合物的命名

1. 习惯命名法

（1）天然高分子化合物　一般有与其来源、化学性能与作用、主要用途相关的专用名称。如纤维素（来源）、核酸（来源与化学性能）、酶（化学作用）。

（2）合成高分子化合物

①由一种单体合成的高分子化合物："聚" + 单体名称。例如：聚乙烯、聚丙烯、聚氯乙烯等。

②以高分子结构特征来命名。如聚酰胺、聚酯、聚醚、聚氨酯等。尼龙 – 66，聚己二酰己二胺；尼龙 – 610，聚癸二酰己二胺；尼龙 – 6，聚己内酰胺或聚 ω – 氨基己酸。

2. 商品名称

（1）树脂类是由两种原料经缩聚而得的缩聚物，大多数在单体的简称后面加上"树脂"二字来命名。如苯酚和甲醛缩合得到的缩聚物叫酚醛树脂；尿素和甲醛的缩聚物称为脲醛树脂等。广义上也将未加工成型的塑料基材原料都称为树脂。如聚乙烯树脂、聚氯乙烯树脂等。

（2）橡胶类　如丁苯橡胶——丁二烯、苯乙烯聚合物；乙丙橡胶——乙烯、丙烯共聚物。

（3）纤维

氯纶	PVC	聚氯乙烯
丙纶	PP	聚丙烯
腈纶	PAN	聚丙烯腈

表 7 – 1　常见高分子化合物的习惯名称或商品名称

名称	化学名称	习惯名称或商品名称	简写符号
塑料	聚乙烯	聚乙烯	PE
	聚丙烯	聚丙烯	PP
	聚氯乙烯	聚氯乙烯	PVC
	聚苯乙烯	聚苯乙烯	PS
合成纤维	聚对苯二甲酸乙二酯	涤纶	PET
	聚己二酰己二胺	锦纶66 或尼龙66	PA
	聚丙烯腈	腈纶	PAN
	聚乙烯醇缩甲醛	维纶	PVA
合成橡胶	丁二烯苯乙烯共聚物	丁苯橡胶	SBR
	聚顺丁二烯	顺丁橡胶	BR
	聚顺异戊二烯	异戊橡胶	IR
	乙烯丙烯共聚物	乙丙橡胶	EPR

3. 系统命名（IUPAC）法

（1）确定重复结构单元。

（2）给重复结构单元命名，按小分子有机化合物的 IUPAC 命名规则给重复结构单元命名。

（3）给重复结构单元的命名加括弧（括弧必不可少），并冠以前缀"聚"。

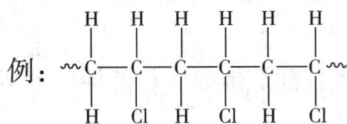

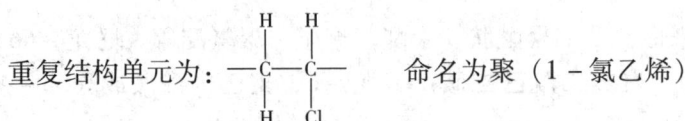

例：

$$\sim\!\!\overset{\displaystyle H}{\underset{\displaystyle H}{C}}\!-\!\overset{\displaystyle H}{\underset{\displaystyle Cl}{C}}\!-\!\overset{\displaystyle H}{\underset{\displaystyle H}{C}}\!-\!\overset{\displaystyle H}{\underset{\displaystyle Cl}{C}}\!-\!\overset{\displaystyle H}{\underset{\displaystyle H}{C}}\!-\!\overset{\displaystyle H}{\underset{\displaystyle Cl}{C}}\!\sim$$

重复结构单元为：$-\overset{\displaystyle H}{\underset{\displaystyle H}{C}}\!-\!\overset{\displaystyle H}{\underset{\displaystyle Cl}{C}}-$　　命名为聚（1-氯乙烯）

（三）高分子化合物的结构

高分子化合物是由特定的基本链节聚集而成。高分子化合物的结构基本上有两种类型：一种是线型结构（包括带支链的线型结构）；另一种是体型结构（包括网状结构）。如图 7-2，表 7-2 所示。

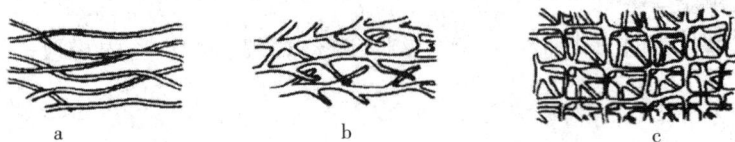

图 7-2　高分子化合物的分子结构示意图

a. 线型结构；b. 线型结构（带有支链的）；c. 体型（网状）结构

表 7-2　线型高分子化合物和体型高分子化合物的比较

结构类型	结构特征	性质区别	代表性物质
线型	分子中的原子以共价键相互结合成一条很长的卷曲状态的分子链	具有弹性、可塑性，在溶剂中能溶解，加热能熔融，硬度和脆性较小	聚乙烯 聚氯乙烯
体型	分子链与分子链之间通过许多化学键交联起来，形成像网络一样的结构	没有弹性和可塑性，不能溶解和熔融，只能溶胀，硬度和脆性大	酚醛树脂

二、高分子化合物的特性

（一）溶解性

线型高分子化合物一般可溶解在适当的溶剂中。例如聚乙烯可溶解于环己醇中。具有网状结构的体型高分子化合物一般不易溶解；有的只能被溶剂溶胀而不溶解，如丁苯橡胶就属此类。

（二）良好的机械强度

高分子化合物由于其分子链具有线型和网状结构，分子中的原子数目又非常多，因此分子间作用力较大，具有良好的机械强度。某些高分子化合物可代替一些金属，制成多种机械零件，有的比金属强度还大。例如，将 10 kg 高分子材料或金属材料做成 100m 长的绳子吊重物，锦纶绳能吊 15500kg，涤纶绳能吊 12000 kg，金属钛绳能吊 7700 kg，碳钢绳能吊 6500 kg。

（三）柔顺性和弹性

线型高分子化合物的分子链很长，由于原子间的 σ 键可以自由旋转，分子链也能自由旋转，这样使每个链节的相对位置可以不断变化，因此分子能以各种卷曲状态存在，这种性能称为高分子化合物的柔顺性。当施加外力拉伸时，分子链可被拉直伸长，当外力消除后又卷曲收缩，所以它具有弹性。柔顺性越大，弹性越好。橡胶就是具有良好弹性的高分子化合物。

（四）可塑性

将线型高分子化合物加热到一定温度时，就会变软，软化后的高分子化合物可放在模子里压制成特定的形状，再经冷却至室温，其形状依然保持不变。高分子化合物的这种特性称为可塑性。常见的塑料如聚乙烯、聚苯乙烯等都是可塑性的高分子化合物。日常生活中的塑料制品就是这样压制成型的。

（五）良好的电绝缘性

不含极性基团的高分子化合物，如聚乙烯、聚丙烯等，由于分子中不存在自由电子和离子，键的极性也很小，因此不易导电，是良好的电绝缘材料，用于包裹电缆、电线，制成各种电器设备的零件等。

分子中含有极性基团的高分子化合物，如聚氯乙烯、聚酰胺等，其绝缘性随分子极性的增强而降低。

高分子化合物除具有上述几种特性外，还有耐油、耐磨、不透水、不透气等特性。

高分子化合物虽然有许多优良特性，但也有一些缺点，如废弃后不易分解、易燃烧、易老化等。如何通过改善高分子化合物的结构，改进他们的聚合和加工工艺及注意他们的使用环境和条件，以提高高分子材料的性能，降低老化，减少高分子材料对环境的污染，都是高分子化合物研究的重要课题。

三、三大合成材料概述

合成高分子材料的种类很多，塑料、合成纤维、合成橡胶就是我们常说的三大合成材料。他们具有许多天然材料所没有的优越性能，其用途非常广泛，发展极为迅速。

（一）塑料

塑料是由合成树脂及其他填料、增塑剂、稳定剂、润滑剂、着色剂等添加剂在一定的条件下塑制而成，其中树脂为主要成分，约占塑料总质量的 40% ~ 100%。

塑料的种类很多，常用的有 60 多种。塑料根据其受热后表现的特性，可分为热塑性和热固性两大类，热塑性塑料受热时软化，可以塑制成一定形状，并且能多次重复加热塑制。如聚乙烯、聚氯乙烯、纤维素塑料等。热固性塑料加工成型后，加热不会软化，在溶剂中也不会溶解。如酚醛树脂、环氧树脂等。

塑料按其应用情况和使用性能，又可分为通用塑料、工程塑料和特种塑料。聚烯烃（聚乙烯、聚丙烯）、聚苯乙烯、聚氯乙烯、酚醛树脂、氨基树脂统称为五大通用塑料。其产量占塑料总产量的四分之三多，广泛应用于工农业生产、日常生活和国防上。工程塑料是一类新兴的高分子合成材料，是20世纪60年代出现的一类机械强度好，可以代替金属用作工程材料的一类塑料。工程塑料不仅在机械制造工业、仪器仪表工业、化工、建筑等方面得到了广泛应用，而且在航空航天、导弹等尖端科学技术上已成为不可缺少的材料。聚酰胺、聚甲醛、聚碳酸酯和ABS树脂称为四大工程塑料。特种塑料是指在高温、高腐蚀或高辐射等特殊条件下使用的塑料。他们主要用在尖端技术设备上，如聚四氟乙烯。

你知道吗

"白色污染"对环境的危害

所谓"白色污染"，是人们对塑料垃圾污染环境的一种形象称谓。它是指用聚苯乙烯、聚丙烯、聚氯乙烯等高分子化合物制成的各类生活塑料制品使用后被弃置成为固体废物，由于随意乱丢乱扔并且难以降解，以致造成环境严重污染的现象。

"白色污染"存在两种危害：视觉污染和潜在危害。视觉污染指的是塑料袋、盒、杯、碗等散落在

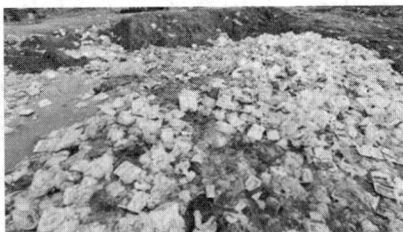

图7-3　"白色污染"

环境中，给人们的视觉带来不良刺激，影响环境的美感。"白色污染"的潜在危害则是多方面的。

（1）一次性发泡塑料饭盒和塑料袋盛装食物严重影响人们的身体健康。当温度达到65℃时，一次性发泡塑料餐具中的有害物质将渗入到食物中，会对人的肝脏、肾脏及中枢神经系统等造成损害。

（2）使土壤环境恶化，严重影响农作物的生长。我国目前使用的塑料制品的降解时间，至少需要200年。

（3）填埋作业仍是我国处理城市垃圾的一个主要方法。填埋后的场地由于地基松软，垃圾中的细菌、病毒等有害物质很容易渗入地下，污染地下水，危及周围环境。

（4）若把废塑料直接进行焚烧处理，将给环境造成严重的二次污染。塑料焚烧时，不但产生大量黑烟，而且会产生迄今为止毒性最大的物质之一——二噁英。二噁英进入土壤中，至少需15个月才能逐渐分解，它会危害植物。二噁英对动物的肝脏及脑有严重的损害作用。焚烧垃圾排放出的二噁英对环境的污染，已经成为全世界关注的一个极为敏感的问题。

（二）合成纤维

棉花、羊毛、丝、麻等属于天然纤维，化学纤维根据所用的原料不同可分为人造纤维和合成纤维两类。人造纤维是利用天然高分子物质如木浆、短棉绒等为原料，经过化学加工处理而制成的黏胶纤维。合成纤维是利用石油、天然气、煤和农副产品作原料制成单体，经加聚反应或缩聚反应合成得到的，合成纤维都是线型高分子化合物，都具有强度高、弹性好、耐磨、耐化学腐蚀、不发霉、不怕虫蛀、不缩水等优点。在合成纤维中涤纶、锦纶、腈纶、丙纶、维纶和氯纶被称为"六大纶"。

合成纤维不仅为人们生活提供了经久耐用而美观的衣着材料，还为现代工业技术的发展提供了特殊性能的纤维。目前已有耐高温纤维、耐辐射纤维、防火纤维和光导纤维。

（三）合成橡胶

合成橡胶是由人工合成具有天然橡胶性能的线型高聚物，它在某些性能上优于天然橡胶，具有一些特殊的用途。

合成橡胶按照性能及用途的不同，可分为通用橡胶和特种橡胶，前者用于制造轮胎及一般的橡胶制品，后者具有耐高温、耐油、耐老化和高气密性的特殊性能，用于制造在特殊条件下使用的橡胶制品。常用的合成橡胶有：丁苯橡胶、氯丁橡胶、丁腈橡胶等。

目标检测

一、选择题

（一）单项选择题

1. 下列哪种物质不属于高分子化合物
   A. 蛋白质　　　　B. 苯酚　　　　C. 橡胶　　　　D. 酶
2. 下列塑料制作的容器不能用来盛装食品的是
   A. 聚氯乙烯　　　B. 聚乙烯　　　C. 聚丙烯　　　D. 聚苯乙烯

（二）多项选择题

1. 高分子化合物的缺点有
   A. 废弃后不易分解　　　　　　　B. 良好的机械强度
   C. 易燃烧　　　　　　　　　　　D. 易老化
2. 塑料按其应用情况和使用性能，又可分为
   A. 通用塑料　　B. 工程塑料　　C. 特种塑料　　D. 热塑性塑料

二、判断题

1. 相对分子质量10000就是区分高分子化合物和小分子化合物的绝对界限。
2. 塑料根据其受热后表现的特性，可分为热塑性和热固性两大类。

PPT

第二节 合成高分子药物

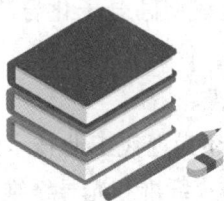

学习目标

知识要求

1. **熟悉** 高分子药物的类型。

2. **了解** 几种高分子药物的特点、应用。

能力要求

能比较判断高分子药物的优势。

实例分析

实例 1. 青霉素是一种广谱抗菌药，具有抗菌作用强、价格便宜、毒副作用小、易吸收、见效快的特点，应用十分广泛。它的研制成功大大增强了人类抵抗细菌性感染的能力，但青霉素只能制成粉针剂，不能口服，也不能制成水针剂，且药效时间短。

2. 小分子抗癌药常常伴有恶心、脱发、全身不适等不良反应。

问题 1. 如何改造青霉素药物，使其药效延长？

2. 如何减少小分子抗癌药物的不良反应？

高分子药物分为天然高分子药物和人工合成高分子药物。天然高分子如多糖、多肽和蛋白质及酶类药物的使用已经有比较漫长的历史，东汉张仲景（公元142—219）在《伤寒论》和《金匮要略》记载的栓剂、洗剂、软膏剂、糖浆剂及脏器制剂等10余种制剂中，首次记载用动物胶汁、炼蜜和淀粉糊等天然高分子为丸剂的赋形剂，并且至今仍然沿用。而合成高分子应用于生物医药领域最早是在20世纪40年代。一开始，合成高分子主要是用于药物辅料，现在合成高分子在药物中的地位，已逐渐由从属、辅助作用向主导地位转变，形成了具有特征的高分子药物。高分子药物因其分子量大不易被分解，在血液中停留时间较长，故通常能延长药效并能降低药物的毒副作用。对某些小分子药物选择合适的高分子载体，可以更接近进攻病变细胞的靶区或改变药物在靶区内的分布及增加渗透作用，使药物增效。高分子药物还可以通过剂型改变，控制药物释放速度，避免间歇给药使血药浓度呈波形变化，从而使释放到体内的药物浓度比较稳定。合成高分子药物的出现，不仅改进了某些传统药物的不足之处，而且还大大丰富了药物的品种，为攻克那些严重威胁人类健康的疾病提供了新的手段。因此以合成高分子药物取代或补充传统的小分子药物，已成为新药开发的重要方向之一。

按分子结构和制剂的形式，高分子药物可分为以下几种类型。

一、具有药理活性的高分子药物

一些具有药理活性的天然高分子，可以直接作为药物，当它被降解为小分子后就不再具有药理活性，是真正意义上的高分子药物。天然具有药理活性高分子有某些激素、肝素、糖类、酶制剂等。合成药理活性高分子如聚乙烯吡咯烷酮是较早研究的代用血浆；美国 Greene 等人在鸽子血液中注入聚乙烯酰胺高分子，使其维持在 $6 \times 10^{-5} kg/m^3$ 浓度，能明显改善动脉内血流情况，据此，人们研究制出治疗动脉硬化的高分子药物。又如，临床用于治疗动脉粥样硬化及肝硬化、胆石症引起的瘙痒症的烤来烯胺，属于强碱性阴离子交换树脂型高分子药物，为聚苯乙烯三甲苯铵。具有药理活性的高分子药物还有多胺类，聚氨基酸类聚合物抗癌剂，顺丁烯二酸酐共聚物抗病毒药物，具有乙烯基咪唑结构聚合物的合成酶等。有些阳离子或阴离子聚合物也具有良好的药理活性。例如主链型聚阳离子季铵盐具有阻断副交感神经、松弛骨骼肌作用，是治疗痉挛性疾病的有效药物；阴离子聚合物二乙烯基醚与顺丁烯二酐的吡喃共聚物是一种干扰素诱发剂，具有广泛的生物活性，不仅能抑制各种病毒的繁殖，具有持久的抗肿瘤活性，而且还有良好的抗凝血性。

二、高分子载体药物

高分子载体药物是随着药物学研究、生物材料科学和临床医学的发展而新兴的给药技术。高分子载体药物是将小分子药物结合在本身没有药理活性的水溶性高分子载体上而形成的一类药物。其中高分子化合物充当小分子药物的传递系统，而发挥药理作用的仍是小分子药物基团。用高分子作为小分子药物的载体可实现下述目的：增加药物的作用时间；提高药物的选择性；降低小分子药物的毒性；载体能把药物输送到体内确定的部位（靶位）；高分子载体不会在体内长时间积累，可排出体外或水解后被吸收。

例如：阿司匹林（乙酰水杨酸）具有消炎、镇痛作用外，还有抗血小板凝聚作用，对心血管疾病有一定的预防效果，也可推迟糖尿患者白内障的产生。但阿司匹林对胃肠道有很大的刺激性。将阿司匹林与聚乙烯醇或醋酸纤维素进行熔融酯化，形成高分子化的阿司匹林，则比小分子的阿司匹林有更长的药效，并可降低对胃肠道的刺激性。

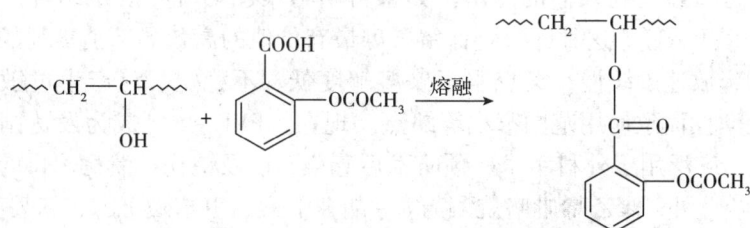

再比如将青霉素与乙烯醇－乙烯胺的共聚物通过酰胺键结合到一起可得到疗效长的水溶性药物高分子青霉素，其药效保持时间比同类小分子青霉素延长 30~40 倍。

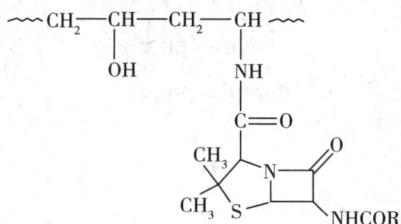

高分子抗癌药物

　　小分子抗癌药常常伴有恶心、脱发、全身不适等不良反应。如将这些药物与高分子结合，可定向地将药物输送到病灶处，为变异细胞所吸收，不会在全身循环过久，从而有效降低了毒性作用。

　　在小分子抗癌药中，有很大部分是核酸碱类化合物。现已将核酸碱类抗癌药大分子化。这些核酸碱类聚合物具有 DNA 或 RNA 的某些性质，可以被肿瘤细胞所吸收，制止肿瘤细胞的复制，起到抗癌作用。

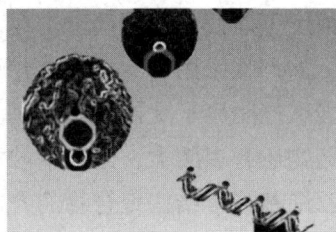

图 7-4　将药物输送到病灶处

三、高分子配合物药物

　　高分子化合物一些基团的氮、氧，对一些金属离子或小分子具有配合作用，能生成具有一定物理、化学稳定性的配合物。由于生成的配合物既可保持原化合物的生理活性，又可降低其毒性和刺激性，还能因配位平衡而保持一定的浓度，达到低毒、高效和缓释的作用。

　　一些高分子化合物与金属离子形成的配合物具有抗菌性和抗癌性。如用聚乙烯醇和铜盐制备出聚乙烯醇-铜（Ⅱ）配合纤维，经金黄色葡萄球菌的抗菌实验，表明具有强的抗菌性和杀菌力；芦丁对癌细胞无抑制作用，铜离子对癌细胞只有轻微的杀伤作用，而芦丁铜配合物的杀伤作用则明显增强；阿霉素对多种癌症有效，由于对心脏的毒性而限制了其应用，与铁铜形成配合物后可直接口服，易于被肠道吸收和容易进入癌细胞而增加疗效，并能减轻对心血管系统的副作用。

　　碘酒曾经是一种最常用的外用杀菌剂，消毒效果很好。但是由于它的刺激性和毒性较大，近年来日益受到人们的冷落。如果将碘与聚乙烯吡咯烷酮结合，可形成水溶性的配合物（PVP-I）。这种配合物保留了碘最有价值的高效局部消毒剂的优点，由于配合物中碘的释放速度缓慢，又克服了碘溶解度低、不稳定、易产生过敏反应、对皮肤和黏膜有刺激性而致使用范围窄小等缺点。现在，PVP-I 已成为发达国家首选的含碘杀菌消毒剂，广泛用于外科手术、预防术后感染，以及烫伤、溃疡、口腔炎和阴道炎等疾病的治疗。此外，聚乙烯吡咯烷酮与 β-胡萝卜素、甲苯磺丁脲、苯妥英、阿吗琳、灰黄霉素、利血平及多种磺胺药物等化合物形成的配合物同样具有很好的药理活性。

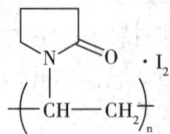

聚维酮碘（PVP-I）

四、高分子微胶囊药物

微胶囊指利用天然的或合成的高分子材料将固体、液体或气体包囊于其中，形成的直径几百微米至上千微米的核－壳结构的微小容器。与普通的药物相比，高分子微胶囊有不少优点。药物被高分子膜包裹后，避免了药物与人体的直接接触，药物只有通过对高分子膜壁的渗透或高分子膜在人体内被侵蚀、溶解后才能逐渐释放出来。因此能够延缓、控制药物释放速度，掩蔽药物的毒性、刺激性、苦味等不良性质，提高药物的疗效。

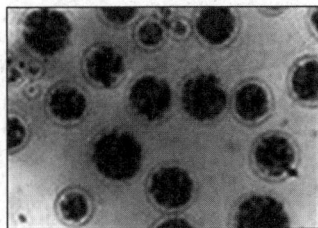

图 7 - 5 高分子微胶囊药物

微胶囊技术借助于人体消化系统不同部位消化液的组成和 pH 值的差异及不同囊壁溶解环境的不同要求，不仅可以达到控制不良味道的目的，还可以使药物在所需部位控制释放。

例如，由邻苯二甲酸醋酸纤维素制成的肠溶药物微胶囊因其在中性口腔环境及酸性胃液中均不溶解，避免了食药之苦和对胃壁黏膜的刺激。由微胶囊包裹的高分子药物可以控制药物的释放时间，降低药物毒副作用，增加药物的稳定性和有效利用率，实现药物的靶向输送，将药物用高分子材料包囊，使药物进入到人体后在一定的时间内释放，达到对药物治疗剂量进行有效控制的目的。如秋水仙碱是一种良好的抗癌药物，用于进行癌症的化疗，但是化疗不仅会杀死癌细胞，而且抗癌药物的高毒性还会造成正常细胞的损伤，科学家将秋水仙碱包裹在明胶微球体中，使其具有长期的细胞毒素效果，并且可以通过控制明胶的溶解速度对药物的释放进行控制，从而达到降低药物的毒副作用的目的。

经微胶囊化的药物，与空气隔绝，能有效防止药物贮存过程中的氧化、吸潮、变色等不良反应，增加贮存的稳定性。

请你想一想

搜索并介绍你所了解的高分子药物。

目标检测

一、选择题

（一）单项选择题

1. 青霉素与乙烯醇－乙烯胺的共聚物结合得到的高分子青霉素，其药效保持时间比青霉素延长
   A. 10 ~ 20 倍   B. 20 ~ 30 倍   C. 30 ~ 40 倍   D. 40 ~ 50 倍

2. 服用小分子抗癌药后不良反应不包括
   A. 恶心   B. 脱发   C. 癫痫   D. 全身不适

（二）多项选择题

1. 经微胶囊化的药物，能有效防止药物贮存过程中的下列不良反应
   A. 氧化　　　　　　 B. 吸潮　　　　　　 C. 变色　　　　　　 D. 消失

2. 按分子结构和制剂的形式，高分子药物可分的类型有
   A. 具有药理活性的高分子药物　　　　　　 B. 高分子载体药物
   C. 高分子配合物药物　　　　　　　　　　 D. 高分子微胶囊药物

二、判断题

1. 高分子药物分为天然高分子药物和人工合成高分子药物。

2. 一些高分子化合物与金属离子形成的配合物具有抗菌性和抗癌性。

书网融合……

e 微课

划重点

自测题

实验部分

实验室规则

一、实验室工作规则

为了保证实验的顺利进行，培养严谨的科学态度和良好的实验习惯，学生必须遵守下列实验室规则。

1. 实验前，必须做好预习，明确实验目标，熟悉实验原理和实验步骤。未预习不得进行实验。

2. 实验开始前，首先检查仪器是否完整无损，仪器如有缺损，应及时补领登记。再检查仪器是否干净（或干燥），如有污物，应洗净（或干燥）后方可使用，否则会给实验带来不良影响。

3. 实验时，要仔细观察现象，积极思考问题，严格遵守操作规程，实事求是地做好实验记录。

4. 实验时，要严格遵守安全规则与每个实验的安全注意事项。一旦发生意外事故，应立即报告教师，采取有效措施，迅速排除事故。

5. 实验室内应保持安静，不得谈笑，擅离岗位。不许将与实验无关的物品、书报带入实验室，严禁在实验室吸烟、饮食。

6. 服从教师和实验室工作人员的指导，有事要先请假，必须取得教师同意后，方能离开实验室。仪器装置安装完毕，要请教师检查合格后，方能开始实验。

7. 实验时，要保持台面和地面的整洁，实验中暂时不用的仪器不要摆放在台面上，以免碰倒损坏。用过的沸石、滤纸等应放入废物桶中，不得丢入水槽或扔在地上。废酸、酸性反应残液应倒入指定容器中，严禁倒入水槽。实验完毕，应及时将仪器洗净，并放回指定的位置。

8. 要爱护公物，节约药品，养成良好的实验习惯。要爱护和保管好发给的实验仪器，不得将仪器携带出室外，如有损坏，要填写破损单，经指导教师签署意见后，凭原物领取新仪器。要节约用水、电及消耗性药品。要严格按照规定称量或量取药品，使用药品不得乱拿乱放，药品用完后，应盖好瓶盖放回原处。公用的工具使用后，应及时放回原处。

9. 学生轮流值日，打扫、整理实验室。值日生应负责打扫卫生、整理试剂架上的药品（试剂）与公共器材，倒净废物桶并检查水、电、窗是否关闭。

10. 实验完毕，及时整理实验记录，写出完整的实验报告，按时交教师审阅。

二、实验室安全规则

在化学实验中，经常使用各种化学药品和仪器设备，以及水、电、煤气，还会经常遇到高温、低温、高压、真空、高电压、高频和带有辐射源的实验条件和仪器，若缺乏必要的安全防护知识，会造成生命和财产的巨大损失。

（一）防毒

大多数化学药品都有不同程度的毒性。有毒化学药品可通过呼吸道、消化道和皮肤进入人体而发生中毒现象。如 HF 侵入人体，将会损伤牙齿、骨骼、造血和神经系统；烃、醇、醚等有机物对人体有不同程度的麻醉作用；三氧化二砷、氰化物、氯化汞等是剧毒品，吸入少量会致死。

防毒注意事项如下。

1. 实验前应了解所用药品的毒性、性能和防护措施。

2. 使用有毒气体（如 H_2S、Cl_2、Br_2、NO_2、HCl、HF）应在通风橱中进行操作。

3. 苯、四氯化碳、乙醚、硝基苯等蒸气长时间吸入会使人嗅觉减弱，必须高度警惕。

4. 有机溶剂能穿过皮肤进入人体，应避免直接与皮肤接触。

5. 剧毒药品如汞盐、镉盐、铅盐等应妥善保管。

6. 实验操作要规范，离开实验室要洗手。

（二）防火

防止煤气管、煤气灯漏气，使用煤气后一定要把阀门关好；乙醚、乙醇、丙酮、二硫化碳、苯等有机溶剂易燃，实验室不得存放过多，切不可倒入下水道，以免集聚引起火灾；金属钠、钾、铝粉、电石、黄磷以及金属氢化物要注意使用和存放，尤其不宜与水直接接触。

万一着火，应冷静判断情况，采取适当措施灭火；可根据不同情况，选用水、沙、泡沫、CO_2 或 CCl_4 灭火器灭火。

（三）防爆

化学药品的爆炸分为支链爆炸和热爆炸；氢、乙烯、乙炔、苯、乙醇、乙醚、丙酮、乙酸乙酯、一氧化碳、水煤气和氨气等可燃性气体与空气混合至爆炸极限，一旦有热源诱发，极易发生支链爆炸；过氧化物、高氯酸盐、叠氮铅、乙炔铜、三硝基甲苯等易爆物质，受震或受热可能发生热爆炸。

防爆措施如下。

1. 对于防止支链爆炸，主要是防止可燃性气体或蒸汽散失在室内空气中，保持室内通风良好。当大量使用可燃性气体时，应严禁使用明火和可能产生电火花的电器。

2. 对于预防热爆炸，强氧化剂和强还原剂必须分开存放，使用时轻拿轻放，远离热源。

（四）防灼伤

除了高温以外，液氮、强酸、强碱、强氧化剂、溴、磷、钠、钾、苯酚、醋酸等物质都会灼伤皮肤；应注意不要让皮肤与之接触，尤其防止溅入眼中。

三、实验室意外事故的处理和急救

1. 起火要保持冷静，不能惊慌失措。首先应尽快扑灭火源并移开附近的易燃物质。少量有机溶剂着火，可用湿布、黄砂扑灭，不可用水。细口容器内溶剂或油浴着火，可用湿布或石棉网盖熄。若火势较大，则使用泡沫灭火器。电器设备着火，应先拉开电闸，切断电源，再用四氯化碳灭火器（通风不良的小实验室忌用，因为四氯化碳在高温时生成剧毒的光气）或二氧化碳灭火器灭火。不管用哪一种灭火器，都应从火周围开始向火中心扑灭。衣服着火时，切勿惊慌，应赶快脱下衣服或用石棉布、厚外套覆盖着火处，切忌在实验室内乱跑。情况危急时可就地卧倒打滚，盖上毛毯，或用水冲淋，使火熄灭。

2. 玻璃割伤伤口内若有玻璃碎片，须先取出，然后抹上紫药水并包扎伤口。

3. 烫伤轻者涂以烫伤油膏如蓝油烃等。

4. 酸液或碱液溅入眼中应立即用大量水冲洗，然后相应地再用1%碳酸氢钠溶液或1%硼酸溶液洗，最后用水洗。如溅在皮肤上，除上述处理外还要涂上药用凡士林。

5. 皮肤被溴灼伤立刻用大量水冲洗，继而用石油醚或乙醇擦洗，再用2%硫代硫酸钠溶液洗，然后加甘油按摩，再敷上烫伤油膏。

6. 触电首先应切断电源，必要时进行人工呼吸。

7. 酸、碱入口先用大量水漱口，再饮大量水稀释。酸中毒可服用氢氧化铝凝胶和鸡蛋清，碱中毒则服用食醋和鸡蛋清。然后多饮牛奶，不要服催吐剂。有毒药品入口，先把5~10ml稀硫酸铜溶液加入一杯温开水中，内服后用手指刺激咽喉，促使呕吐，然后立即送医院。

8. 吸入少量氯气或溴蒸气可用稀碳酸氢钠溶液漱口，然后吸入少量乙醇蒸气，并到室外空气流通处休息。

中毒患者或其他伤势较重者，经初步处理后应立即送医院急救。

实验一 熔点的测定

一、实验目标

1. 正确地选用和组装仪器及选择传热液。
2. 能进行有机化合物熔点的测定。

二、实验用品

1. 仪器 熔点测定管（提勒管）、200℃温度计、铁架台、毛细管、酒精灯、牛角匙、玻璃管（内径10mm左右，长50cm）、表面皿。

2. 药品 尿素、肉桂酸、液状石蜡。

三、实验内容

1. 传热液的选择 测定熔点为200℃以下的样品，可使用液状石蜡作传热液。样品熔点在220℃以下的，可采用浓硫酸作为传热液。熔点较低的物质，也可用甘油作传热液。

2. 样品的填装 取绿豆大小的干燥样品，置于表面皿上研成细粉，并集中成堆。把毛细管开口一端插入其中，使少许样品进入毛细管中。取一根玻璃管竖在表面皿上，把装有样品的毛细管（封闭端朝下），从玻管口自由落下，这样反复几次，使样品紧密填在毛细管底部。高度控制在2~3mm。每个样品填装两根毛细管。

3. 测定熔点的装置 按实验图1-1装置好仪器。温度计插在缺口的软木塞中，水银球位于提勒管（又称b形管）的两岔口之间，传热液加到液面刚能盖住测定管的上侧岔口，附在温度计下端的毛细管中的样品，位于温度计水银球侧面中部（见实验图1-1）。用酒精灯在提勒管的侧管末端缓缓加热，温度每分钟上升5~6℃，当距熔点10~15℃，则控制在每分钟升温1~2℃。

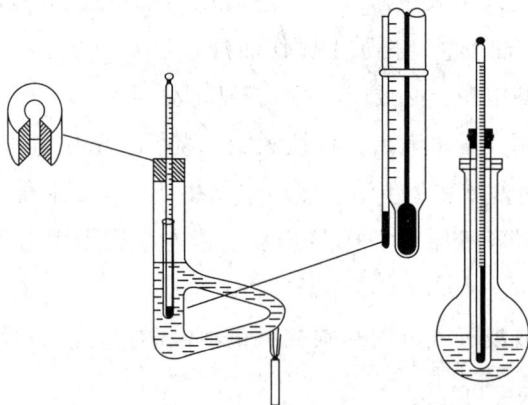

实验图1-1 毛细管法测定熔点的装置

4. 熔点的判断 在加热的同时仔细观察温度计所示的温度与样品变化的情况，当毛细管中样品开始改变或出现小液滴时，记下此时的温度即始熔温度，再记下全熔的温度。始熔到全熔的温度即为熔点，熔程＝全熔温度－始熔温度。一般纯净样品的熔程为0.5~1℃，若有少量杂质，则熔程增大。

5. 样品的测定 本实验以尿素和肉桂酸为样品，每种样品测试2次。第一次为粗测，加热可稍快，测知大约熔点范围后，再第二次测定，先待传热液温度降至30℃左右，再取一根装好样品的新毛细管，按同样方法测定。

6. 测定完毕后，待传热液冷却后再倒回原瓶中，温度计冷却后，用废纸擦去传热液再用水冲洗，否则温度计易炸裂。

四、问题与讨论

1. 熔点毛细管是否可以重复使用？
2. 有 2 种样品，测得其熔点数据相同，如何证明它们是相同物质还是不同物质？
3. 测定熔点时，若有下列情况将产生什么结果？
（1）熔点管壁太厚。
（2）熔点管不洁净。
（3）样品未完全干燥或含有杂质。
（4）样品研得不细或装得不紧密。
（5）加热太快。
（6）样品装得太多。

实验二 蒸馏及沸点测定

一、实验目标

1. 学会蒸馏及沸点测定的方法。
2. 熟悉蒸馏的仪器、装置及使用。

二、实验原理

将液体加热，它的蒸气压就随着温度升高而增大，当液体的蒸气压增大到与外界施于液面的总压力（通常是大气压力）相等时，就有大量气泡从液体内部逸出，这种现象称为沸腾。这时的温度称为液体的沸点。显然沸点与所受外界压力的大小有关。外界压力增大，液体沸腾时的蒸气压加大，沸点升高；相反，减小外界的压力，沸腾时的蒸气压下降，沸点就降低。一般来说，作为一条经验规律，在 101.3kPa（760mmHg）附近时，多数液体当压力下降 1.33kPa（10mmHg），沸点约下降 0.5℃。在较低压力下，压力每降低一半，沸点约下降 10℃。由于物质的沸点随外界大气压的改变而变化，因此，表示一个化合物的沸点时，一定要说明测定沸点时外界的大气压，以便与文献值相比较。通常所说的沸点是指 101.3kPa（760mmHg）压力下液体的沸腾温度。例如，水的沸点为 100℃，即是指在 101.3kPa 压力下，水在 100℃时沸腾。在其他压力下的沸点应注明压力。如在 12.3kPa（92.5mmHg）下，50℃ 水即沸腾，这时，水的沸点可表示为 50℃/12.3kPa。各种纯净的液体物质在一定的压力下都有一定的沸点，在蒸馏过程中沸点范围（沸程）很小（0.5~1℃），因此蒸馏可用来测定沸点，用蒸馏法测定沸点的方法称作常量法。

　　将液体加热至沸腾，使液体迅速变为蒸汽，然后使蒸出的蒸汽冷凝为液体，这两个过程的联合操作称为蒸馏。很明显，蒸馏可将挥发和不挥发的物质分离开来，也可将沸点不同的液体混合物分离开来。但液体混合物各组分的沸点必须相差很大（至少30℃以上）才能得到较好的分离效果。

　　为了消除在蒸馏过程中的过热现象，并保证沸腾平稳，常加入素烧瓷片或沸石（这些物质又叫止暴剂，以防止加热时的暴沸。如果加热前忘了加止暴剂，补加时须先移去热源，待液体冷至沸点以下方可加入。如中途停止蒸馏，应在重新加热前加入新的止暴剂。

三、实验用品

　　1. 仪器　125ml 蒸馏烧瓶、直行冷凝管、温度计（100℃）、接液管、100ml 锥形瓶、100ml 量筒、橡皮管、电加热套、铁架台、铁夹、温度计套管、沸石。

　　2. 药品　95% 医用酒精。

四、实验内容

（一）蒸馏装置及装配

蒸馏装置主要由蒸馏烧瓶、冷凝管、接收器三部分组成，见实验图 2-1。

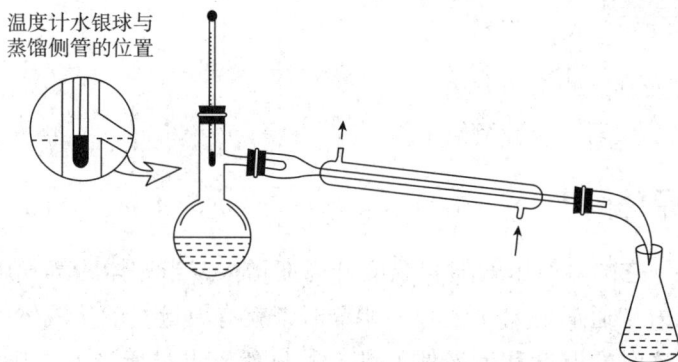

温度计水银球与蒸馏侧管的位置

实验图 2-1　蒸馏装置示意图

　　1. 蒸馏烧瓶　选用圆底蒸馏烧瓶。蒸馏沸点较低的液体，选用长颈圆底蒸馏烧瓶；蒸馏沸点较高（120℃以上）的液体，选用短颈圆底蒸馏烧瓶，最好是硬质玻璃的。蒸馏烧瓶的大小应按蒸馏物量的多少来选择，一般宜使蒸馏物的体积占蒸馏烧瓶的 1/3～2/3。若装入的蒸馏物过量，受热沸腾时，液体可能冲出或液体泡沫被蒸汽带入馏出液中；若装入的蒸馏物太少，蒸馏结束时，相对会有较多的液体残留于烧瓶中蒸不出来。

　　2. 冷凝管　蒸汽在冷凝管中冷凝成为液体。实验室常选用直形冷凝管与空气冷凝管。沸点低于 140℃时，选用直行冷凝管。因为蒸馏物的沸点越低越不易冷凝，冷凝管就需要选择长些、内径粗些的，冷凝水的温度要低一些，水的流速可快一些。冷凝管的下端侧管为进水口，用橡皮管接自来水龙头。上端为出水口，套上橡皮管导入水槽中。上端的出水口应向上，以保证套管内充满水。沸点高于140℃时，选用空气冷凝管。

3. 接收器　常由接液管和锥形瓶构成，两者之间不可用塞子塞住，蒸馏装置应与外界大气相通。

4. 蒸馏装置的装配　安装仪器的顺序为自下而上，从左到右。蒸馏烧瓶距电热套底部距离2cm左右，以免造成局部过热。

取一个干燥的125ml的蒸馏烧瓶，瓶口配上温度计套管，将配有温度计套管的磨口塞子塞入瓶口，并使温度计水银球的上缘恰好与蒸馏瓶支管的下缘在同一水平线上，蒸馏时水银球完全被蒸汽包围，正确测出蒸气的温度。

以铁夹夹住蒸馏烧瓶支管以上的瓶颈，并固定在铁架台上。选择一适合冷凝管上口，能紧密地套进蒸馏烧瓶支管的磨口塞子，然后把塞子轻轻套入蒸馏烧瓶的支管上。

选择一个适合接液管口的磨口塞子，孔径大小恰好套进冷凝管的下端。用另一个铁架台上的铁夹夹住冷凝管的重心部分（中上部），调整铁架台和铁夹的位置，使冷凝管与蒸馏烧瓶的支管在同一直线上。然后沿此直线移动冷凝管使之与蒸馏烧瓶相连，蒸馏烧瓶的支管口应伸到冷凝管扩大部分的1/2左右。最后装上接液管和锥形瓶。

各个铁夹不能与玻璃仪器直接接触，应垫上石棉布或橡皮，且不能夹得太松或太紧，以免损坏仪器。整套装置要求准确端正，无论从正面或侧面观察，全套装置中各仪器的中心线都应在一条直线上。所有的铁夹和铁架台都应尽可能整齐地放在仪器的背部。

（二）蒸馏操作与沸点测定

1. 加料　将要蒸馏的液体（60~70ml 95%医用酒精）经长颈漏斗或沿蒸馏烧瓶颈部没有支管的一面慢慢倒入，不要使液体从支管流出。加入2~3粒沸石，将带有温度计套管的塞子塞好，然后放到准备好的电加热套上，检查仪器的各部分连接是否紧密和妥当。

2. 加热　在加热前，应检查仪器装配是否正确，液体物料、沸石等是否加好，冷凝水是否通入，一切无误后方可打开电加热套开关加热。一旦液体沸腾温度计汞球部位出现液滴时，适当调节电压，使温度计汞球上常有被冷凝的液滴。蒸馏速度控制在每秒1~2滴馏出液为宜。

3. 收集馏分记录沸程　蒸馏前，至少要准备两个锥形瓶，分别用来收集前馏分和馏分。蒸馏时，在达到所需物质的沸点前，常有沸点较低的液体先蒸出，这部分馏出液称为"前馏分"。前馏分蒸完，温度趋于稳定后，蒸出的就是较纯的物质，此时须更换锥形瓶。记下这部分液体开始馏出和最后一滴的温度，即该馏分的沸点范围（沸程）。若维持原来的加热速度，温度会突然下降，应停止蒸馏（馏出液的体积大约在50ml）。即使杂质很少，也不要蒸干，以防蒸馏烧瓶破裂及发生其他意外事故。

4. 蒸馏完毕　应先关掉电源停止加热，将电压调节至零点。然后停止通冷凝水，拆下仪器。拆除仪器的顺序和安装的顺序相反，先取下锥形瓶，然后拆下接液管、冷凝管、温度计套管和蒸馏烧瓶等，并清洗干净。

依法测定 95% 医用酒精的沸点范围。

五、注意事项

1. 冷凝水通常需要保持缓缓的水流，以保证蒸汽充分冷凝即可。

2. 蒸馏时要注意加热的火力，加热太猛，蒸馏速度太快，蒸馏烧瓶颈部过热，所测的沸点偏高；加热不足，则颈部蒸汽不足，蒸馏速度慢，所测的沸点偏低。

3. 蒸馏过程中，温度计的水银球上应常见有液滴凝结，以保持气液两相的平衡。

4. 工业酒精为一共沸混合物，并非纯净物质，它具有一定的共沸点，不能借普通蒸馏法进行分离。普通蒸馏只可以分离沸点相差 30℃ 以上而又无共沸点的液态混合物。

六、思考题

1. 什么叫沸点？液体的沸点和大气压有什么关系？纯水在拉萨的沸点还是 100℃ 吗？

2. 蒸馏时为什么蒸馏瓶所盛液体的量不应超过容积的 2/3，也不应少于 1/3？

3. 蒸馏时加入沸石的作用是什么？如果蒸馏前忘加沸石，能否立即将沸石加至将近沸腾的液体中？进行蒸馏时若中途停顿，原先加入的沸石能否继续使用？

4. 加热后有馏出液滴下时，才发现冷凝管未通水，请问能否马上通水？如果不行，应如何处理？

5. 冷凝管通水的方向是由下而上，反过来效果怎样？

实验三　重结晶

一、实验目标

1. 了解重结晶原理，初步学会用重结晶方法提纯固体有机物。
2. 学会热过滤和抽滤操作。

二、基本原理

无论是天然的还是合成的固体有机化合物，往往是不纯的，夹杂着少量杂质。从有机合成反应分离出来的固体粗产物往往含有未反应的原料、副产物及杂质，必须加以分离纯化。纯化这类固体物质的有效而简便的方法是重结晶。重结晶是利用固体混合物中各组分在某种溶剂中的溶解度不同，使它们相互分离，达到提纯精制的目的。

固体有机物在溶剂中的溶解度一般随温度的升高而增大。把固体有机物溶解在热的溶剂中制成饱和溶液，然后冷却至室温以下，则原溶液变成过饱和溶液，这时有机物又重新析出晶体。利用溶剂对被提纯物质及杂质的溶解度不同，使被提纯物质从过饱和溶液中析出，让杂质全部或大部分留在溶液中，从而达到提纯的目的。若结晶一次不能符合要求，可以重复结晶。

三、实验用品

1. 仪器　天平、烧杯、酒精灯、滤纸、保温漏斗、抽滤瓶、玻璃棒、量筒、水循环真空泵、锥形瓶、布氏漏斗、安全瓶。

2. 药品　苯甲酸、活性炭。

四、实验内容

1. 选择溶剂　选择适当的溶剂对于重结晶操作的成功具有重大的意义。一个良好的溶剂必须符合下列条件：①不与被提纯物质起化学反应；②在较高温度时能溶解量多的被提纯物质而在室温或更低温度时只能溶解很少量的被提纯物质；③对杂质的溶解度非常大或非常小，前一种情况杂质留于母液内，后一种情况趁热过滤时杂质被滤除；④能析出较好的结晶。

2. 制饱和溶液　在溶剂沸点温度下，将被提纯物制成饱和溶液。称取粗苯甲酸1.5g，放在150ml烧杯中，加入80ml纯水和几粒沸石，在石棉网上加热煮沸，搅拌，使苯甲酸完全溶解。

3. 脱色　若溶液含有色杂质，要加活性炭脱色。待溶液稍冷却后加约0.3g活性炭（用量为粗产品质量的1%~5%），继续煮沸5分钟。

4. 热过滤　用保温漏斗趁热过滤，将热水从上面的加水孔注入保温漏斗的夹层中，将它用烧瓶夹固定在铁架台上，放入玻璃漏斗，再放入菊花形滤纸（见实验图3-1、实验图3-2）。

实验图3-1　菊花形滤纸的折叠

实验图3-2　保温过滤

5. 结晶　过滤完毕，将盛滤液的烧杯用表面皿盖好放置结晶，冷至室温后再用冷水冷却使结晶完全。

6. 抽滤　装置如实验图3-3，布氏漏斗用橡胶塞固定在抽滤瓶上，滤纸剪成圆形，略小于布氏漏斗的底板但须盖住其小孔，用溶剂润湿滤纸并开动水泵使它吸紧贴在底板上。抽气过滤时，先倒入晶体上层的母液，然后倒入晶体，开动水泵，抽滤，用干净的小玻璃塞在晶体上轻轻地压，使母液尽量抽干。停止抽气，在布氏漏斗中加入少量冷的溶

实验图3-3　减压过滤装置

剂浸没晶体，并用玻璃棒搅匀、抽干。停止抽气，取出晶体进行干燥。

五、注意事项

1. 被精制物与溶剂混合加热时，除水作溶剂外，必须进行回流。
2. 活性炭不能加入正在沸腾的溶液中，否则会引起暴沸，使溶液逸出。
3. 热过滤时应把滤纸折叠成菊花形，以增大过滤面积，加快过滤速度。
4. 干燥晶体可在空气中晾干，或在 100℃ 以下烘干。

六、思考题

1. 重结晶提纯法一般包括哪几个步骤？
2. 重结晶提纯法所选用的溶剂应具备哪些条件？
3. 为什么应趁热过滤？目的是什么？
4. 制热饱和溶液时，如果加入的水多了会产生什么后果？
5. 如果趁热过滤时，有苯甲酸在滤纸上析出，应如何处理？
6. 用活性炭脱色的原理是什么？操作时应注意什么？

实验四 萃 取

一、实验目标

1. 熟悉萃取的原理和应用范围。
2. 独立完成用分液漏斗进行萃取、洗涤和分离液体有机物的操作。

二、实验原理

萃取是利用混合物中某些成分在两种互不相溶的溶剂中的溶解度不同，可使物质从一种溶剂转移到另一种溶剂中，从而达到分离、提纯目的一种操作方法。

三、实验用品

1. 仪器　125ml 分液漏斗、烧杯、100ml 锥形瓶、25ml 量筒、铁架台、试管。
2. 药品　5% 苯酚溶液，乙酸乙酯，1% 氯化铁溶液、凡士林。

四、实验内容及步骤

1. 萃取仪器的选择　萃取又叫提取、抽提，是分离和提纯有机化合物的一种常用方法。萃取的主要仪器是分液漏斗。分液漏斗主要应用于：①分离两种互不相溶也不起反应的液体；②从溶液中萃取某种成分；③洗涤液体物质；还可在化学反应中用来滴加液体（代替滴液漏斗）。

固体物质的萃取除了把它适当粉碎后浸泡在合适的溶剂中进行萃取外，还常用脂肪提取器（或称索氏提取器）提取。

2. 溶剂的选择　选择溶剂时应遵循以下规则：①被萃取物质在此溶剂中有较大的溶解度；②与被萃取的溶液互不相溶；③与被萃取出来的溶质容易分离（通常是低沸点溶液），所需溶剂在萃取中应按"少量多次"的原则进行萃取，即把所需的溶剂分成几次进行萃取，这种效果比一次全部投入萃取更好。

（1）取 125ml 分液漏斗，取出玻璃活塞，擦干，在中间小孔两侧沾上少许凡士林（注意勿堵塞中间细孔），把活塞放回原处，塞紧，并来回旋转几下（使凡士林分布均匀，以防止渗漏），放在铁架台上的铁圈中。

（2）关好分液漏斗的活塞，用洁净的量筒量取 5% 的苯酚溶液约 20ml 放入分液漏斗中，加乙酸乙酯 10ml，总量不能超过分液漏斗容量的 3/4。塞好并旋紧瓶塞，按实验图 4－1 左图所示的方法握住分液漏斗进行振摇。开始时稍慢，每振摇几次，要将漏斗向上倾斜，打开活塞，把分液漏斗中的气体放出；关闭活塞，再振摇，如此重复，振摇 2～3 分钟，然后将漏斗放回铁圈中静置（实验图 4－1 右图）。

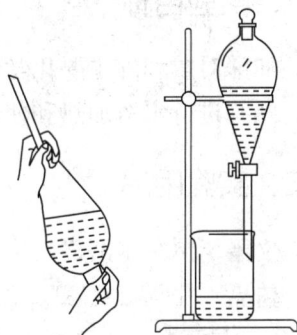

实验图 4－1　分液漏斗的振摇和分离液体

（3）待分液漏斗中两液层完全分开后，打开上面的塞子，小心旋开活塞，放开下面水层，到快放完时，控制活塞，让水层逐滴流下，一旦分离完毕，立即关闭活塞。

（4）将乙酸乙酯层从分液漏斗上口倒入锥形烧瓶中，然后把水层倒回分液漏斗中，用新的 5ml 乙酸乙酯按同样方法再进行萃取，共萃取 3 次。

（5）合并萃取液，放入指定的回收瓶中。

（6）取 2ml 原苯酚溶液和萃取后的水层溶液分别置于 2 支试管中，分别滴入 2～3 滴 1% $FeCl_3$ 溶液，观察 2 支试管中溶液颜色的变化。

五、注意事项

1. 使用分液漏斗时应注意下列问题。
（1）玻璃塞和活塞要用橡皮筋扎在漏斗体上，以免掉下打破。
（2）活塞要涂凡士林，上面的玻璃塞不得涂凡士林。
（3）分离液体时要放在铁架台上，不能拿在手上进行分液。
2. 萃取过程中若出现乳化现象而使两液不易分层时，可用下列方法处理。
（1）静置时间延长。
（2）加入少量电解质（如氯化钠）以盐析破坏乳剂（适用于水与有机溶剂）。
（3）加少量稀硫酸（适用于碱性溶液与有机溶剂）。
（4）进行过滤（适用于存在少量轻质沉淀）。

六、问题与讨论

1. 怎样正确使用分液漏斗？怎样才能使两层液体分离彻底？

2. 两种不相溶解的液体同在分液漏斗中，密度大的在哪一层？下一层的液体从哪里放出来？留在分液漏斗中的上层液体，应从何处倒入另一容器。

实验五　醇和酚的性质

一、实验目标

1. 加深对醇和酚主要化学性质的理解。
2. 熟练进行水浴加热和使用点滴板的操作。

二、实验用品

1. 仪器　恒温水浴锅

2. 药品　甲醇、乙醇、正丁醇、辛醇、钠、酚酞指示剂、5% $K_2Cr_2O_7$、异丙醇、稀 H_2SO_4、异丁醇、叔丁醇，卢卡斯试剂、5% NaOH 溶液、10% $CuSO_4$溶液、乙二醇、甘油、苯酚、10% NaOH、溴水、1% KI 溶液、苯、蒸馏水、浓 HNO_3、$FeCl_3$、pH 试纸

三、实验内容

1. 醇的性质

（1）比较醇的同系物在水中的溶解度　在四支试管中各加入水 2ml，然后分别滴加甲醇、乙醇、丁醇、辛醇各 10 滴，振摇并观察溶解情况，如已溶解再加 10 滴观察之，从而可得出什么结论？

（2）醇钠的生成及水解　在干燥试管中，注入 1ml 无水乙醇，并投入表面新鲜的金属钠一小粒，观察现象，放出什么气体？如何检验它？待金属钠完全消失后，向试管中加入水 2ml，并滴入 2 滴酚酞指示剂，解释观察到的现象。

（3）醇的氧化　在试管中加入 5 滴 5% $K_2Cr_2O_7$ 和 1 滴稀 H_2SO_4，混匀后加入乙醇 3~4 滴，再振荡，将试管置水浴中微热，观察溶液颜色的变化，并注意产物的气味，写出有关化学反应式。以异丙醇作同样试验，结果如何？

（4）与卢卡斯（Lucas）试剂作用　在三支干燥试管中，分别加入 10 滴正丁醇、异丁醇和叔丁醇，立即各加入 1ml 卢卡斯试剂，试管口塞上塞子，振荡后静置，温度最好保持在 26~27℃，观察其变化，注意在起初 5 分钟及 1 小时后，混合物有何变化？记下混合液变浑浊和出现分层的时间。

（5）多元醇与 $Cu(OH)_2$ 的作用　在两支试管中各加入 3ml 5% NaOH 溶液及 5 滴 10% $CuSO_4$ 溶液，配制成新鲜的 $Cu(OH)_2$，然后再分别加入乙二醇及甘油各 5 滴，振荡

试管，观察现象。

2. 酚的性质

（1）苯酚的酸性 取苯酚的饱和水溶液一滴至点滴板凹穴中用 pH 试纸测定其 pH 值。

将苯酚的饱和水溶液各 1ml 置于两支试管中，一支试管留作实验对照，在另一支试管中逐滴滴入 10% 的 NaOH 溶液，并随加振荡至溶液呈清亮为止（解释溶液变清理由）。在此清亮的溶液中，再通入 CO_2 至溶液呈酸性，又有何现象发生？解释之，并写出有关反应式。

（2）苯酚与溴水作用 取苯酚的饱和水溶液 2 滴于试管中用水稀释到 2ml，逐滴加入饱和溴水，直到析出的白色沉淀转变为淡黄色为止。将混合物煮沸 1~2 分钟，以除去过量的溴，放置，冷却后又有沉淀析出，再在此混合液中滴加 1% KI 溶液数滴及苯 1ml，用力振荡，沉淀溶于苯中，析出的 I_2 使苯层呈紫色。以异丙醇作同样试验，结果如何？

（3）苯酚与 $FeCl_3$ 作用 取苯酚的饱和水溶液 1 滴管置于试管中，并逐滴滴入 $FeCl_3$ 溶液，观察颜色变化。

四、问题讨论

1. 用卢卡斯试剂检验伯、仲、叔醇的实验成功的关键何在？对于六个碳以上的伯，仲，叔醇是否都能用卢卡斯试剂进行鉴别？

2. 与新制的氢氧化铜反应产生深蓝色是邻羟基多元醇的特征反应，此外，还有什么试剂能与新制的氢氧化铜反应产生类似的现象？

实验六 醛和酮的性质

一、实验目标

1. 加深对醛和酮的化学性质的理解。
2. 掌握醛和酮的鉴别方法。

二、实验原理

醛和酮分子中都含有羰基，因为含有相同的官能团，所以醛和酮在性质上有许多相似之处，如均能发生加成反应等。

由于醛基的一端连的是氢原子，因此，醛又有一些不同于酮的性质，如醛可被弱氧化剂托伦试剂和斐林试剂氧化，醛可以与希夫试剂作用生成紫色化合物，而酮则不会发生这些反应。利用醛、酮上述化学性质方面的差异，可以对一些醛、酮进行鉴别。

三、实验用品

1. 仪器　烧杯、试管、试管架、水浴锅、酒精灯、石棉网。

2. 药品　40%的甲醛溶液、40%的乙醛溶液、丙酮、苯甲醛、苯乙酮、乙醇、饱和亚硫酸氢钠溶液、2,4-二硝基苯肼试剂、斐林试剂A和B、希夫试剂、5%氢氧化钠溶液、5%硝酸银溶液、2%氨水、冰块。

四、实验内容

1. 羰基上的加成反应

（1）与亚硫酸氢钠的加成　取4支干净的试管，各加入2ml新配制的饱和亚硫酸氢钠溶液，再分别滴入40%乙醛、丙酮、苯甲醛、苯乙酮试液各6~8滴，剧烈振摇，然后放入冰水浴中冷却几分钟，取出观察有无结晶析出。若无结晶析出，可用玻璃棒摩擦试管壁或将试管浸入冰水中冷却再观察，并说明原因。

（2）与2,4-二硝基苯肼试剂的加成　取4支干净的试管，各加入1ml 2,4-二硝基苯肼试液，再分别滴入乙醛、丙酮、苯甲醛和苯乙酮试液各2~4滴，摇匀后静置。观察有无沉淀析出。若无沉淀析出，可加热1分钟，冷却后再观察。如有油状物，加入1~2滴乙醇，振摇促使沉淀生成。比较几种沉淀的颜色。

2. 氧化反应

（1）与托伦试剂的反应　取3支干净的试管，分别加入3滴5%硝酸银溶液和2滴5%氢氧化钠溶液，即析出沉淀，再逐滴加入2%氨水，并不断振摇，使析出的沉淀恰好溶解为止。再分别加入40%甲醛、丙酮、苯甲醛试液各5滴，摇匀，在50~60℃的温水浴中加热几分钟，观察现象，比较结果。

（2）与斐林试剂的反应　取4支干净的试管，分别加入斐林试剂A、B各1ml，摇匀，再分别加入40%甲醛、乙醛、苯甲醛和丙酮试液各3滴，再摇匀，然后放入沸水浴中加热几分钟，观察现象并比较结果。

3. 与希夫试剂的反应　取4支干净的试管，分别加入1ml希夫试剂，再分别加入40%甲醛、40%乙醛、丙酮、苯甲醛试液各3滴，振摇，放置数分钟，观察颜色的变化。在显色的试管中，边摇边滴加浓硫酸，观察和记录反应现象并解释其原因。

五、注意事项

（1）托伦试剂必须现用现配。

（2）与托伦试剂的反应要做到：①试管壁要十分洁净（必要时用铬酸洗液、水依次洗涤）；②配制托伦试剂时滴加氨水不能过量；③水浴的温度不能过高。实验完毕，可加硝酸少许，洗去银镜。

（3）斐林试剂A、B的混合液呈深蓝色，与醛共热后，溶液颜色有下列变化：深蓝→绿色→黄色→红色（Cu_2O）。Cu_2O 遇甲醛还原为 Cu，呈暗红色粉末或铜镜。

（4）希夫反应时应注意：①此试剂不能加热，不能呈碱性；②一些酮和不饱和化合物与亚硫酸作用使试剂恢复品红原来的颜色（不是紫红色）不能认为阳性反应。

六、思考题

1. 鉴别醛和酮有哪些简便的方法？
2. 如果丙酮中含有少量乙醛杂质，如何去除掉？

实验七　羧酸的性质

一、实验目标

验证羧酸的性质，进一步加深对其性质的理解。

二、实验原理

羧酸分子中有羧基，显酸性，可与碱反应生成羧酸盐。饱和一元羧酸中甲酸的酸性最强，二元羧酸中草酸的酸性最强。甲酸由于分子中具有醛基的结构，具有还原性。草酸可被高锰酸钾氧化。羧酸和醇在浓硫酸的催化下发生酯化反应，生成具有香味的酯。

三、实验用品

1. 仪器　试管、水浴锅、锥形瓶、玻棒、铁架、点滴板。

2. 药品　甲醇、10% 甲酸、10% 醋酸、10% 乳酸、10% 草酸、10% 酒石酸、苯甲酸、水杨酸、浓硫酸、3mol/L 硫酸、10% 盐酸、5% 氢氧化钠溶液、10% 氢氧化钠溶液、0.03mol/L 高锰酸钾溶液、5% 硝酸银溶液、2% 氨水、pH 试纸。

四、实验内容

1. 羧酸的酸性　用洗净的玻棒分别蘸取 10% 甲酸、10% 醋酸、10% 乳酸、10% 草酸、10% 酒石酸至点滴板凹穴中的 pH 试纸上，观察和记录其 pH 值并解释。

2. 成盐反应及酸化　取苯甲酸晶体少许放入盛有 1ml 水的试管中，加 10% 氢氧化钠溶液数滴，振摇，观察现象。接着加数滴 10% 盐酸，振摇后观察所发生的现象。

3. 甲酸和草酸的还原性

（1）在试管中加 3 滴甲酸，边摇边逐滴加入 5% 氢氧化钠溶液中和至碱性（用 pH 试纸检验）。然后加托伦试剂（自配：3 滴 5% 硝酸银溶液和 3 滴氢氧化钠溶液，再逐滴加入 2% 氨水，并不断振摇，至析出的沉淀恰好溶解为止）在 50～60℃ 的水浴中加热数分钟，观察有无银镜生成，解释现象。

（2）取 2 支试管，分别加入 1ml 10% 甲酸、10% 草酸，各加入 0.5ml 0.03mol/L 高锰酸钾溶液和 0.5ml 0.03mol/L 硫酸溶液，振荡后加热至沸，记录并解释发生的现象。

4. 酯化反应　在干燥的小锥形瓶中，溶解水杨酸 0.25g 于 2.5ml 甲醇中，加入 5 滴浓硫酸，不断振摇，在水浴中温热 5 分钟，然后把混合物倒入装有 10g 冰的小烧杯中充分振摇。注意观察产品外观和气味，解释实验的结果。

五、注意事项

（1）甲酸分子中有醛基，故有还原性。

（2）水杨酸与甲醇反应所生成的酯叫水杨酸甲酯，又叫冬青油，有特殊的香味，是冬青属植物中的一种香精油。

六、思考题

1. 如何鉴别甲酸、乙酸和草酸？

2. 试比较芳香酸与芳香酸盐在水中的溶解情况，并说明如何利用二者溶解度上的差别从溶液中分离芳香酸类药物和精制芳香酸类药物？

实验八　胺和酰胺的性质

一、实验目标

1. 会进行苯胺的碱性和酰化反应的实验操作。
2. 会进行尿素水解、缩合及缩二脲反应的实验操作。

二、实验用品

1. 仪器　试管、试管架、试管夹、酒精灯、药匙、橡皮塞、量筒、烧杯、火柴。

2. 药品　苯胺、2mol/L HCl、1mol/L NaOH、乙酐、尿素、0.5mol/L $CuSO_4$、饱和 $Ba(OH)_2$ 溶液、红色石蕊试纸。

三、实验内容

1. 苯胺的性质

（1）苯胺的弱碱性　取试管一支，加入蒸馏水 1ml，滴入苯胺 2~3 滴，振荡，观察现象。

	现象	解释
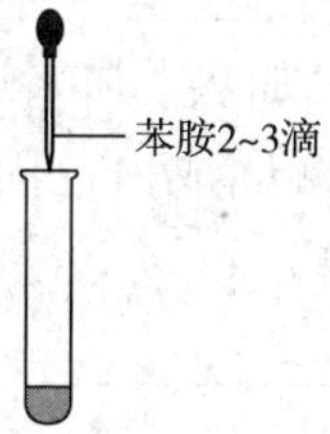 苯胺2~3滴		

往上述试管中滴入 2mol/L HCl 溶液 2~3 滴，振荡，有何现象？说明原因，并写出化学反应方程式。

	现象	化学反应方程式
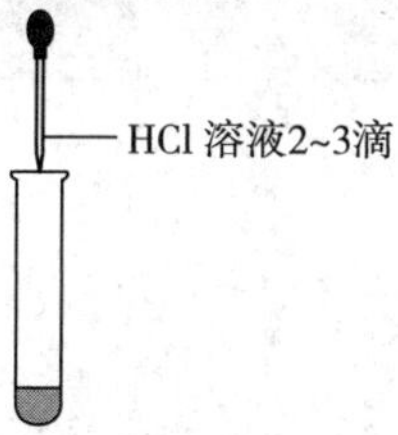 HCl 溶液2~3滴		

往上述试管中滴入 1mol/L NaOH 溶液数滴，振荡，有何现象？说明原因，并写出化学反应方程式。

	现象	化学反应方程式
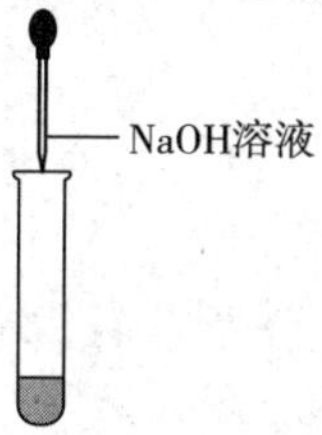 NaOH溶液		

（2）苯胺的酰化反应　取干燥试管 1 支，加入苯胺 10 滴，再加入乙酐 10 滴，边加边振荡，并置于冷水中冷却。在上述试管中加入 5ml 水，用力振荡，有何现象？写出化学反应方程式。

现象 _____

化学反应方程式 _____

2. 尿素的性质

（1）尿素的水解　取干燥试管一支，加入尿素 0.5g，再加入饱和 $Ba(OH)_2$ 溶液 20 滴，塞上橡皮塞，在塞子与试管壁之间放一张红色石蕊试纸。将试管在酒精灯上加热数分钟。观察试纸的颜色变化，待试管中溶液出现白色浑浊，停止加热。解释上述变化的原因，写出化学反应方程式。

解释原因 _____

化学反应方程式 _____

（2）尿素的缩合　取干燥试管 1 支，加入尿素 0.5g，在酒精灯上加热，尿素逐渐熔化，并有气体放出，判断产生什么气体。继续加热至试管内重新凝固成白色固体。写出化学反应方程式。

产生的气体是什么物质 _____

化学反应方程式 _____

（3）缩二脲反应　待上述实验试管冷却后，加入 1mol/L NaOH 溶液 2ml，振荡，观察现象 _____。

往上述试管中加入 0.5mol/L $CuSO_4$ 数滴，振荡，观察溶液的颜色变化。说明哪一类物质能发生缩二脲反应。

	现象
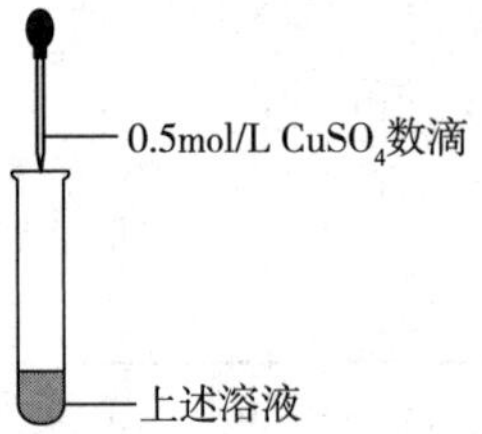 0.5mol/L $CuSO_4$ 数滴 上述溶液	

四、思考题

芳胺和芳胺盐在水中的溶解度及乙醚中的溶解度会有什么差别？这对于从溶液中分离芳胺类药物或精制芳胺类药物有何意义？

实验九　糖的性质及旋光度的测定

一、实验目标

1. 加深对糖的主要化学性质的理解，掌握糖类的鉴别方法。
2. 认识旋光仪的构造，正确使用旋光仪。

二、实验用品

1. 仪器　WZZ_2B 自动指示旋光仪、试管、酒精灯、烧杯、显微镜、点滴板、吸管、试管夹、表面皿

2. 药品　0.5mol/L 葡萄糖溶液、2% 葡萄糖溶液、0.5mol/L 果糖溶液、0.5mol/L 麦芽糖溶液、0.5mol/L 蔗糖溶液、20g/L 淀粉溶液、10g/L $AgNO_3$ 溶液、50g/L NaOH 溶液、0.2mol/L $NH_3 \cdot H_2O$、班氏试剂、莫立许试剂、塞利凡诺夫试剂、浓硫酸、浓盐

酸、碘试液、2,4－二硝基苯肼、150g/L CH₃COONa 溶液、蒸馏水

三、实验内容

1. 糖的还原性

（1）银镜反应 在一试管中加入 2ml 10g/L AgNO₃，加 1 滴 50g/L NaOH，逐滴加入 0.2mol/L NH₃·H₂O 使沉淀刚好消失为止，即得托伦试剂。另取 5 支试管，分别加入 5 滴 0.5mol/L 葡萄糖、0.5mol/L 果糖、0.5mol/L 麦芽糖、0.5mol/L 蔗糖、20g/L 淀粉，然后各加入 10 滴托伦试剂，放在 60℃ 的热水浴中加热数分钟，观察并解释发生的变化。

（2）与班氏试剂的反应 取 5 支试管，各加入 1ml 班氏试剂，放在水浴中微热，再分别加入 5 滴 0.5mol/L 葡萄糖、果糖、麦芽糖、蔗糖和 20g/L 淀粉溶液，摇匀，放在 50～60℃ 的热水浴中加热 2～3 分钟，观察并解释发生的变化。

2. 糖的颜色反应

（1）莫立许反应 取试管 5 支，分别加入 10 滴 0.5mol/L 葡萄糖、果糖、麦芽糖、蔗糖和 20g/L 淀粉溶液，再各加 2 滴莫立许试剂，摇匀，把试管倾斜成 45° 角，沿试管壁慢慢加入 10 滴浓硫酸，观察两层之间有无颜色变化？数分钟内没有颜色出现，可在水浴上温热再观察变化，并加以解释。

（2）塞利凡诺夫反应 取试管 5 支，各加入 10 滴塞利凡诺夫试剂，再分别加入上述的葡萄糖、果糖、麦芽糖、蔗糖和淀粉溶液各 5 滴，摇匀，加热（直接加热）观察现象，并解释发生的变化。

（3）淀粉遇碘的反应 在试管中加 1ml 淀粉溶液和 1 滴碘试液，振摇，观察颜色变化，再将此溶液稀释到淡蓝色，加热，再冷却，观察变化并加以解释。

3. 成脎反应
取 4 支试管，分别加入上述的葡萄糖、果糖、麦芽糖、蔗糖和淀粉溶液各 10 滴，再各加入 10 滴 2,4－二硝基苯肼，摇匀，再滴 10 滴 150g/L CH₃COONa 溶液混合均匀，在沸水浴中加热，并不断振摇，观察现象，并记录成脎的时间，比较脎生成的速度（若在 20 分钟后，尚未结晶出来，放冷后再观察）。上述混合物慢慢冷却后，各取出 1 滴放在载玻片上，以低倍显微镜观察并绘出糖脎结晶的形状。

4. 蔗糖和淀粉的水解

（1）蔗糖的水解 在一支洁净的大试管里加入 1ml 0.5mol/L 蔗糖，再加 1 滴浓盐酸，摇匀，放在沸水浴中加热 5～10 分钟，冷却后滴入 50g/L NaOH 至溶液呈碱性后，加入 1ml 班氏试剂，加热，观察有何现象发生，并解释。

（2）淀粉的水解 取一支大试管，加入 3ml 20g/L 淀粉溶液，再加 2 滴浓盐酸，振摇，置沸水浴中加热 5 分钟后，每隔 1～2 分钟用滴管吸取溶液 1 滴，置点滴板的凹穴里，滴入碘试液 1 滴并注意观察，直至用碘试液检验不再呈现颜色时停止加热。然后取出试管，滴加 50g/L NaOH 溶液中和至溶液呈现碱性为止。取此溶液 2ml 于另一试管中，加入班氏试剂 1ml，加热后观察有何现象发生。说明原因并写出有关的化学反应方

程式。

5. 糖的旋光度的测定

（1）调整零点　将样品管用蒸馏水冲洗数次，缓缓注满蒸馏水（注意勿使产生气泡），小心盖上玻璃片、橡胶垫和螺帽，旋紧样品管两端螺帽时，不应用力过大以免产生应力，造成误差，然后用软布或擦镜纸揩干、擦净，认定方向将样品管置于旋光仪内，调整零点。

（2）测定　将样品管用精密配制的2%葡萄糖溶液冲洗3~5次，按上述同样方式装入2%葡萄糖溶液并按同一方向置于旋光仪内，同法读取旋光度3次，取其平均值。

四、注意事项

1. 钠光灯启辉后至少20分钟后发光才能稳定，测定或读数时应在发光稳定后进行。

2. 测定时应调节温度至20℃±0.5℃。

3. 供试液应不显混浊或含有混悬的小粒，否则应预先过滤并弃去初滤液。

4. 测定结束后须将测试管洗净晾干，不许将盛有供试品的样品管长时间置于仪器样品室内；仪器不使用时样品室可放硅胶吸潮。

【附】WZZ_2B 自动旋光仪的使用方法

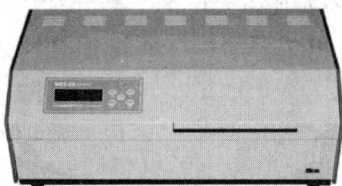

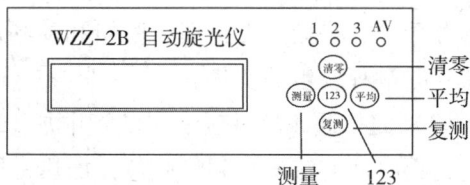

1. 将仪器电源插头插入220V交流电源（要求使用交流电子稳压器1KVA），并将接地线可靠接地。

2. 向上打开电源开关（右侧面），这时钠光灯在交流工作状态下起辉，经5分钟钠光灯激活后，钠光灯才发光稳定。

3. 向上打开光源开关（右侧面），仪器预热20分钟，若光源开关合上后，钠光灯熄灭，则再将光源开关上下重复扳动1次到2次，使钠光灯在直流下点亮为正常。

4. 按"测量"键，这时液晶屏应有数字显示。注意：开机后"测量"键只需按一次，如果误按该键，则仪器停止测量，液晶屏无显示。用户可再次按"测量"键，液晶重新显示，此时需重新校零（若液晶屏已有数字显示，则不需按"测量"键）。

5. 将装有蒸馏水或其他空白溶剂的样品管放入样品室，盖上箱盖，待示数稳定后，按"清零"键。试管中若有气泡，应先让气泡浮在凸颈处；通光面两端的雾状水滴，应用软布揩干样品管，螺帽不宜旋得过紧，以免产生应力，影响读数。样品管安放时应注意标记的位置和方向。

6. 取出样品管　将待测样品注入样品管，按相同的位置和方向放入样品室内，盖好箱盖，仪器将显示出该样品的旋光度，此时指示灯"1"点亮。注意：样品管内腔应用少量被测试样冲洗 3~5 次。

7. 按"复测"键一次，指示灯"2"点亮，表示仪器显示第一次复测结果，再次按"复测"键，指示灯"3"点亮，表示仪器显示第二次复测结果。按"123"键，可切换显示各次测量的旋光度值。按"平均"键，显示平均值，指示灯"AV"点亮。

8. 若样品超过测量范围，仪器在 ±45° 处来回振荡。此时，取出样品管，仪器即自动转回零位。此时可将试液稀释一倍再测。

9. 仪器使用完毕后，应依次关闭光源、电源开关。

10. 钠灯在直流供电系统出现故障不能使用时，仪器也可在钠灯交流供电（光源开关不向上开启）的情况下测试，但仪器的性能可能略有降低。

11. 当放入小角度样品（小于 ±5°）时，示数可能变化，这里只要按"复测"按钮，就会出现清晰的数字。

五、问题与讨论

1. 怎样证明淀粉已经完全水解？淀粉水解后要用氢氧化钠中和至碱性，再加班氏试剂，为什么？

2. 设计实验检验葡萄、苹果、蜂蜜中是否含有葡萄糖？

3. 设计实验鉴别下列各组物质

（1）葡萄糖与果糖　　　　（2）葡萄糖与蔗糖

（3）淀粉与糖原　　　　　（4）麦芽糖与蔗糖

实验十　油脂的性质及乙酸乙酯的合成

一、实验目的

1. 加深对油脂的性质、皂化反应的认识。
2. 学会制取乙酸乙酯的操作。

二、实验原理

1. 油脂在酸、碱或酶催化作用下，能发生水解反应。一分子油脂完全水解后生成一分子甘油和三分子脂肪酸。化学反应方程式如下。

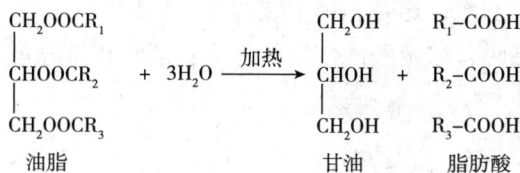

$$\begin{array}{l}CH_2OOCR_1\\|\\CHOOCR_2\\|\\CH_2OOCR_3\end{array} + 3H_2O \xrightarrow{\text{加热}} \begin{array}{l}CH_2OH\\|\\CHOH\\|\\CH_2OH\end{array} + \begin{array}{l}R_1-COOH\\R_2-COOH\\R_3-COOH\end{array}$$

油脂　　　　　　　　甘油　　　脂肪酸

2. 乙酸乙酯是一种有机酸酯，它可以由乙酸与乙醇在一定条件下生成。

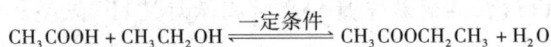

$$CH_3COOH + CH_3CH_2OH \underset{}{\overset{\text{一定条件}}{\rightleftharpoons}} CH_3COOCH_2CH_3 + H_2O$$

该反应为可逆反应。

三、实验用品

1. 仪器 大试管、量筒、导管、酒精灯、锥形瓶、直尺、铁架台、石棉网、玻璃棒、托盘天平

2. 药品 植物油、汽油、三氯甲烷、动物油、肥皂水、8mol/L 氢氧化钠溶液、75%的乙醇、饱和食盐水、无水乙醇、冰醋酸、浓硫酸、饱和碳酸钠溶液

四、实验内容

1. 油脂的溶解性 取三支试管，分别加入蒸馏水、汽油、三氯甲烷各 2ml，各加入植物油 2~3 滴，振荡、静置后观察溶解情况。

2. 油脂的乳化 取盛有 2ml 蒸馏水的试管，加入植物油 2~3 滴，充分振荡、静置，观察现象。再加入肥皂水数滴，充分振荡，观察现象，并解释原因。

3. 油脂的皂化 称取动物油 1g，放入一支大试管中，加入 8mol/L NaOH 溶液 2ml 和 75% 乙醇 2ml，加热至液面无油珠，可得黏稠液。将黏稠液倒入饱和食盐水中，搅拌，观察并解释发生的现象，写出有关的化学反应方程式。

4. 乙酸乙酯的合成 在试管中加入 3ml 乙醇，然后边振荡，边缓慢加入浓硫酸和 2ml 乙酸，按实验图 10-1 连接仪器，用酒精灯缓慢加热，将产生的气体经导管通到饱和碳酸钠溶液的液面上，反应停止后，用尺子测量有机层的厚度。

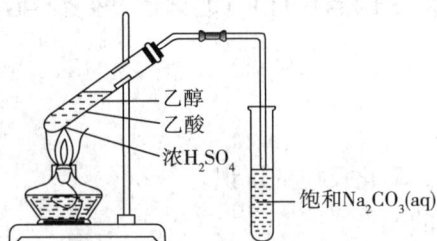

实验图 10-1

五、思考题

1. 制肥皂时加入了乙醇，这是利用了它的什么性质？

2. 在制取乙酸乙酯时，浓硫酸的作用的什么？能否用浓盐酸代替浓硫酸？

实验十一　实验技能测试

一、测试目标

1. 巩固和加深有机化学基本知识。
2. 进一步训练有机化学实验基本技能。
3. 巩固对一些重要有机化合物的鉴别知识，提高分析问题的能力。
4. 培养创新意识，运用所学的知识和操作技能，设计并完成实验。

二、测试用品

1. 仪器　托盘天平及砝码、试管、烧杯、酒精灯、石棉网、三角架、试管夹、三角锉刀、火柴、角匙、镊子、小刀、滤纸、100ml 量筒、玻璃棒、滴管、玻璃管、橡胶塞、打孔器、锥形瓶、蒸馏烧瓶、接液管、冷凝管、分馏柱、温度计、铁架台、烧瓶夹、玻璃珠、碎瓷片、熔点测定器

2. 药品　溴水、酚酞试剂、蒸馏水、斐林试剂（A、B）、班氏试剂、100g/L NaOH 溶液、5g/L CuSO$_4$ 溶液、50g/L FeCl$_3$ 溶液、苯酚溶液、100g/L 葡萄糖溶液、100g/L 蔗糖溶液、乙醇、甘油、乙醛、丙酮、水杨酸固体、蓝色石蕊试纸、PH 试纸

三、测试内容

1. 基本操作
（1）切割一根约 10cm 长的玻璃管，并熔平。
（2）组装好一套测定熔点的装置。
（3）组装好一套蒸馏或分馏装置。

2. 鉴别下列各组溶液
（1）乙醇和甘油　　　　　　　　　（2）乙醛和丙酮
（3）乙醛和乙酸溶液　　　　　　　（4）葡萄糖溶液和蔗糖溶液

3. 鉴别苯酚与乙醇　领取一瓶溶液，用两种方法证明它是苯酚溶液，而不是乙醇溶液。

4. 鉴别羧基与酚羟基　取少量水杨酸固体，加入 2ml 蒸馏水，小心加热使之溶解，验证水杨酸分子中既含有羧基，又含有酚羟基。

书网融合……

ⓔ抽滤

ⓔ萃取

ⓔ分馏

普通过滤　　全自动熔点仪测定熔点　　熔点测定

实验室安全注意事项　　乙酰苯胺重结晶　　蒸馏

第一章　开启有机化合物之窗
第一节　有机化合物概述

一、选择题

（一）单项选择题

1. B　2. A　3. C　4. D　5. B　6. A　7. D

（二）多项选择题

1. ABCD　2. ABC　3. ABD　4. BCD　5. BD

二、判断题

1. √　2. √　3. ×　4. ×

三、试写出下列化合物的结构简式

1. CH_4

2. $CH_3\ CH_3$

3. $CH_3\ CH_2\ CH_2OH$

4. □

5. $CH_3CH{=\!=}CH_2$

6. $CH_3\ CH_2\ CH_2CH_3$

第二节　烷　烃

一、选择题

（一）单项选择题

1. B　2. C　3. A　4. C　5. D　6. A

（二）多项选择题

1. ABD　2. ABC　3. ABCD　4. ABC　5. ACD

二、判断题

1. √　2. ×　3. √　4. ×　5. ×

三、用系统命名法给下列物质命名

1. 3 – 甲基戊烷

2. 2,2 – 二甲基丁烷

3. 2,4 – 二甲基戊烷

4. 3,4 – 二甲基 – 3 – 乙基己烷

四、写出下列化合物的结构简式

1. $CH_3CH_2CH_2CH_3$

2.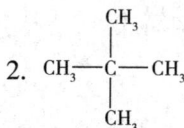

3. $\begin{array}{l}CH_3CH_2CHCH_2CH_2CH_3\\ \qquad\quad |\\ \qquad\quad CH_2CH_3\end{array}$

4.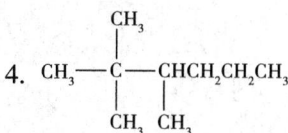

第三节 烯 烃

一、选择题

（一）单项选择题

1. A   2. C   3. B   4. D   5. D

（二）多项选择题

1. BCD   2. ABC   3. ACD   4. ABCD

二、判断题

1. √   2. ×   3. √   4. ×   5. √   6. ×

三、命名下列化合物

1. 2 – 甲基 – 3 – 乙基 – 2 – 戊烯

2. 1 – 戊烯

3. 2,3 – 二甲基 – 2 – 丁烯

4. 3 – 甲基 – 2 – 乙基 – 1 – 丁烯

四、写出下列化合物的结构简式

1. $CH_3CH = CHCH_3$

2.
$$CH_3CHCH=CCH_2CH_3$$
$$\quad\ |\qquad\quad\ |$$
$$\quad CH_3\qquad CH_3$$

3.
$$CH_3C=CHCH_2CH_3$$
$$\quad\ |$$
$$\quad CH_3$$

4.
$$\qquad\qquad\ CH_3$$
$$\qquad\qquad\ |$$
$$CH_2=C\ -\ C\ -\ CH_3$$
$$\quad\ \ |\quad\ |$$
$$\quad CH_2\ CH_3$$
$$\quad\ \ |$$
$$\quad CH_3$$

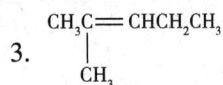

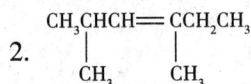

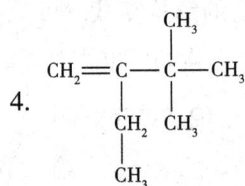

五、完成下列反应方程式

1. $CH_2{=}CHCH_3 + Cl_2 \longrightarrow CH_2ClCHClCH_3$

2. $CH_2{=}CHCH_3 + HBr \longrightarrow CH_3CHBrCH_3$

第四节 炔 烃

一、选择题

（一）单项选择题

1. C   2. D   3. B   4. D   5. A   6. B

（二）多项选择题

1. ABD   2. ABC   3. CD

二、判断题

1. √   2. ×   3. ×   4. √   5. √

三、写出下列化合物的结构简式。

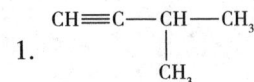

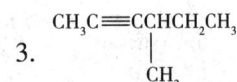

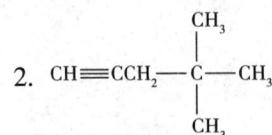

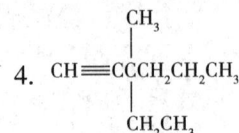

1.
$$CH{\equiv}C-CH-CH_3$$
$$\qquad\qquad\ |$$
$$\qquad\qquad CH_3$$

2.
$$\qquad\qquad\qquad\ CH_3$$
$$\qquad\qquad\qquad\ |$$
$$CH{\equiv}CCH_2-C-CH_3$$
$$\qquad\qquad\quad\ |$$
$$\qquad\qquad\quad CH_3$$

3.
$$CH_3C{\equiv}CCHCH_2CH_3$$
$$\qquad\qquad\ |$$
$$\qquad\qquad CH_3$$

4.
$$\qquad\qquad\ CH_3$$
$$\qquad\qquad\ |$$
$$CH{\equiv}CCH_2CH_2CH_3$$
$$\qquad\ \ |$$
$$\qquad CH_2CH_3$$

四、用系统命名法命名下列化合物

1. 2 - 丁炔　　　　　　　　　2. 4 - 甲基 - 1 - 戊炔

3. 5,5 - 二甲基 - 2 - 己炔　　4. 2,5 - 二甲基 - 3 - 己炔

五、完成下列化学反应方程式

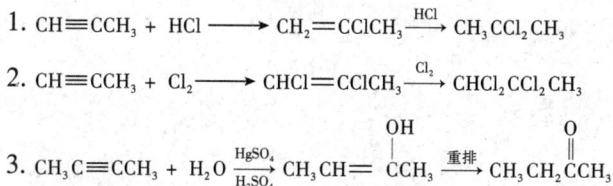

1. $CH\equiv CCH_3 + HCl \longrightarrow CH_2=CClCH_3 \xrightarrow{HCl} CH_3CCl_2CH_3$

2. $CH\equiv CCH_3 + Cl_2 \longrightarrow CHCl=CClCH_3 \xrightarrow{Cl_2} CHCl_2CCl_2CH_3$

3. $CH_3C\equiv CCH_3 + H_2O \xrightarrow[H_2SO_4]{HgSO_4} CH_3CH=\overset{OH}{\underset{}{C}}CH_3 \xrightarrow{重排} CH_3CH_2\overset{O}{\underset{}{C}}CH_3$

六、用化学的方法鉴别下列各组化合物

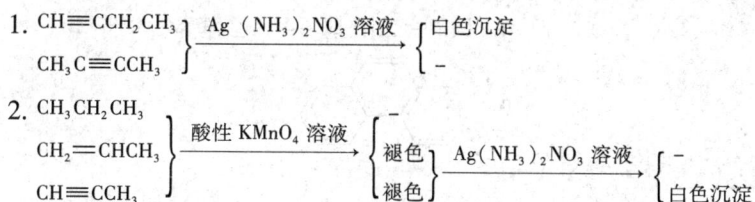

1. $\left.\begin{array}{l} CH\equiv CCH_2CH_3 \\ CH_3C\equiv CCH_3 \end{array}\right\}$ $\xrightarrow{Ag(NH_3)_2NO_3\ 溶液}$ $\left\{\begin{array}{l} 白色沉淀 \\ - \end{array}\right.$

2. $\left.\begin{array}{l} CH_3CH_2CH_3 \\ CH_2=CHCH_3 \\ CH\equiv CCH_3 \end{array}\right\}$ $\xrightarrow{酸性\ KMnO_4\ 溶液}$ $\left\{\begin{array}{l} - \\ 褪色 \\ 褪色 \end{array}\right.$ $\xrightarrow{Ag(NH_3)_2NO_3\ 溶液}$ $\left\{\begin{array}{l} - \\ 白色沉淀 \end{array}\right.$

第五节　脂环烃

一、选择题

（一）单项选择题

1. C　2. A　3. B　4. D

（二）多项选择题

1. ABD　2. AB

二、判断题

1. ×　2. ×　3. √

三、写出下列物质的名称或结构简式

1. 甲基环戊烷　　　　　　　2. 环己烯

3. 1 - 甲基 - 3 - 乙基环己烷　4. 3 - 甲基 - 4 - 乙基环己炔

5. 　　6.

7. 　　8.

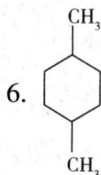

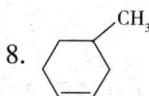

四、写出分子式为 C_4H_8 属于环烷烃的所有同分异构体并命名

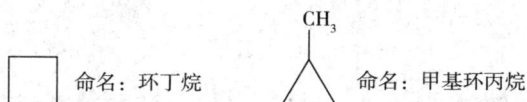

 命名：环丁烷　　 命名：甲基环丙烷

第六节 芳香烃

一、选择题

（一）单项选择题

1. B   2. C   3. B   4. D   5. A

（二）多项选择题

1. ACD   2. ABD   3. AB   4. BCD

二、判断题

1. ×   2. ×   3. √   4. √   5. ×

三、给下列物质命名或写出结构简式

1. 甲苯

2. 1 - 甲基 - 2 - 乙基苯

3. 1,2,4 - 三甲苯

4. 1,2 - 二甲基 - 4 - 乙基苯

5.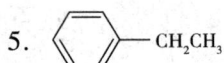

6.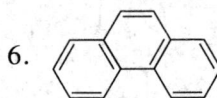

四、完成下列化学反应方程式

1.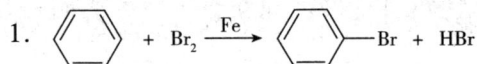

2.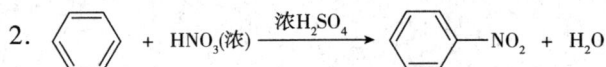

3.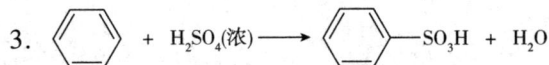

五、用化学方法鉴别下列物质

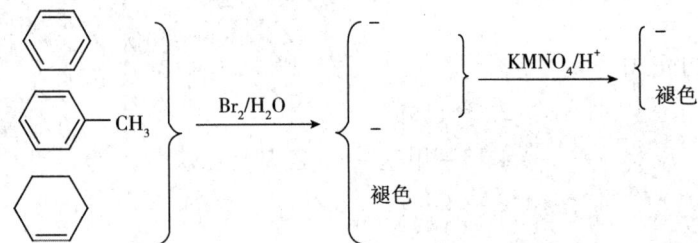

第二章 感知种类繁多的含氧有机物
第一节 醇

一、选择题

（一）单项选择题

1. B   2. A   3. C   4. D   5. D   6. C   7. A   8. B

（二）多项选择题

1. ABCD   2. ACD   3. ABC   4. ABC   5. ACD

二、判断题

1. √   2. √   3. ×   4. ×   5. √   6. ×   7. ×

三、写出下列化合物的名称或结构简式

1. 2 - 甲基 - 1 - 丁醇

2. 2,3 - 丁二醇

3. CH_3CH_2— OH

4. CH_3— OH

5.
$$\underset{OH}{CH_2}-\underset{OH}{CH}-\underset{OH}{CH_2}$$

6.
$$CH_3-\underset{\underset{CH_3}{|}}{CH}-CH_2-OH$$

四、用化学方法鉴别下列化合物

正丁醇
仲丁醇 } 卢卡斯试剂 → { 常温下放置数小时才见浑浊
叔丁醇 　　　　　　稍等片刻出现浑浊，放置后分层
　　　　　　　　　立刻出现浑浊，放置后分层

第二节　酚

一、选择题

（一）单项选择题

1. B　2. A　3. C　4. D　5. B　6. A　7. C　8. D

（二）多项选择题

1. BC　2. BCD　3. ABD　4. ACD

二、判断题

1. √　2. ×　3. ×　4. ×　5. √　6. ×　7. ×

三、写出下列化合物的名称或结构简式

1. 苯酚

2. 邻甲酚

3. 间苯二酚

4. 均苯三酚

5.

6.

7.

8.

第三节　醚

一、选择题

（一）单项选择题

1. C　2. B　3. C　4. D　5. A　6. C

（二）多项选择题

1. BCD　2. CD　3. BC

二、判断题

1. ×　2. √　3. √　4. ×　5. ×　6. √

三、写出下列化合物的名称

1. 乙醚

2. 二苯醚

3. 苯乙醚

4. 环氧乙烷

四、用化学方法鉴别下列化合物

乙醇
乙醚 } 金属钠 { 放出氢气并生成白色的乙醇钠
　　　　　　 －

第四节　醛、酮、醌

一、选择题

（一）单项选择题

1. A　2. A　3. B　4. C　5. B　6. C　7. B

（二）多项选择题

1. BCD　2. ACD　3. CD　4. BCD　5. ABD

二、判断题

1. ×　2. ×　3. √　4. √　5. ×

三、命名下列化合物

1. 2 – 甲基丙醛　　　　　　　　　　2. 2 – 甲基 – 3 – 戊酮

3. 4 – 甲基苯甲醛　　　　　　　　　4. 4 – 甲基环己酮

四、写出下列化合物的结构简式

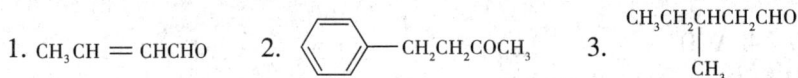

1. $CH_3CH = CHCHO$　　　2. $CH_2CH_2COCH_3$　　　3.

五、完成下列反应式

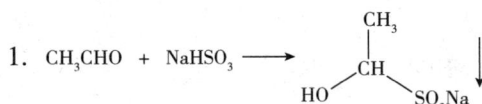

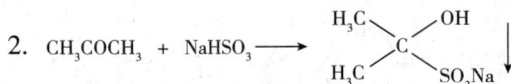

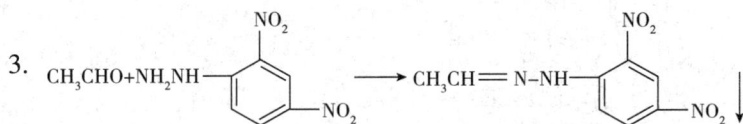

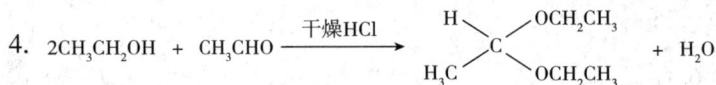

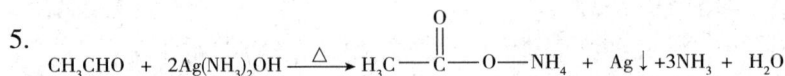

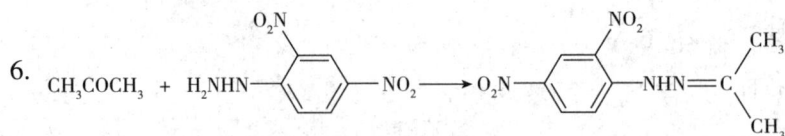

1.

2.

3.

4.

5.

6.

六、用化学方法鉴别下列化合物：

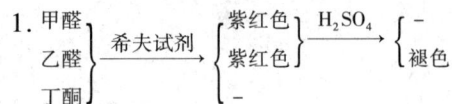

1.

2. 戊醛
2 - 戊酮 } 托伦试剂　生成银镜
3 - 戊酮 }　水浴加热 } { - 碘的氢氧化钠水溶液 { 黄色沉淀
- } { - }

3. 苯甲醛
丙醛 } 托伦试剂　生成银镜 斐林试剂 { -
丙酮 }　水浴加热 } { 生成银镜 } { 砖红色沉淀
- }

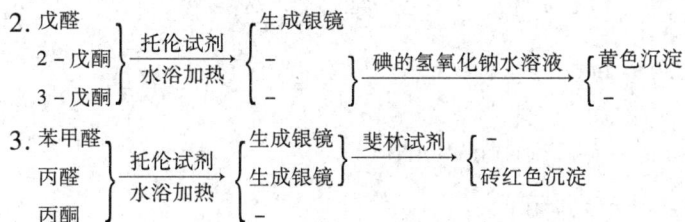

第五节　羧酸及酸酐

一、选择题

（一）单项选择题

1. A　2. D　3. B　4. A　5. B　6. C

（二）多项选择题

1. ABD　2. BCD　3. AB　4. ABC　5. ACD

二、判断题

1. ×　2. √　3. ×　4. ×

三、用系统命名法命名下列化合物

1. 3 - 甲基丁酸

2. 3 - 甲基 - 2 - 丁烯酸

3. 丁二酸

4. 丁烯二酸

四、写出下列化合物的结构简式

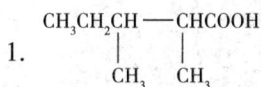

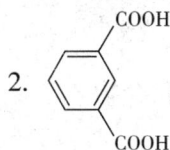

1. $CH_3CH_2CH-CHCOOH$
　　　　　|　　|
　　　 CH_3　CH_3

2. （间二苯甲酸结构式，两个 COOH 在苯环间位）

3. $HOOC-COOH$

4. $CH_3-\overset{O}{\overset{\|}{C}}-O-\overset{O}{\overset{\|}{C}}-CH_3$

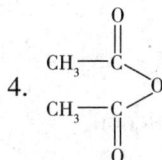

五、用化学方法鉴别下列各组化合物

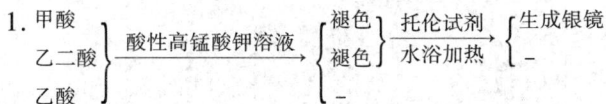

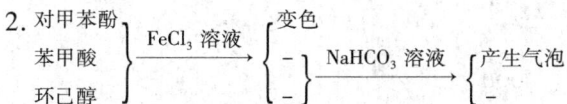

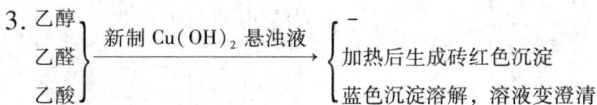

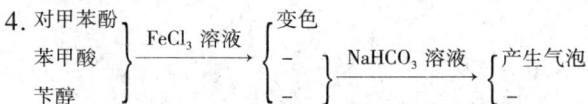

1. 甲酸
乙二酸 } 酸性高锰酸钾溶液 { 褪色 托伦试剂 { 生成银镜
乙酸 } { 褪色 }　水浴加热 } { -
- }

2. 对甲苯酚
苯甲酸 } $FeCl_3$ 溶液 { 变色
环己醇 } { - } $NaHCO_3$ 溶液 { 产生气泡
- } { - }

3. 乙醇
乙醛 } 新制 $Cu(OH)_2$ 悬浊液 { 加热后生成砖红色沉淀
乙酸 } { 蓝色沉淀溶解，溶液变澄清

4. 对甲苯酚
苯甲酸 } $FeCl_3$ 溶液 { 变色
苄醇 } { - } $NaHCO_3$ 溶液 { 产生气泡
- } { - }

六、完成下列反应式

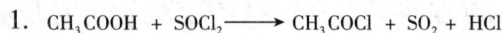

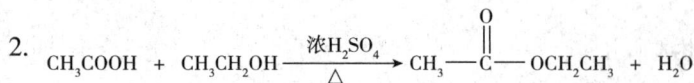

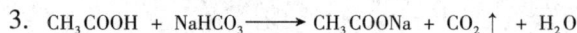

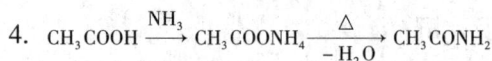

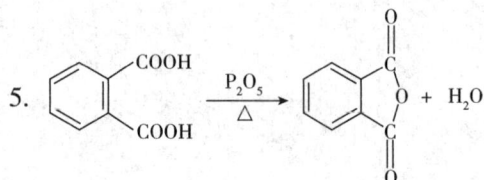

1. $CH_3COOH + SOCl_2 \longrightarrow CH_3COCl + SO_2 + HCl$

2. $CH_3COOH + CH_3CH_2OH \xrightarrow[\triangle]{\text{浓}H_2SO_4} CH_3-\overset{O}{\overset{\|}{C}}-OCH_2CH_3 + H_2O$

3. $CH_3COOH + NaHCO_3 \longrightarrow CH_3COONa + CO_2\uparrow + H_2O$

4. $CH_3COOH \xrightarrow{NH_3} CH_3COONH_4 \xrightarrow[-H_2O]{\triangle} CH_3CONH_2$

5.

第六节　取代羧酸

一、选择题

（一）单项选择题

1. B　2. C　3. A　4. D

（二）多项选择题

1. ABC　2. BCD　3. ACD

二、判断题

1. ×　2. √　3. √　4. ×

三、用系统命名法命名下列化合物

1. 丁酮二酸

2. 对羟基苯甲酸

3. 2 - 羟基丁酸

4. 羟基丁二酸

四、写出下列化合物的结构式

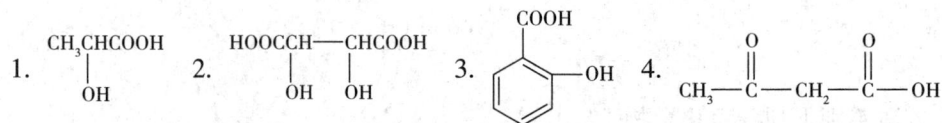

1. $CH_3CHCOOH$ （带OH）

2. $HOOCCH-CHCOOH$ （带OH OH）

3.

4. $CH_3-\overset{O}{\overset{\|}{C}}-CH_2-\overset{O}{\overset{\|}{C}}-OH$

五、完成下列反应式

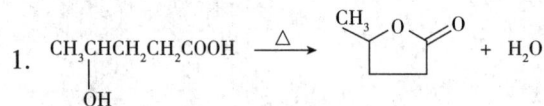

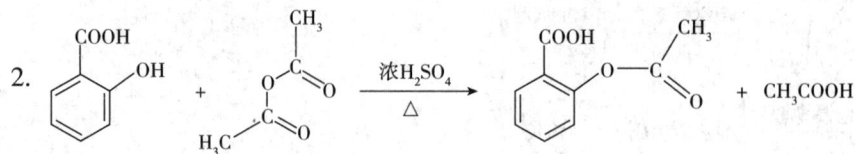

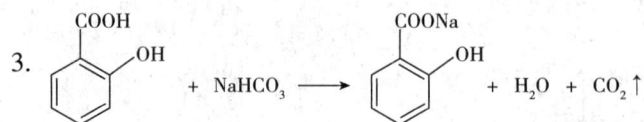

1. $CH_3CHCH_2CH_2COOH \xrightarrow{\triangle}$
 $+ H_2O$

2.

3.

六、用化学方法鉴别下列化合物

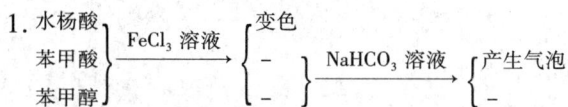

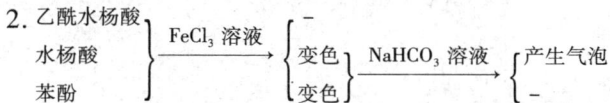

1. $\left.\begin{array}{l}\text{水杨酸}\\\text{苯甲酸}\\\text{苯甲醇}\end{array}\right\}$ $\xrightarrow{FeCl_3\ 溶液}$ $\left\{\begin{array}{l}\text{变色}\\-\\-\end{array}\right.$ $\xrightarrow{NaHCO_3\ 溶液}$ $\left\{\begin{array}{l}\text{产生气泡}\\-\end{array}\right.$

2. $\left.\begin{array}{l}\text{乙酰水杨酸}\\\text{水杨酸}\\\text{苯酚}\end{array}\right\}$ $\xrightarrow{FeCl_3\ 溶液}$ $\left\{\begin{array}{l}-\\\text{变色}\\\text{变色}\end{array}\right.$ $\xrightarrow{NaHCO_3\ 溶液}$ $\left\{\begin{array}{l}\text{产生气泡}\\-\end{array}\right.$

第三章　知晓与医药联系紧密的含氮有机物
第一节　硝基化合物

一、选择题

（一）单项选择题

1. C　2. C　3. A　4. B

（二）多项选择题

1. AB　2. ACD

二、判断题

1. ×　2. √　3. √

第二节　酰　胺

一、选择题

（一）单选题

1. D　2. C　3. A　4. B

（二）多选题

1. ABD　2. BCD

二、判断题

1. ×　2. √　3. ×

三、给下列物质命名

1. 苯甲酰胺

2. 丁酰胺

四、写出下列物质的结构简式

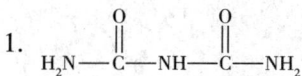

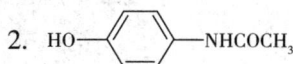

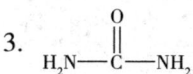

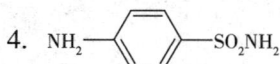

1. $H_2N-\overset{\displaystyle O}{\overset{\|}{C}}-NH-\overset{\displaystyle O}{\overset{\|}{C}}-NH_2$

2. $HO-\!\!\!\bigcirc\!\!\!-NHCOCH_3$

3. $H_2N-\overset{\displaystyle O}{\overset{\|}{C}}-NH_2$

4. $NH_2-\!\!\!\bigcirc\!\!\!-SO_2NH_2$

第三节　胺和季铵化合物

一、选择题

（一）单选题

1. D　2. A　3. C　4. C　5. A　6. B

（二）多选题

1. ABD　2. ABC　3. AB　4. BCD　5. AC

二、判断题

1. ×　2. ×　3. √

三、写出下列物质的结构式

1.　$H_2NCH_2CH_2NH_2$

2.　$CH_3CH_2NH_2$

3.　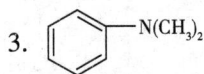 $N(CH_3)_2$

4.　$(CH_3)_4N^+OH^-$

第四章　探索有机物的立体结构
第一节　顺反异构

一、选择题

（一）单项选择题

1. B　2. C　3. A

（二）多项选择题

1. AD　2. BCD　3. CD

二、判断题

1. ×　2. √　3. ×　4. √

第二节　对映异构

一、选择题

（一）单项选择题

1. B　2. A　3. B　4. D　5. C　6. A　7. C

（二）多项选择题

1. ABD　2. ABC　3. BCD　4. ABD　5. ABC

二、判断题

1. √　2. √　3. ×　4. √　5. ×

三、计算题

0.089g/ml

第五章　解密维系生命的有机物
第一节　酯和脂类

一、选择题

（一）单项选择题

1. C　2. A　3. C　4. D

（二）多项选择题

1. AD　2. ABD　3. BCD　4. ACD

二、判断题

1. ×　2. ×　3. ×　4. √　5. √

第二节　糖　类

一、选择题

（一）单项选择题

1. D　2. B　3. C　4. A　5. A　6. A　7. D　8. B　9. C

（二）多项选择题

1. ACD　2. ABD　3. BCD　4. ABCD　5. ABC　6. ACD

二、判断题

1. ×　2. ×　3. ×　4. ×　5. √

第三节　氨基酸

一、选择题

（一）单项选择题

1. C　2. B　3. D　4. A　5. B

（二）多项选择题

1. AB　2. ABC

二、判断题

1. ×　2. √　3. ×　4. ×

第六章　认识一些天然有生理活性的有机物

第一节　杂环化合物

一、选择题

（一）单项选择题

1. A　2. B　3. C　4. A

（二）多项选择题

1. ABC　2. AD　3. BCD

二、判断题

1. ×　2. ×　3. √

三、写出下列化合物的名称

1. 呋喃　2. 噻吩　3. 吡咯　4. 吡啶　5. 吲哚

第二节　生物碱

一、选择题

（一）单项选择题

1. C　2. B　3. D

（二）多项选择题

1. ACD　2. AD　3. ABD

二、判断题

1. √　2. ×　3. ×　4. ×　5. ×

第三节 萜类化合物

一、选择题

（一）单项选择题

1. B　2. B　3. D　4. A

（二）多项选择题

1. ABD　2. ABCD　3. ABC

二、判断题

1. ×　2. √　3. √　4. ×

第四节 甾体化合物

一、选择题

（一）单项选择题

1. C　2. A　3. B　4. D

（二）多项选择题

1. BCD　2. BD

二、判断题

1. √　2. ×

第七章 浏览功能多样的高分子化合物
第一节 高分子化合物概述

一、选择题

（一）单项选择题

1. B　2. A

（二）多项选择题

1. ACD　2. ABC

二、判断题

1. ×　2. √

第二节 合成高分子药物

一、选择题

（一）单项选择题

1. C　2. C

（二）多项选择题

1. ABC　2. ABCD

二、判断题

1. √　2. √

参考文献

[1] 张雪昀，宋海南. 有机化学［M］. 3 版. 北京：中国医药科技出版社，2017.

[2] 刘景晖，许颂安. 化学（医药卫生类）［M］. 北京：高等教育出版社，2014.

[3] 国家药典委员会. 中国药典（2020 年版）［M］. 北京：中国医药科技出版社，2020.

[4] 赵骏，杨武德. 有机化学［M］. 北京：中国医药科技出版社，2015.

[5] 李湘苏. 有机化学［M］. 北京：科学出版社，2016.

[6] 李爱玲. 有机化学［M］. 济南：山东大学出版社，2015.

[7] 王广珠，王华丽. 有机化学［M］. 西安：西北农林科技大学出版社，2019.

[8] 姚刚，曾小华. 有机化学［M］. 北京：化学工业出版社，2020.

[9] 屠呦呦. 青蒿及青蒿素类药物［M］. 北京：化学工业出版社，2015.

[10] 张斌，申扬帆. 药用有机化学［M］. 北京：中国医药科技出版社，2013.

[11] 柯宇新. 有机化学基础［M］. 北京：化学工业出版社，2013.

[12] 綦旭良. 化学［M］. 北京：科学出版社，2010.